中医歌诀白话解丛书

药性歌括四百味
白话解

第 7 版

北京中医药大学

高学敏　白　玉　王　淳　编　著

人民卫生出版社

图书在版编目（CIP）数据

药性歌括四百味白话解/高学敏等编著．—7版．—北京：
人民卫生出版社，2013
（中医歌诀白话解丛书）
ISBN 978-7-117-17057-4

Ⅰ．①药…　Ⅱ．①高…　Ⅲ．①中药性味－方歌－译文－
中国－明代　Ⅳ．①R285.1

中国版本图书馆 CIP 数据核字（2013）第 049442 号

人卫社官网	www.pmph.com	出版物查询，在线购书
人卫医学网	www.ipmph.com	医学考试辅导，医学数
		据库服务，医学教育
		资源，大众健康资讯

中医歌诀白话解丛书
药性歌括四百味白话解
第 7 版

编　　著：高学敏　白　玉　王　淳
出版发行：人民卫生出版社（中继线 010-59780011）
地　　址：北京市朝阳区潘家园南里 19 号
邮　　编：100021
E - mail：pmph @ pmph.com
购书热线：010-59787592　010-59787584　010-65264830
印　　刷：三河市宏达印刷有限公司
经　　销：新华书店
开　　本：850×1168　1/32　印张：11.5
字　　数：342 千字
版　　次：1962 年 12 月第 1 版　　2013 年 6 月第 7 版
　　　　　2024 年 7 月第 7 版第 9 次印刷（总第 50 次印刷）
标准书号：ISBN 978-7-117-17057-4/R·17058
定　　价：27.00 元

打击盗版举报电话：010-59787491　E-mail：WQ @ pmph.com
（凡属印装质量问题请与本社市场营销中心联系退换）

第7版前言

《药性歌括四百味》是一本学习中医的启蒙读物，为明代医家龚廷贤所撰。此书以四言韵语之文体，介绍了四百味常用中药的性味和功能主治。内容简要，便于记诵。但因书成久远，有些文句和术语不够通俗，不易被初学者全部理解；又因四言韵语之限，内容也不免有过简之偏，给初学者带来困难。为了便于初学者阅读学习和全面了解书中四百味常用中药的性味、功能、主治，达到学以致用的目的，1962年3月由颜正华教授主持，对原文作了语译和必要的注解。遇有内容过简者则加以补充；原文与实际应用有出入者，则加以说明；并注明用量，补充了附注及注意事项。该书出版后受到各地读者的热情支持和欢迎，多次再版重印，并作了必要修订和改进，增补了每味药的临床配伍应用、用药方法及使用注意等内容，进一步丰富了药性功效的论述，加入了鉴别用药，增设了现代研究及附方项目，补充了现代药理的研究内容，并选取有代表性的经方和验方置于篇中，以符合时代精神，使之长盛不衰、继世久远。

本次修订由高学敏教授牵头，在第6版的基础上，与时俱进，按照安全、有效、合理用药的原则，适当补充了临床疗效确切的成药剂型内容，体现实用性。同时，以人为本，为确保用药安全，全面修订了用量用法的内容。使本书在普及安全有效使用中药知识方面更加实用、更加全面、更加系统。

编者

2013年2月

目　录

附录 …………………………………………………………………348

药名索引 ……………………………………………………………349

《药性歌括四百味》歌括辑录

人　参
人参味甘，大补元气，
止渴生津，调营养卫。

黄　芪
黄芪性温，收汗固表，
托疮生肌，气虚莫少。

白　术
白术甘温，健脾强胃，
止泻除湿，兼祛痰痞。

茯　苓
茯苓味淡，渗湿利窍，
白化痰涎，赤通水道。

甘　草
甘草甘温，调和诸药，
炙则温中，生则泻火。

当　归
当归甘温，生血补心，
扶虚益损，逐瘀生新。

白　芍
白芍酸寒，能收能补，
泻痢腹痛，虚寒勿与。

赤　芍
赤芍酸寒，能泻能散，
破血通经，产后勿犯。

生　地
生地微寒，能消温热，
骨蒸烦劳，养阴凉血。

熟　地
熟地微温，滋肾补血，
益髓填精，乌须黑发。

麦 门 冬
麦门甘寒，解渴祛烦，
补心清肺，虚热自安。

天 门 冬
天门甘寒，肺痿肺痈，
消痰止嗽，喘热有功。

黄　连
黄连味苦，泻心除痞，
清热明眸，厚肠止痢。

黄　芩
黄芩苦寒，枯泻肺火，
子清大肠，湿热皆可。

黄　柏
黄柏苦寒，降火滋阴，
骨蒸湿热，下血堪任。

栀　子
栀子性寒，解郁除烦，
吐衄胃痛，火降小便。

连　翘

连翘苦寒，能消痈毒，
气聚血凝，温热堪逐。

石　膏

石膏大寒，能泻胃火，
发渴头疼，解肌立妥。

滑　石

滑石沉寒，滑能利窍，
解渴除烦，湿热可疗。

贝　母

贝母微寒，止嗽化痰，
肺痈肺痿，开郁除烦。

大　黄

大黄苦寒，实热积聚，
蠲痰逐水，疏通便闭。

柴　胡

柴胡味苦，能泻肝火，
寒热往来，疟疾均可。

前　胡

前胡微寒，宁嗽化痰，
寒热头痛，痞闷能安。

升　麻

升麻性寒，清胃解毒，
升提下陷，牙痛可逐。

桔　梗

桔梗味苦，疗咽肿痛，
载药上升，开胸利壅。

紫　苏

紫苏叶辛，风寒发表，
梗下诸气，消除胀满。

麻　黄

麻黄味辛，解表出汗，
身热头痛，风寒发散。

葛　根

葛根味甘，祛风发散，
温疟往来，止渴解酒。

薄　荷

薄荷味辛，最清头目，
祛风散热，骨蒸宜服。

防　风

防风甘温，能除头晕，
骨节痹疼，诸风口噤。

荆　芥

荆芥味辛，能清头目，
表汗祛风，治疮消瘀。

细　辛

细辛辛温，少阴头痛，
利窍通关，风湿皆用。

羌　活

羌活微温，祛风除湿，
身痛头疼，舒筋活络。

独　活

独活辛苦，颈项难舒，
两足湿痹，诸风能除。

知　母

知母味苦，热渴能除，
骨蒸有汗，痰咳能舒。

白　芷

白芷辛温，阳明头痛，
风热瘙痒，排脓通用。

藁　本

藁本气温，除头巅顶，
寒湿可祛，风邪可屏。

香　附

香附味甘，快气开郁，
止痛调经，更消宿食。

乌　药

乌药辛温，心腹胀痛，
小便滑数，顺气通用。

枳　实

枳实味苦，消食除痞，
破积化痰，冲墙倒壁。

枳　壳

枳壳微寒，快气宽肠，
胸中气结，胀满堪尝。

白豆蔻

白蔻辛温，能祛瘴翳，
温中行气，止呕和胃。

青　皮

青皮苦温，能攻气滞，
削坚平肝，安胃下食。

陈　皮

陈皮辛温，顺气宽膈，
留白和胃，消痰去白。

苍　术

苍术苦温，健脾燥湿，
发汗宽中，更祛瘴疫。

厚　朴

厚朴苦温，消胀泄满，
痰气泻痢，其功不缓。

南　星

南星性热，能治风痰，
破伤强直，风搐自安。

半　夏

半夏味辛，健脾燥湿，
痰厥头疼，嗽呕堪入。

藿　香

藿香辛温，能止呕吐，
发散风寒，霍乱为主。

槟　榔

槟榔辛温，破气杀虫，
祛痰逐水，专除后重。

腹　皮

腹皮微温，能下膈气，
安胃健脾，浮肿消去。

香　薷

香薷味辛，伤暑便涩，
霍乱水肿，除烦解热。

扁　豆

扁豆微温，转筋吐泻，
下气和中，酒毒能化。

猪　苓

猪苓味淡，利水通淋，
消肿除湿，多服损肾。

泽　泻

泽泻甘寒，消肿止渴，
除湿通淋，阴汗自遏。

木　通

木通性寒，小肠热闭，
利窍通经，最能导滞。

车 前 子

车前子寒，溺涩眼赤，
小便能通，大便能实。

地 骨 皮

地骨皮寒，解肌退热，
有汗骨蒸，强阴凉血。

木 瓜

木瓜味酸，湿肿脚气，
霍乱转筋，足膝无力。

威 灵 仙

威灵苦温，腰膝冷痛，
消痰痃癖，风湿皆用。

牡 丹 皮

牡丹苦寒，破血通经，
血分有热，无汗骨蒸。

玄 参

玄参苦寒，清无根火，
消肿骨蒸，补肾亦可。

沙 参

沙参味甘，消肿排脓，
补肝益肺，退热除风。

丹 参

丹参味苦，破积调经，
生新去恶，祛除带崩。

苦 参

苦参味苦，痈肿疮疥，
下血肠风，眉脱赤癞。

龙 胆

龙胆苦寒，疗眼赤疼，
下焦湿肿，肝经热烦。

五 加 皮

五加皮温，祛痛风痹，
健步坚筋，益精止沥。

防 己

防己气寒，风湿脚痛，
热积膀胱，消痈散肿。

地 榆

地榆沉寒，血热堪用，
血痢带崩，金疮止痛。

茯 神

茯神补心，善镇惊悸，
恍惚健忘，兼除怒恚。

远 志

远志气温，能驱惊悸，
安神镇心，令人多记。

酸 枣 仁

酸枣味酸，敛汗驱烦，
多眠用生，不眠用炒。

菖 蒲

菖蒲性温，开心利窍，
去痹除风，出声至妙。

柏 子 仁

柏子味甘，补心益气，
敛汗润肠，更疗惊悸。

益 智 仁

益智辛温，安神益气，
遗溺遗精，呕逆皆治。

甘 松

甘松味香，善除恶气，
治体香肌，心腹痛已。

小 茴 香

小茴性温，能除疝气，
腹痛腰疼，调中暖胃。

大 茴 香

大茴味辛，疝气脚气，
肿痛膀胱，止呕开胃。

干 姜

干姜味辛，表解风寒，
炮苦逐冷，虚寒尤堪。

附 子

附子辛热，性走不守，
四肢厥冷，回阳功有。

川 乌

川乌大热，搜风入骨，
湿痹寒疼，破积之物。

木 香

木香微温，散滞和胃，
诸风能调，行肝泻肺。

沉 香

沉香降气，暖胃追邪，
通天彻地，气逆为佳。

丁 香

丁香辛热，能除寒呕，
心腹疼痛，温胃可晓。

砂 仁

砂仁性温，养胃进食，
止痛安胎，行气破滞。

荜 澄 茄

荜澄茄辛，除胀化食，
消痰止哕，能逐寒气。

肉 桂

肉桂辛热，善通血脉，
腹痛虚寒，温补可得。

桂 枝

桂枝小梗，横行手臂，
止汗舒筋，治手足痹。

吴 茱 萸

吴萸辛热，通调疝气，
脐腹寒疼，酸水能治。

延 胡 索

延胡气温，心腹卒痛，
通经活血，跌扑血崩。

薏 苡 仁

薏苡味甘，专除湿痹，
筋节拘挛，肺痈肺痿。

肉 豆 蔻

肉蔻辛温，脾胃虚冷，
冷痢不休，功可立等。

草 豆 蔻

草蔻辛温，治寒犯胃，
作痛呕吐，不食能食。

诃 子

诃子味苦，涩肠止痢，
痰嗽喘急，降火敛肺。

草 果

草果味辛，消食除胀，
截疟逐痰，解瘟辟瘴。

常 山

常山苦寒，截疟除痰，
解伤寒热，水胀能宽。

良　姜

良姜性热，下气温中，
转筋霍乱，酒食能攻。

山　楂

山楂味甘，磨消肉食，
疗疝催疮，消膨健胃。

神　曲

神曲味甘，开胃进食，
破结逐痰，调中下气。

麦　芽

麦芽甘温，能消宿食，
心腹膨胀，行血散滞。

苏　子

苏子味辛，驱痰降气，
止咳定喘，更润心肺。

白　芥　子

白芥子辛，专化胁痰，
疟蒸痞块，服之能安。

甘　遂

甘遂苦寒，破癥消痰，
面浮蛊胀，利水能安。

大　戟

大戟甘寒，消水利便，
腹胀癥坚，其功瞑眩。

芫　花

芫花寒苦，能消胀蛊，
利水泻湿，止咳痰吐。

商　陆

商陆苦寒，赤白各异，
赤者消风，白利水气。

海　藻

海藻咸寒，消瘿散疬，
除胀破癥，利水通闭。

牵　牛　子

牵牛苦寒，利水消肿，
蛊胀痃癖，散滞除壅。

葶　苈

葶苈辛苦，利水消肿，
痰咳癥瘕，治喘肺痈。

瞿　麦

瞿麦苦寒，专治淋病，
且能堕胎，通经立应。

三　棱

三棱味苦，利血消癖，
气滞作痛，虚者当忌。

五　灵　脂

五灵味甘，血滞腹痛，
止血用炒，行血用生。

莪　术

莪术温苦，善破痃癖，
止痛消瘀，通经最宜。

干　漆

干漆辛温，通经破瘕，
追积杀虫，效如奔马。

蒲　黄

蒲黄味甘，逐瘀止崩，
止血须炒，破血用生。

苏　木

苏木甘咸，能行积血，
产后血经，兼医扑跌。

桃　仁

桃仁甘平，能润大肠，
通经破瘀，血瘕堪尝。

姜　黄

姜黄味辛，消痈破血，
心腹结痛，下气最捷。

郁　金

郁金味苦，破血行气，
血淋溺血，郁结能舒。

金 银 花

金银花甘，疗痈无对，
未成则散，已成则溃。

漏　芦

漏芦性寒，祛恶疮毒，
补血排脓，生肌长肉。

白 蒺 藜

蒺藜味苦，疗疮瘙痒，
白癜头疮，翳除目朗。

白　及

白及味苦，功专收敛，
肿毒疮疡，外科最善。

蛇 床 子

蛇床辛苦，下气温中，
恶疮疥癞，逐瘀祛风。

天　麻

天麻味甘，能驱头眩，
小儿惊痫，拘挛瘫痪。

白 附 子

白附辛温，治面百病，
血痹风疮，中风痰症。

全　蝎

全蝎味辛，祛风痰毒，
口眼㖞斜，风痫发搐。

蝉　蜕

蝉蜕甘寒，消风定惊，
杀疳除热，退翳侵睛。

僵　蚕

僵蚕味咸，诸风惊痫，
湿痰喉痹，疮毒瘢痕。

蜈　蚣

蜈蚣味辛，蛇虺恶毒，
镇惊止痉，堕胎逐瘀。

木　鳖

木鳖甘寒，能追疮毒，
乳痈腰疼，消肿最速。

蜂　房

蜂房味咸，惊痫瘛疭，
牙疼肿毒，瘰疬乳痈。

白 花 蛇

花蛇温毒，瘫痪㖞斜，
大风疥癞，诸毒称佳。

蛇　蜕

蛇蜕咸平，能除翳膜，
肠痔蛊毒，惊痫搐搦。

槐　花

槐花味苦，痔漏肠风，
大肠热痢，更杀蛔虫。

鼠 粘 子

鼠粘子辛，能除疮毒，
瘾疹风热，咽疼可逐。

茵　陈

茵陈味苦，退疸除黄，
泻湿利水，清热为凉。

红　花

红花辛温，最消瘀热，
多则通经，少则养血。

蔓荆子

蔓荆子苦，头疼能医，
拘挛湿痹，泪眼堪除。

马兜铃

兜铃苦寒，能熏痔漏，
定喘消痰，肺热久嗽。

百　合

百合味甘，安心定胆，
止嗽消浮，痈疽可啖。

秦　艽

秦艽微寒，除湿荣筋，
肢节风痛，下血骨蒸。

紫　菀

紫菀苦辛，痰喘咳逆，
肺痈吐脓，寒热并济。

款冬花

款花甘温，理肺消痰，
肺痈喘咳，补劳除烦。

金沸草

金沸草温，消痰止嗽，
明目祛风，逐水尤妙。

桑　皮

桑皮甘辛，止嗽定喘，
泻肺火邪，其功不浅。

杏　仁

杏仁温苦，风寒喘嗽，
大肠气闭，便难切要。

乌　梅

乌梅酸温，收敛肺气，
止渴生津，能安泻痢。

天花粉

天花粉寒，止渴祛烦，
排脓消毒，善除热痰。

瓜蒌仁

瓜蒌仁寒，宁嗽化痰，
伤寒结胸，解渴止烦。

密蒙花

密蒙花甘，主能明目，
虚翳青盲，服之效速。

菊　花

菊花味甘，除热祛风，
头晕目赤，收泪殊功。

木　贼

木贼味甘，祛风退翳，
能止月经，更消积聚。

决明子

决明子甘，能祛肝热，
目疼收泪，仍止鼻血。

犀角（已禁用）

犀角酸寒，化毒辟邪，
解热止血，消肿毒蛇。

羚羊角

羚羊角寒，明目清肝，
祛惊解毒，神志能安。

龟 甲

龟甲味甘，滋阴补肾，
止血续筋，更医颅囟。

鳖 甲

鳖甲咸平，劳嗽骨蒸，
散瘀消肿，去痞除癥。

桑 寄 生

桑上寄生，风湿腰痛，
止漏安胎，疮疡亦用。

火 麻 仁

火麻味甘，下乳催生，
润肠通结，小水能行。

山 豆 根

山豆根苦，疗咽肿痛，
敷蛇虫伤，可救急用。

益 母 草

益母草苦，女科为主，
产后胎前，生新去瘀。

紫 草

紫草咸寒，能通九窍，
利水消膨，痘疹最要。

紫 葳

紫葳味酸，调经止痛，
崩中带下，癥瘕通用。

地 肤 子

地肤子寒，去膀胱热，
皮肤瘙痒，除热甚捷。

楝 根 皮

楝根性寒，能追诸虫，
疼痛立止，积聚立通。

樗 根 白 皮

樗根味苦，泻痢带崩，
肠风痔漏，燥湿涩精。

泽 兰

泽兰甘苦，痈肿能消，
打扑伤损，肢体虚浮。

牙 皂

牙皂味辛，通关利窍，
敷肿痛消，吐风痰妙。

芜 荑

芜荑味辛，驱邪杀虫，
痔瘘癣疥，化食除风。

雷 丸

雷丸味苦，善杀诸虫，
癫痫蛊毒，治儿有功。

胡 麻 仁

胡麻仁甘，疗肿恶疮，
熟补虚损，筋壮力强。

苍 耳 子

苍耳子苦，疥癣细疮，
驱风湿痹，瘙痒堪尝。

蕤 仁

蕤仁味甘，风肿烂弦，
热胀胬肉，眼泪立痊。

青 葙 子

青葙子苦，肝脏热毒，
暴发赤障，青盲可服。

谷 精 草

谷精草辛，牙齿风痛，
口疮咽痹，眼翳通用。

白　薇

白薇大寒，疗风治疟，
人事不知，昏厥堪却。

白　蔹

白蔹微寒，儿疟惊痫，
女阴肿痛，痈疔可啖。

青　蒿

青蒿气寒，童便熬膏，
虚热盗汗，除骨蒸劳。

茅　根

茅根味甘，通关逐瘀，
止吐衄血，客热可去。

大 小 蓟

大小蓟苦，消肿破血，
吐衄咯唾，崩漏可啜。

枇 杷 叶

枇杷叶苦，偏理肺脏，
吐哕不止，解酒清上。

射　干

射干味苦，逐瘀通经，
喉痹口臭，痈毒堪凭。

鬼 箭 羽

鬼箭羽苦，通经堕胎，
杀虫祛结，驱邪除乖。

夏 枯 草

夏枯草苦，瘰疬瘿瘤，
破癥散结，湿痹能疗。

卷　柏

卷柏味辛，癥瘕血闭，
风眩痿躄，更驱鬼疰。

马 鞭 草

马鞭草苦，破血通经，
癥瘕痞块，服之最灵。

鹤　虱

鹤虱味苦，杀虫追毒，
心腹卒痛，蛔虫堪逐。

白 头 翁

白头翁寒，散癥逐血，
瘿疬疟疝，止痛百节。

旱 莲 草

旱莲草甘，生须黑发，
赤痢堪止，血流可截。

慈　菰

慈菰辛苦，疗肿痈疽，
恶疮瘾疹，蛇虺并施。

榆 白 皮

榆皮味甘，通水除淋，
能利关节，敷肿痛定。

钩　藤

钩藤微寒，疗儿惊痫，
手足瘛疭，抽搐口眼。

豨 莶 草

豨莶草苦，追风除湿，
聪耳明目，乌须黑发。

辛　夷

辛夷味辛，鼻塞流涕，
香臭不闻，通窍之剂。

续 随 子

续随子辛，恶疮蛊毒，
通经消积，不可过服。

海桐皮

海桐皮苦，霍乱久痢，
疳䘌疥癣，牙疼亦治。

石楠叶

石楠味辛，肾衰脚弱，
风淫湿痹，堪为妙药。

大青叶

大青气寒，伤寒热毒，
黄汗黄疸，时疫宜服。

侧柏叶

侧柏叶苦，吐衄崩痢，
能生须眉，除湿之剂。

槐实

槐实味苦，阴疮湿痒，
五痔肿痛，止血极莽。

瓦楞子

瓦楞子咸，妇人血块，
男子痰癖，癥瘕可瘥。

棕榈子

棕榈子苦，禁泄涩痢，
带下崩中，肠风堪治。

冬葵子

冬葵子寒，滑胎易产，
癃利小便，善通乳难。

淫羊藿

淫羊藿辛，阴起阳兴，
坚筋益骨，志强力增。

松脂

松脂味甘，滋阴补阳，
驱风安脏，膏可贴疮。

覆盆子

覆盆子甘，肾损精竭，
黑须明眸，补虚续绝。

合欢皮

合欢味甘，利人心志，
安脏明目，快乐无虑。

金樱子

金樱子涩，梦遗精滑，
禁止遗尿，寸白虫杀。

楮实

楮实味甘，壮筋明目，
益气补虚，阳痿当服。

郁李仁

郁李仁酸，破血润燥，
消肿利便，关格通导。

密陀僧

密陀僧咸，止痢医痔，
能除白癜，诸疮可治。

伏龙肝

伏龙肝温，治疫安胎，
吐血咳逆，心烦妙哉。

石灰

石灰味辛，性烈有毒，
辟虫立死，堕胎甚速。

穿山甲

穿山甲毒，痔癣恶疮，
吹奶肿痛，通络散风。

蚯蚓

蚯蚓气寒，伤寒温病，
大热狂言，投之立应。

蟾蜍

蟾蜍气凉，杀疳蚀癖，
瘟疫能辟，疮毒可祛。

刺猬皮

刺猬皮苦，主医五痔，
阴肿疝痛，能开胃气。

蛤蚧

蛤蚧味咸，肺痿血咯，
传尸劳疰，服之可却。

蝼蛄

蝼蛄味咸，治十水肿，
上下左右，效不旋踵。

桑螵蛸

桑螵蛸咸，淋浊精泄，
除疝腰疼，虚损莫缺。

田螺

田螺性冷，利大小便，
消肿除热，醒酒立见。

水蛭

水蛭味咸，除积瘀坚，
通经堕产，折伤可痊。

贝子

贝子味咸，解肌散结，
利水消肿，目翳清洁。

海螵蛸

海螵蛸咸，漏下赤白，
癥瘕疝气，阴肿可得。

青礞石

青礞石寒，硝煅金色，
坠痰消食，疗效莫测。

磁石

磁石味咸，专杀铁毒，
若误吞针，系线即出。

花蕊石

花蕊石寒，善止诸血，
金疮血流，产后血涌。

代赭石

代赭石寒，下胎崩带，
儿疳泻痢，惊痫呕噫。

黑铅

黑铅味甘，止呕反胃，
瘰疬外敷，安神定志。

狗脊

狗脊味甘，酒蒸入剂，
腰背膝疼，风寒湿痹。

骨碎补

骨碎补温，折伤骨节，
风血积疼，最能破血。

茜草

茜草味苦，便衄吐血，
经带崩漏，损伤虚热。

王不留行

王不留行，调经催产，
除风痹痛，乳痈当啖。

狼毒

狼毒味辛，破积癥瘕，
恶疮鼠瘘，止心腹疼。

藜芦

藜芦味辛，最能发吐，
肠澼泻痢，杀虫消蛊。

蓖麻子

蓖麻子辛，吸出滞物，
涂顶肠收，涂足胎出。

荜茇

荜茇味辛，温中下气，
痃癖阴疝，霍乱泻痢。

百部

百部味甘，骨蒸劳瘵，
杀疳蛔虫，久嗽功大。

京墨

京墨味辛，吐衄下血，
产后崩中，止血甚捷。

女贞子

女贞子苦，黑发乌须，
强筋壮力，去风补虚。

瓜蒂

瓜蒂苦寒，善能吐痰，
消身肿胀，并治黄疸。

粟壳

粟壳性涩，泄痢嗽怯，
劫病如神，杀人如剑。

巴豆

巴豆辛热，除胃寒积，
破癥消痰，大能通利。

夜明砂

夜明砂粪，能下死胎，
小儿无辜，瘰疬堪裁。

斑蝥

斑蝥有毒，破血通经，
诸疮瘰疬，水道能行。

蚕砂

蚕砂性温，湿痹瘾疹，
瘫风肠鸣，消渴可饮。

胡黄连

胡黄连苦，治劳骨蒸，
小儿疳痢，盗汗虚惊。

使君子

使君曰温，消疳消浊，
泻痢诸虫，总能除却。

赤石脂

赤石脂温，保固肠胃，
溃疡生肌，涩精泻痢。

青黛

青黛味咸，能平肝木，
惊痫疳痢，兼除热毒。

阿胶

阿胶甘平，止咳脓血，
吐血胎崩，虚羸可啜。

白矾

白矾味酸，化痰解毒，
治症多能，难以尽述。

五倍子

五倍苦酸，疗齿疳䘌，
痔痈疮脓，兼除风热。

玄明粉

玄明粉辛，能蠲宿垢，
化积消痰，诸热可疗。

通草

通草味甘，善治膀胱，
消痈散肿，能医乳房。

枸杞子

枸杞甘平，添精补髓，
明目祛风，阴兴阳起。

黄精

黄精味甘，能安脏腑，
五劳七伤，此药大补。

何首乌

何首乌甘，添精种子，
黑发悦颜，强身延纪。

五味子

五味酸温，生津止渴，
久嗽虚劳，肺肾枯竭。

山茱萸

山茱性温，涩精益髓，
肾虚耳鸣，腰膝痛止。

石斛

石斛味甘，却惊定志，
壮骨补虚，善驱冷痹。

破故纸

破故纸温，腰膝酸痛，
兴阳固精，盐酒炒用。

薯蓣

薯蓣甘温，理脾止泻，
益肾补中，诸虚可治。

苁蓉

苁蓉味甘，峻补精血，
若骤用之，更动便滑。

菟丝子

菟丝甘平，梦遗滑精，
腰痛膝冷，添髓壮筋。

牛膝

牛膝味苦，除湿痹痿，
腰膝酸疼，小便淋沥。

巴戟天

巴戟辛甘，大补虚损，
精滑梦遗，强筋固本。

仙茅

仙茅味辛，腰足挛痹，
虚损劳伤，阳道兴起。

牡蛎

牡蛎微寒，涩精止汗，
崩带胁痛，老痰祛散。

川楝子

楝子苦寒，膀胱疝气，
中湿伤寒，利水之剂。

萆薢

萆薢甘苦，风寒湿痹，
腰背冷痛，添精益气。

续断

续断味辛，接骨续筋，
跌扑折损，且固遗精。

龙骨

龙骨味甘，梦遗精泄，
崩带肠痈，惊痫风热。

人发

人之头发，补阴甚捷，
吐衄血晕，风惊痫热。

鹿茸

鹿茸甘温，益气补阳，
泄精尿血，崩带堪尝。

鹿角胶

鹿角胶温，吐衄虚羸，
跌扑伤损，崩带安胎。

腽肭脐

腽肭脐热，补益元阳，
固精起痿，疝癖劳伤。

紫河车

紫河车甘，疗诸虚损，
劳瘵骨蒸，滋培根本。

枫香脂

枫香味辛，外科要药，
瘙痒瘾疹，齿痛亦可。

檀香

檀香味辛，开胃进食，
霍乱腹痛，中恶秽气。

安息香

安息香辛，驱除秽恶，
开窍通关，死胎能落。

苏合香

苏合香甘，祛痰辟秽，
蛊毒痫痉，梦魇能去。

熊胆

熊胆味苦，热蒸黄疸，
恶疮虫痔，五疳惊厥。

硇砂

硇砂有毒，溃痈烂肉，
除翳生肌，破癥消毒。

硼砂

硼砂味辛，疗喉肿痛，
膈上热痰，噙化立中。

朱砂

朱砂味甘，镇心养神，
祛邪解毒，定魄安魂。

硫黄

硫黄性热，扫除疥疮，
壮阳逐冷，寒邪敢当。

龙脑

龙脑味辛，目痛窍闭，
狂燥妄语，真为良剂。

芦荟

芦荟气寒，杀虫消疳，
癫痫惊搐，服之立安。

天竺黄

天竺黄甘，急慢惊风，
镇心解热，化痰有功。

麝香

麝香辛温，善通关窍，
辟秽安惊，解毒甚妙。

乳香

乳香辛苦，疗诸恶疮，
生肌止痛，心腹尤良。

没药

没药苦平，治疮止痛，
跌打损伤，破血通用。

阿魏

阿魏性温，除癥破结，
止痛杀虫，传尸可灭。

水银

水银性寒，治疥杀虫，
断绝胎孕，催生立通。

轻　粉

轻粉性燥，外科要药，
杨梅诸疮，杀虫可托。

砒　霜

砒霜大毒，风痰可吐，
截疟除哮，能消沉痼。

雄　黄

雄黄苦辛，辟邪解毒，
更治蛇虺，喉风息肉。

珍　珠

珍珠气寒，镇惊除痫，
开聋磨翳，止渴坠痰。

牛　黄

牛黄味苦，大治风痰，
定魂安魄，惊痫灵丹。

琥　珀

琥珀味甘，安魂定魄，
破郁消癥，利水通涩。

血　竭

血竭味咸，跌扑损伤，
恶毒疮痈，破血有谁。

石钟乳

石钟乳甘，气乃剽悍，
益气固精，治目昏暗。

阳起石

阳起石甘，肾气乏绝，
阳痿不起，其效甚捷。

桑椹子

桑椹子甘，解金石燥，
清除热渴，染须发皓。

蒲公英

蒲公英苦，溃坚消肿，
结核能除，食毒堪用。

石　韦

石韦味苦，通利膀胱，
遗尿或淋，发背疮疡。

萹　蓄

萹蓄味苦，疥瘙疽痔，
小儿蛔虫，女人阴蚀。

鸡内金

鸡内金寒，溺遗精泄，
禁痢漏崩，更除烦热。

鲤　鱼

鲤鱼味甘，消水肿满，
下气安胎，其功不缓。

芡　实

芡实味甘，能益精气，
腰膝酸疼，皆主湿痹。

石莲子

石莲子苦，疗噤口痢，
白浊遗精，清心良剂。

藕

藕味甘寒，解酒清热，
消烦逐瘀，止吐衄血。

龙　眼

龙眼味甘，归脾益智，
健忘怔忡，聪明广记。

莲　须

莲须味甘，益肾乌须，
涩精固髓，悦颜补虚。

石 榴 皮

石榴皮酸，能禁精漏，
止痢涩肠，染须尤妙。

陈 仓 米

陈仓谷米，调和脾胃，
解渴除烦，能止泻痢。

莱 菔 子

莱菔子辛，喘咳下气，
倒壁冲墙，胀满消去。

砂 糖

砂糖味甘，润肺利中，
多食损齿，湿热生虫。

饴 糖

饴糖味甘，和脾润肺，
止咳消痰，中满休食。

麻 油

麻油性冷，善解诸毒，
百病能治，功难悉述。

白 果

白果甘苦，喘嗽白浊，
点茶压酒，不可多嚼。

胡 桃 肉

胡桃肉甘，补肾黑发，
多食生痰，动气之物。

梨

梨味甘酸，解酒除渴，
止嗽消痰，善驱烦热。

榧 实

榧实味甘，主疗五痔，
蛊毒三虫，不可多食。

竹 茹

竹茹止呕，能除寒热，
胃热呕哕，不寐安歇。

竹 叶

竹叶味甘，退热安眠，
化痰定喘，止渴消烦。

竹 沥

竹沥味甘，阴虚痰火，
汗热烦渴，效如开锁。

莱 菔 根

莱菔根甘，下气消谷，
痰癖咳嗽，兼解面毒。

灯 草

灯草味甘，运利小便，
癃闭成淋，湿肿为最。

艾 叶

艾叶温平，温经散寒，
漏血安胎，心痛即安。

绿 豆

绿豆气寒，能解百毒，
止渴除烦，诸热可服。

川 椒

川椒辛热，祛邪逐寒，
明目杀虫，温而不猛。

胡 椒

胡椒味辛，心腹冷痛，
下气温中，跌扑堪用。

石 蜜

石蜜甘平，入药炼熟，
益气补中，润燥解毒。

马 齿 苋

马齿苋寒，青盲白翳，
利便杀虫，癥痫咸治。

葱 白

葱白辛温，发表出汗，
伤寒头疼，肿痛皆散。

胡 荽

胡荽味辛，上止头痛，
内消谷食，痘疹发生。

韭

韭味辛温，祛除胃寒，
汁清血瘀，子医梦泄。

大 蒜

大蒜辛温，化肉消谷，
解毒散痈，多用伤目。

食 盐

食盐味咸，能吐中痰，
心腹卒痛，过多损颜。

茶

茶茗性苦，热渴能济，
上清头目，下消食气。

酒

酒通血脉，消愁遣兴，
少饮壮神，过多损命。

醋

醋消肿毒，积瘕可去，
产后金疮，血晕皆治。

淡 豆 豉

淡豆豉寒，能除懊恼，
伤寒头痛，兼理瘴气。

莲 子

莲子味甘，健脾理胃，
止泻涩精，清心养气。

大 枣

大枣味甘，调和百药，
益气养脾，中满休嚼。

生 姜

生姜性温，通畅神明，
痰嗽呕吐，开胃极灵。

桑 叶

桑叶性寒，善散风热，
明目清肝，又兼凉血。

浮 萍

浮萍辛寒，发汗利尿，
透疹散邪，退肿有效。

柽 柳

柽柳甘咸，透疹解毒，
熏洗最宜，亦可内服。

胆 矾

胆矾酸寒，涌吐风痰，
癫痫喉痹，烂眼牙疳。

番 泻 叶

番泻叶寒，食积可攻，
肿胀皆逐，便秘能通。

寒 水 石

寒水石咸，能清大热，
兼利小便，又能凉血。

芦 根

芦根甘寒，清热生津，
烦渴呕吐，肺痈尿频。

银 柴 胡

银柴胡寒，虚热能清，
又兼凉血，善治骨蒸。

丝 瓜 络

丝瓜络甘，通络行经，
解毒凉血，疮肿可平。

秦 皮

秦皮苦寒，明目涩肠，
清火燥湿，热痢功良。

紫 花 地 丁

紫花地丁，性寒解毒，
痈肿疔疮，外敷内服。

败 酱

败酱微寒，善治肠痈，
解毒行瘀，止痛排脓。

红 藤

红藤苦平，消肿解毒，
肠痈乳痈，疗效迅速。

鸦 胆 子

鸦胆子苦，治痢杀虫，
疟疾能止，赘疣有功。

白 鲜 皮

白鲜皮寒，疥癣疮毒，
痹痛发黄，湿热可逐。

土 茯 苓

土茯苓平，梅毒宜服，
既能利湿，又可解毒。

马 勃

马勃味辛，散热清金，
咽痛咳嗽，吐衄失音。

橄 榄

橄榄甘平，清肺生津，
解河豚毒，治咽喉痛。

蕺 菜

蕺菜微寒，肺痈宜服，
熏洗痔疮，消肿解毒。

板 蓝 根

板蓝根寒，清热解毒，
凉血利咽，大头瘟毒。

西 瓜

西瓜甘寒，解渴利尿，
天生白虎，清暑最好。

荷 叶

荷叶苦平，暑热能除，
升清治泻，止血散瘀。

大 豆 卷

豆卷甘平，内清湿热，
外解表邪，湿热最宜。

佩 兰

佩兰辛平，芳香辟秽，
祛暑和中，化湿开胃。

冬 瓜 子

冬瓜子寒，利湿清热，
排脓消肿，化痰亦良。

海 金 沙

海金沙寒，淋病宜用，
湿热可除，又善止痛。

金 钱 草

金钱草咸，利尿软坚，
通淋消肿，结石可痊。

赤 小 豆

赤小豆平，活血排脓，
又能利水，退肿有功。

泽 漆

泽漆微寒，逐水捷效，
退肿祛痰，兼消瘰疬。

葫 芦

葫芦甘平，通利小便，
兼治心烦，退肿最善。

半 边 莲

半边莲辛，能解蛇毒，
痰喘能平，腹水可逐。

海 风 藤

海风藤辛，痹证宜用，
除湿祛风，通络止痛。

络 石 藤

络石微寒，经络能通，
祛风止痛，凉血消痈。

桑 枝

桑枝苦平，通络祛风，
痹痛拘挛，脚气有功。

千 年 健

千年健温，除湿祛风，
强筋健骨，痹痛能攻。

松 节

松节苦温，燥湿祛风，
筋骨酸痛，用之有功。

伸 筋 草

伸筋草温，祛风止痛，
通络舒筋，痹痛宜用。

虎 骨（已禁用）

虎骨味辛，健骨强筋，
散风止痛，镇惊安神。

乌 梢 蛇

乌梢蛇平，无毒性善，
功同白花，作用较缓。

夜 交 藤

夜交藤平，失眠宜用，
皮肤痒疮，肢体酸痛。

玳 瑁

玳瑁甘寒，平肝镇心，
神昏痉厥，热毒能清。

石 决 明

石决明咸，眩晕目昏，
惊风抽搐，劳热骨蒸。

香 橼

香橼性温，理气疏肝，
化痰止呕，胀痛皆安。

佛 手

佛手性温，理气宽胸，
疏肝解郁，胀痛宜用。

薤 白

薤白苦温，辛滑通阳，
下气散结，胸痹宜尝。

荔 枝 核

荔枝核温，理气散寒，
疝瘕腹痛，服之俱安。

柿 蒂

柿蒂苦涩，呃逆能医，
柿霜甘凉，燥咳可治。

刀　豆

刀豆甘温，味甘补中，
气温暖肾，止呃有功。

九　香　虫

九香虫温，胃寒宜用，
助阳温中，理气止痛。

玫　瑰　花

玫瑰花温，疏肝解郁，
理气调中，行瘀活血。

紫　石　英

紫石英温，镇心养肝，
惊悸怔忡，子宫虚寒。

仙　鹤　草

仙鹤草涩，收敛补虚，
出血可止，劳伤能愈。

三　七

三七性温，止血行瘀，
消肿定痛，内服外敷。

百　草　霜

百草霜温，止血功良，
化积止泻，外用疗疮。

降　香

降香性温，止血行瘀，
辟恶降气，胀痛皆除。

川　芎

川芎辛温，活血通经，
除寒行气，散风止痛。

月　季　花

月季花温，调经宜服，
瘰疬可治，又消肿毒。

刘　寄　奴

刘寄奴苦，温通行瘀，
消胀定痛，止血外敷。

自　然　铜

自然铜辛，接骨续筋，
既散瘀血，又善止疼。

皂　角　刺

皂角刺温，消肿排脓，
疮癣瘙痒，乳汁不通。

虻　虫

虻虫微寒，逐瘀散结，
癥瘕蓄血，药性猛烈。

䗪　虫

䗪虫咸寒，行瘀通经，
破癥消瘕，接骨续筋。

党　参

党参甘平，补中益气，
止渴生津，邪实者忌。

太　子　参

太子参凉，补而能清，
益气养胃，又可生津。

鸡　血　藤

鸡血藤温，血虚宜用，
月经不调，麻木酸痛。

冬　虫　夏　草

冬虫夏草，味甘性温，
虚劳咳血，阳痿遗精。

锁　阳

锁阳甘温，壮阳补精，
润燥通便，强骨养筋。

胡 芦 巴

胡芦巴温，逐冷壮阳，
寒疝腹痛，脚气宜尝。

杜 仲

杜仲甘温，腰痛脚弱，
阳痿尿频，安胎良药。

沙 苑 子

沙苑子温，补肾固精，
养肝明目，并治尿频。

玉 竹

玉竹微寒，养阴生津，
燥热咳嗽，烦渴皆平。

鸡 子 黄

鸡子黄甘，善补阴虚，
除烦止呕，疗疮熬涂。

谷 芽

谷芽甘平，养胃健脾，
饮食停滞，并治不饥。

白 前

白前微温，降气下痰，
咳嗽喘满，服之皆安。

胖 大 海

胖大海淡，清热开肺，
咳嗽咽疼，音哑便秘。

海 浮 石

海浮石咸，清肺软坚，
痰热喘咳，瘰疬能痊。

昆 布

昆布咸寒，软坚清热，
瘿瘤癥瘕，瘰疬痰核。

海 蛤 壳

海蛤壳咸，软坚散结，
清肺化痰，利尿止血。

海 蜇

海蜇味咸，化痰散结，
痰热咳嗽，并消瘰疬。

荸 荠

荸荠微寒，痰热宜服，
止渴生津，滑肠明目。

禹 余 粮

禹余粮平，止泻止血，
固涩下焦，泻痢最宜。

小 麦

小麦甘凉，除烦养心，
浮麦止汗，兼治骨蒸。

贯 众

贯众微寒，解毒清热，
止血杀虫，预防瘟疫。

南 瓜 子

南瓜子温，杀虫无毒，
血吸绦蛔，大剂吞服。

铅 丹

铅丹微寒，解毒生肌，
疮疡溃烂，外敷颇宜。

樟 脑

樟脑辛热，开窍杀虫，
理气辟浊，除痒止疼。

炉 甘 石

炉甘石平，去翳明目，
生肌敛疮，燥湿解毒。

大 风 子

大风子热，善治麻风，
疥疮梅毒，燥湿杀虫。

孩 儿 茶

孩儿茶凉，收湿清热，
生肌敛疮，定痛止血。

木 槿 皮

木槿皮凉，疥癣能愈，
杀虫止痒，浸汁外涂。

蚤 休

蚤休微寒，清热解毒，
痈疽蛇伤，惊痫发搐。

番 木 鳖

番木鳖寒，消肿通络，
喉痹痈疡，瘫痪麻木。

药性歌括四百味白话解

人 参

【歌诀】 人参味甘，大补元气，止渴生津，调营养卫。

【译注】 人参味甘微苦，性温。甘温主补，最善补益元气。元气源于肾精，化生周流全身的元阳、元阴之气，是推动脏腑功能、气血运行和营养全身的动力。本品峻补元气，益气固脱，为治疗元气虚脱、虚劳内伤的第一要药，可挽救大病、久病及大吐泻、大失血等原因所致的元气耗散、体虚欲脱的危候；还可补足五脏之气，治疗诸脏气虚证，如心气虚心悸不寐、脾气虚泄泻食少、肺气虚气喘息短、肝气虚惊悸不宁、肾气虚神疲阳痿等症。这就是大补元气的含义。元气充足则脾胃不虚，运化正常，能输精微，布津液，故本品又有生津止渴的功效，用于内热消渴及热病津伤口渴之症。其大补元气兼补五脏之气，化生周身气血，外既能养卫气，内又可调营血，凡气血不足之证，均可应用。

此外，本品大补元气，又能益气摄血、益气助阳，还用治气不摄血的出血证及元气不足、命门火衰的阳痿。临证处方中本品与祛邪药同用还可起扶正祛邪的作用。

【应用】 用治大失血、大吐泻以及一切疾病所致的元气虚极欲脱，脉微欲绝之证，单用浓煎频服即可；如兼见汗出肢冷等亡阳现象者，可与附子同用，以增强回阳作用。若汗出心悸，短气，口干，表现为气阴两虚者，可与麦冬、五味子配伍，即生脉饮。参附注射液、生麦注射液是现代临床用于急救的常用药品。用治脾虚倦怠，食欲不振等症，常与白术、茯苓、甘草同用。用治肺虚喘咳，乏力自汗，动则加重者，常与蛤蚧、胡桃同用。用治津伤口渴、消渴等症，属热病气津两伤，身热而渴，汗多脉大无力者，多与石膏、知母、粳米、甘草同用；属热伤气阴，口渴多汗，气虚脉弱者，多与五味子、麦冬同用；属内热消渴者，又常与生地、玄参、天花粉、山药等同用。用治气虚血亏所致的心神不安、失眠多梦、惊悸健忘等，多与当归、龙眼肉、酸枣仁、茯神、远志等同用。此外，用治血虚，常与熟地、当归、白芍等补血药同用；用治阳痿，多与鹿茸、胎盘等助阳药同用；用治体虚外感或里实正虚之证，可与解表、攻里药同用，以扶正祛邪。

【用量用法】 3～9g，宜文火另煎，将参汁加入其他药汁内饮服。研末吞服，每次1～2g，日服2～3次。如挽救虚脱，当用大量，即15～30g，煎汁分数次灌服。

【使用注意】 反藜芦，畏五灵脂、皂荚，忌同用；阴虚阳亢、骨蒸潮热、咳嗽吐衄、肺有实热或痰气壅滞的咳嗽、肝火上升，以及一切火郁内实之证均忌服；服人参不宜喝茶、吃萝卜，以免影响药力；服人参腹胀者，用莱菔子煎汤服可解。国内外均有报道，长期大量服用人参可引起抑郁、烦躁、失眠、血压升高等不良反应，称"滥用人参综合征"。停药后可自行缓解。故以人参做补剂，不可过服久用。

【现代研究】 人参具有"适应原"样作用。主要含多种人参皂苷，对高级神经活动的兴奋和抑制过程均有增强作用。有抗休克、抗疲劳、抗辐射、抗过敏、抗利尿及抗癌等作用。能兴奋垂体-肾上腺皮质系统，提高应激反应能力；能增强性腺功能，有促性腺激素样作用。此外，还可降低血糖，促进蛋白质、RNA、DNA的生物合成，调节胆固醇代谢，促进造血系统的功能。

【附方】

1. 独参汤　单味人参加量浓煎频服，用于元气暴脱的危证。

2. 参附汤　人参、附子，用于元气虚脱兼见亡阳之象者。

3. 四君子汤　人参、白术、茯苓、甘草，用于脾虚倦怠、食欲不振等症。

4. 人参胡桃汤　人参、胡桃、生姜，用于肺虚喘咳证。

5. 人参蛤蚧散　人参、蛤蚧、杏仁、甘草、知母、桑白皮、茯苓、贝母，用于肺虚喘咳证。

6. 白虎加人参汤　石膏、知母、甘草、粳米、人参，用于热病气津两伤。

7. 生脉散　人参、麦冬、五味子，用于热伤气阴证。

8. 玉壶丸　人参、天花粉，用于内热消渴。

9. 归脾汤　人参、黄芪、当归、白术、茯神、远志、酸枣仁、木香、龙眼肉、甘草、生姜、大枣，用于气虚血亏的心神不安、失眠惊悸等。

10. 安神定志丸　石菖蒲、茯苓、茯神、远志、龙齿、人参，用于心气不足的心悸怔忡等。

11. 人参养荣汤　人参、黄芪、白术、茯苓、熟地、当归、白芍、甘草、桂心、五味子、远志、陈皮，用于血虚萎黄证。

12. 参茸固本丸　人参、当归身、熟地、枸杞子、鹿茸、巴戟天、菟丝子、肉苁蓉、白芍、小茴香、陈皮、白术、黄芪、牛膝、桂心、山药、茯神、甘草，用于阳痿。

13. 参苏饮　人参、苏叶、葛根、前胡、半夏、茯苓、陈皮、甘草、桔梗、枳壳、木香、生姜、大枣，用于体虚外感。

14. 黄龙汤　人参、当归、大黄、芒硝、厚朴、枳实、甘草，用于里热实证兼气血虚弱者。

【按】　人参野生的称"野山参"，以年代久远者为佳，补力较大，功能大补元气，滋阴生津，无刚燥之弊，但价钱昂贵，货源较少；栽培的称"园参"，补力较弱；园参蒸熟后晒干为"红参"，药性偏温，功能振奋元气，强心复脉，适用于气弱阳虚，心衰脉微者；直接晒干的为"生晒参"，功能补气生津，适用于气阴不足者；经沸水浸烫后，再浸糖汁中一二日，取出晒干的为"白参"，作用较生晒参弱，功专补脾益肺，适用于脾肺不足者。

黄　芪

【歌诀】　黄芪性温，收汗固表，托疮生肌，气虚莫少。

【译注】　黄芪味甘，性温。甘补温升，为补气升阳的要药。卫气虚则肌表不固，可引起汗出不止，本品能补肺气固卫气，故常用于表虚不固的自汗；若阴虚盗汗者也可应用。气旺则血足，所以又能补气血，治疗因气血亏虚无力托毒排脓或不易收口生肌的痈疽疮疡等外症。因此，本品是治疗气虚不可缺少的药物。

本品还有升举中气和利尿消肿的作用，可用于中气下陷的脱肛、子宫下垂及虚性的风水水肿等。其补益力强，还有益气生血、益气摄血、益气行滞、益气生津的功效，用于气虚血亏证、气虚血脱证、气虚血瘀证以及气津两伤的消渴证。

【应用】 用治脾肺气虚或中气下陷诸证。属病后气虚体弱，可与人参同用；属中气虚弱、食少便溏或泄泻，可与白术、茯苓、甘草同用；属气虚血亏，可与当归、熟地同用；属气虚阳衰、畏寒多汗，可与附子等温里药同用；属中气下陷、久泻脱肛、子宫下垂，常与党参、白术、炙甘草、升麻、柴胡等同用；属气虚不能摄血的便血、崩漏，常与党参、白术、当归、龙眼肉、酸枣仁等同用。用治表虚自汗，多与浮小麦、牡蛎、麻黄根等同用；阴虚盗汗，多与生地、熟地、黄柏等同用。用治气血不足的痈疽不溃或溃久不敛，多与当归、川芎、穿山甲、皂角刺，或熟地、当归、党参、白术、肉桂等同用，以透脓托疮，生肌收口。用治气虚失运，浮肿尿少，多与防己、白术、茯苓等同用，以加强健脾益气利尿消肿之功。此外，治气虚血滞，半身不遂，常与地龙、川芎、当归、桃仁、红花等同用；治气虚津亏的消渴证，又与生地、山药、五味子、天花粉等益阴生津药同用。

【用量用法】 9～30g。黄芪生用偏于走表，固表止汗、托疮生肌、利尿消肿宜生用；黄芪炙用偏于走里，补中益气升阳宜蜜炙用。

【使用注意】 本品性质温升，可以助火，又能补气固表，故外有表邪、内有积滞、气滞胸满、阳盛阴虚、上热下寒、肝旺多怒，以及痈疽初起或溃后热毒尚盛者，均不宜服。

【现代研究】 本品主要含苷类、多糖、氨基酸及微量元素等。具有增强机体免疫功能、利尿、抗衰老、保肝、降压作用；能增强心肌收缩力，还有促雌激素样作用和较广泛的抗菌作用。黄芪多糖具有提高小鼠应激能力、增强免疫功能、调节血糖含量、保护心血管系统、加速遭受放射线损伤机体的修复等作用。

【附方】

1. 参芪膏 人参、黄芪，用于病后体弱、脾气亏虚、气短乏力。

2. 芪术膏 黄芪、白术，用于中气虚弱、食少便溏或泄泻。

3. 当归补血汤 黄芪、当归，用于气虚血亏证。

4. 芪附汤 黄芪、附子，用于气虚阳衰证。

5. 补中益气汤 黄芪、白术、陈皮、党参、甘草、当归、升麻、柴胡，用于中气下陷、脏器脱垂。

6. 归脾汤　见人参条。用于劳伤心脾、气血双亏所致的心悸失眠或气不摄血的便血、崩漏证。

7. 牡蛎散　黄芪、煅牡蛎、麻黄根、浮小麦，用于表虚自汗证。

8. 当归六黄汤　当归、黄芪、生地黄、熟地黄、黄芩、黄连、黄柏，用于阴虚盗汗。

9. 透脓散　黄芪、当归、川芎、穿山甲、皂角刺，用于气血不足、痈疽不溃。

10. 十全大补汤　党参、白术、茯苓、甘草、当归、川芎、熟地、赤芍、黄芪、肉桂、生姜、大枣，用于气血亏虚、痈疽久溃不敛。

11. 防己黄芪汤　防己、黄芪、白术、甘草，用于脾虚失运、浮肿尿少。

12. 补阳还五汤　黄芪、当归、川芎、赤芍、地龙、桃仁、红花，用于气虚血滞、半身不遂。

13. 玉液汤　生黄芪、天花粉、葛根、知母、生山药、生鸡内金、五味子，用于消渴证。

白　术

【歌诀】　白术甘温，健脾强胃，止泻除湿，兼祛痰痞①。

【译注】　白术味甘苦，性微温。甘温补气，苦燥湿浊，有补益脾胃之气、燥湿化浊止泻的作用。可用于脾胃虚弱不能运化水湿而引起的泄泻、水肿，以及痰湿停留而致胸腹胀满的"痰痞"证。

此外，本品补脾胃、实肌腠，还有固表止汗的作用，用于卫气虚、肌表不固的自汗证。又能健脾和胃安胎，用于脾胃虚弱、水湿内停引起的痰饮水肿、眩晕心悸以及两足浮肿的妊娠呕吐、胎气不和、胎萎不长等。

注：①痞：积聚成块，称为痞块；胀满不痛，称为痞满，这里作痞满解释。

【应用】　用治脾虚食少便溏、脘腹胀满、倦怠无力等症，常与党参、茯苓、炙甘草同用；若为脾胃虚寒、脘腹冷痛，可加干姜、附子等以温里散寒；兼积滞者，可加枳实、炒神曲、鸡内金等以消积导滞。用治脾不健运、痰饮水肿，多与桂枝、茯苓、猪苓、泽泻等同用。用治表虚自汗，多与黄芪、浮小麦、麻黄根同用。用治妊娠脾虚气弱，胎动不安，兼内热者，常与黄芩同用；兼气滞胸腹胀满者，可配苏梗、砂仁、陈皮、大腹皮等；兼恶心、呕吐者，可配半夏、生姜等药；兼胎元不固，腰酸腹痛者，可配杜仲、阿胶、川断、艾叶等药；兼血虚头晕心慌者，可配熟地、当归、白芍等药；若为气虚重证而见少气无力者，又当与党参、炙甘草等补气药同用。

【用量用法】 6～12g。炒焦者名焦白术，土炒者名土炒白术，均可加强燥湿作用。补气健脾宜炒用，燥湿利水宜生用。

【使用注意】 本品燥湿伤阴，故只适用于中虚有湿之证，如属阴虚内热或津亏液耗、燥渴便秘者，均不宜服。

【现代研究】 本品含挥发油，主要成分为苍术酮，白术内酯A、白术内酯B及糖类。有强壮、利尿、降血糖、抗血凝作用，并能促护肝脏，防止四氯化碳所致肝糖原减少的作用。

【附方】

1. 四君子汤　见人参条。用于脾虚脘满、食少便溏。

2. 参苓白术散　人参、白术、白茯苓、甘草、山药、莲子肉、白扁豆、缩砂仁、薏苡仁、桔梗、大枣，用于脾胃气虚、湿盛泄泻。

3. 附子理中汤　附子、干姜、党参、白术、甘草，用于脾胃虚寒、脘腹冷痛。

4. 枳术丸　枳实、白术，用于脾胃虚弱、饮食积滞。

5. 五苓散　茯苓、猪苓、白术、泽泻、桂枝，用于痰饮水肿。

6. 玉屏风散　黄芪、白术、防风，用于虚人易感、表虚自汗。

7. 当归散　白术、当归、芍药、川芎、黄芩，用于怀胎蕴热、胎动不安证。

茯苓（白茯苓、赤茯苓）　附：茯苓皮

【歌诀】 茯苓味淡，渗湿利窍，白化痰涎，赤通水道。

【译注】 茯苓味甘淡，性平。甘平和缓，淡而渗利，有利水渗湿的作用，使停留在体内的水湿从尿道排泄，故可治痰湿不化及小便不利等。本品分赤、白两种，白茯苓善于化痰涎，赤茯苓则长于利小便、通水道。

此外，本品利水渗湿，还常用于因水湿潴留引起的水肿胀满；

其甘平和缓而能补，尚有健脾补中、宁心安神的功效，既能祛邪，又可扶正，用于脾虚不能运化水湿而致的泄泻以及水饮凌心引起的惊悸失眠等。不但可作药用，亦为食疗的常用物品。

【应用】 用治水湿停滞的水肿胀满、小便不利等症，常与猪苓、白术、泽泻、桂枝等同用，以加强利水之功。用治脾虚不运的神疲食少、腹胀肠鸣、大便溏泄等症，常与党参、白术、山药、莲子肉等同用。若治脾虚水湿停滞的痰饮眩悸，又常与桂枝、白术、猪苓、泽泻，或半夏、生姜等药同用。用治惊悸失眠，属心脾两虚者，常与党参、当归、龙眼肉、酸枣仁等同用；属心气不足或心肾不交者，又常与人参、龙齿及远志、石菖蒲、朱砂等同用。

【用量用法】 煎服，10～15g。

【现代研究】 本品含茯苓聚糖、茯苓酸、蛋白质、脂肪、卵磷脂、胆碱、组胺酸、麦角甾醇等。具有利尿、镇静、降低血糖、抗肿瘤和增强免疫功能的作用。

【附方】

1. 五苓散 见白术条。用于水肿胀满、小便不利。

2. 参苓白术散 见白术条。用于脾虚湿盛、食少便溏。

3. 苓桂术甘汤 茯苓、桂枝、白术、甘草，用于痰饮眩悸。

4. 小半夏加茯苓汤 半夏、生姜、茯苓，用于痰饮内停、呕恶眩悸。

5. 归脾汤 见人参条。用于心脾两虚、惊悸失眠。

6. 安神定志丸 石菖蒲、远志、茯苓、茯神、龙齿、人参，用于心气不足、惊悸失眠者。

【附】 茯苓皮：功专行皮肤水湿，治皮肤水肿常与桑白皮、生姜皮、五加皮同用。用量15～30g。

甘　草

【歌诀】 甘草甘温，调和诸药，炙则温中，生则泻火。

【译注】 甘草味甘，生用性微寒，炙用性微温。其甘平和缓，与方中寒热温凉各类药物同用，可调和各种药物的偏性，使诸药和谐能更好地发挥作用。本品炙用药性偏温，可益气温中，还可养心气、止惊悸以及润肺燥、止嗽咳；生用偏凉，能泻火清热解百毒，

消肿祛痰利咽喉。

此外，本品甘能缓急止痛，还用治各种挛急疼痛。

【应用】 用治脾胃虚弱，中气不足，气短乏力，食少便溏，多与党参、白术、茯苓同用。用治心气不足，心动悸，脉结代者，配伍人参、桂枝、阿胶等药。用治气喘咳嗽，属风寒犯肺者，多与麻黄、杏仁同用；属肺有郁热者，可在上述配伍基础上加入大量生石膏，以清宣郁热。用治脘腹或四肢挛急作痛，常与白芍同用。用治痈疽疮毒，常与金银花、蒲公英等清热解毒药同用；若为咽喉肿痛，又常与桔梗、牛蒡子等同用。用治食物或药物中毒，可单用本品水煎服，或与绿豆同用，以加强解毒之力。此外，与毒副作用强烈或药性峻猛的药同用，或入寒热并用的方中，有缓和药性、调和百药的功效。

【用量用法】 2～10g。清火宜生用，补中宜炙用。

【使用注意】 本品甘缓壅气，能令人中满，故湿盛胸腹胀满及呕吐者忌服。反大戟、芫花、甘遂、海藻，均忌同用。久服较大剂量的甘草，每易引起浮肿，使用也当注意。

【现代研究】 本品含甘草甜素，是甘草次酸的二葡萄糖醛酸苷，为甘草的甜味成分；此外，尚含多种黄酮类。有类似肾上腺皮质激素样作用，对某些毒物有类似葡萄糖醛酸的解毒作用，对组胺引起的胃酸分泌过多有抑制作用；并有抗酸和缓解胃肠平滑肌痉挛作用。甘草黄酮、甘草浸膏及甘草次酸均有明显镇咳祛痰、抗感染、抗过敏作用。

【附方】

1. 四君子汤　见人参条。用于脾胃虚弱、气短乏力。

2. 炙甘草汤　炙甘草、人参、阿胶、桂枝、干地黄、麦冬、麻仁、生姜、大枣，用于心动悸，脉结代证。

3. 三拗汤　麻黄、杏仁、甘草，用于风寒犯肺、气喘咳嗽。

4. 麻杏石甘汤　麻黄、杏仁、甘草、生石膏，用于风寒咳嗽、内有郁热者。

5. 芍药甘草汤　芍药、甘草，用于脘腹或四肢挛急作痛。

6. 仙方活命饮　金银花、生甘草、赤芍、穿山甲、皂角刺、白芷、贝母、防风、当归尾、天花粉、乳香、没药、陈皮，用于痈疽疮毒初起。

7. 桔梗汤　桔梗、甘草，用于咽喉肿痛。

8. 甘豆汤　甘草、绿豆，用于解百药毒。

9. 调胃承气汤　大黄、芒硝、甘草，用于燥结实证偏轻者，以防寒下伤胃。

【不良反应】　大剂量服用或小剂量久服，20%的人可出现水肿、乏力、痉挛麻木、头晕头痛、血压升高、低血钾等，老年人、心血管病、肾脏病患者易致高血压和充血性心脏病。长期服用甘草甜素可致非哺乳期妇女泌乳。

当　归

【歌诀】　当归甘温，生血补心，扶虚益损，逐瘀生新。

【译注】　当归味辛甘，性温，有补血活血的作用。因心主血脉，故称其能"生血补心"。当归甘温补血力强，向来用作补血的要药，可扶助虚衰、补益亏损，用治血虚亏损诸证。其辛能行散，甘温补益，还有逐瘀血、生新血、调经脉、止疼痛的功用，亦为妇科调经之要药，所以又常用于妇女月经不调、痛经闭经以及痈疽肿痛、跌打损伤等症。

此外，本品补血润肠通便，可治血虚津液不足的大便秘结。

【应用】　用治血虚引起的面色苍白、头晕眼花、心悸失眠等，常与黄芪、党参、熟地等同用。用治妇女月经不调、经闭痛经，常与川芎、熟地、芍药等同用，即组成调经的基本方剂；经行腹痛，可加延胡索、香附；经闭不通，可加桃仁、红花。用治虚寒腹痛，常与桂枝、芍药、饴糖等同用；肢体瘀血作痛，多与丹参、乳香、没药同用；跌打损伤瘀血作痛，多与大黄、桃仁、红花、炮山甲等同用；关节痹痛或肌肤麻木，多与羌活、独活、桂枝、秦艽等同用。用治痈疽疮疡，属脓成未溃或初起肿痛者，多与金银花、赤芍、穿山甲、皂角刺等同用；属气虚血亏，脓成不溃或溃后久不收口者，多与黄芪、党参、熟地、白芍、川芎等补血益气药同用，以托疮生肌收口。用治血虚津亏肠燥便秘，又常与肉苁蓉、火麻仁、生首乌等润肠通便药同用。

【用量用法】　6～12g，煎服。补血用当归身，活血逐瘀用当归尾，补血活血（即和血）用全当归。酒制加强活血作用。

【使用注意】　湿盛中满，大便泄泻者忌服。

【现代研究】 本品含挥发油，其中主要有藁本内酯、当归酮等；另含水溶性成分阿魏酸、丁二酸、豆甾醇-D-葡萄糖苷等；此外，尚含当归多糖、多种氨基酸及维生素等。对子宫平滑肌有双向调节作用；有抗血小板凝集和抗血栓作用，并能促进血红蛋白及红细胞的生成；有抗心肌缺血和扩张血管的作用，能改善微循环。对非特异性和特异性免疫功能都有增强作用，并有降血脂、保肝、镇静、镇痛、抗感染、抗缺氧、抗辐射损伤、抑制肿瘤、抗菌和平喘作用。

【附方】

1. 当归补血汤　见黄芪条。用于阴血亏虚等证。

2. 四物汤　当归、川芎、赤芍、熟地，用于月经不调、经闭痛经等证，为调经基本方。

3. 姜芩四物汤　当归、川芎、赤芍、熟地、姜黄、黄芩、牡丹皮、延胡索、香附，用于血热夹瘀的经行腹痛。

4. 桃红四物汤　桃仁、红花、当归、川芎、赤芍、熟地，用于经闭不通。

5. 当归建中汤　当归、芍药、桂枝、饴糖、甘草、生姜、大枣，用于虚寒瘀滞腹痛。

6. 活络效灵丹　当归、丹参、乳香、没药，用于肢体瘀痛。

7. 复元活血汤　大黄、桃仁、红花、当归、炮山甲、柴胡、天花粉、甘草，用于跌打损伤、瘀血肿痛。

8. 蠲痹汤（《医学心悟》）　羌活、独活、秦艽、当归、桂枝、海风藤、川芎、木香、乳香、桑枝、炙甘草，用于关节痹痛。

9. 仙方活命饮　见甘草条。用于痈疽疮疡肿痛者。

10. 十全大补汤　见黄芪条。用于气虚血亏、疮痈溃久不收。

11. 益血润肠丸　当归、肉苁蓉、火麻仁、熟地、阿胶珠、橘红、杏仁、荆芥、苏子、蜂蜜、枳壳，用于津枯血少、肠燥便秘。

白　芍

【歌诀】 白芍酸寒，能收能补，泻痢腹痛，虚寒勿与。

【译注】 白芍味甘酸苦，性微寒。甘补酸收，有收敛和养阴补血的作用。本品酸敛肝阴，平抑肝阳，补血柔肝，缓急止痛，所以

能止木旺乘土的泄泻、痢疾、腹痛，以及因阴虚血亏而肝阳偏旺所引起的胸胁脘腹疼痛、四肢拘挛疼痛、月经不调等。但属于虚寒性的不能用。

此外，本品甘酸敛阴，还有止汗之功，常用于表虚恶风自汗或阴虚盗汗者。

【应用】 用治妇女月经不调，常与当归、地黄、川芎同用，即为调经养血的基本方；经行腹痛，可加延胡索、香附；崩漏不止，可加阿胶、艾炭。用治肝阳上亢，头痛眩晕，多与生地、生牡蛎、生代赭石、牛膝等药同用。若治虚风内动，又常与生牡蛎、鳖甲、生地、阿胶等同用。用治肝阳偏旺，肝气不和，胁肋疼痛，常与当归、柴胡、白术、茯苓等同用；若治肝脾失和的脘腹挛急作痛，或血虚所致的四肢挛急作痛，又与甘草配伍使用。以白芍为原料提取总苷，制成白芍总苷胶囊（帕夫林），目前用治类风湿关节炎，疗效确切。用治痛痛泻痢，属肝气乘脾，肠鸣腹痛泄泻，得泻痛减者，常与白术、陈皮、防风同用；属湿热壅滞大肠、下痢腹痛、里急后重者，常与木香、槟榔、黄芩、黄连等同用。用治虚证多汗，属外感风寒，表虚自汗而恶风者，常与桂枝、生姜、大枣同用；属阴虚阳浮而盗汗者，多与牡蛎、柏子仁、龙骨等同用。

【用量用法】 6~15g。酒炒可减低其寒性。

【使用注意】 阳衰虚寒之证不宜单独使用。反藜芦，忌同用。

【现代研究】 本品主要成分为芍药苷，另还含鞣质、挥发油、脂肪油、牡丹酚及三萜类化合物等。所含芍药苷对大鼠胃、肠、子宫平滑肌有较好的解痉作用；并有一定的抗感染、抑菌、镇静、镇痛、抗惊厥、降压、扩张血管等作用。芍药总苷对小鼠免疫应答具有调节作用，并增加心肌营养血流量。

【附方】

1. 四物汤　见当归条。用于月经不调等，为调经基本方。

2. 桃红四物汤　见当归条。用于瘀血阻滞、经行腹痛。

3. 胶艾汤　干地黄、当归、白芍、甘草、阿胶、艾炭、川芎，用于冲任虚损、崩漏下血。

4. 建瓴汤　生地黄、生牡蛎、生龙骨、怀牛膝、代赭石、山药、杭白芍、柏子仁，用于肝阳上亢、头痛眩晕。

5. 大定风珠　白芍、阿胶、龟甲、干地黄、麻仁、鳖甲、五味子、生牡蛎、麦冬、炙甘草、鸡子黄，用于热病伤阴、虚风内动。

6. 逍遥散　柴胡、黄芩、当归、白芍、白术、甘草、生姜、薄荷，用于肝气不和、胁肋疼痛。

7. 芍药甘草汤　见甘草条。用于脘腹或四肢挛急作痛。

8. 痛泻要方　白芍、防风、白术、陈皮，用于肝气乘脾、腹痛泻痢。

9. 芍药汤　芍药、黄芩、黄连、大黄、当归、肉桂、木香、槟榔、甘草，用于湿热下痢。

10. 桂枝汤　桂枝、芍药、生姜、大枣、甘草，用于营卫不和、恶风自汗。

【按】　当归与白芍均有补血、调经、止痛之功，常相须为用。但当归性温，适宜于血虚有寒者；白芍性寒，适宜于血虚有热者。当归补血活血，调经止痛，用于血虚且兼瘀滞引起的月经不调、经闭痛经以及跌打损伤、瘀滞肿痛。白芍养血柔肝，缓急止痛，可用于阴血不足，肝气不舒的月经不调、脘腹疼痛、四肢挛急作痛。当归又能润肠通便，治血虚肠燥便秘。白芍还能平抑肝阳、敛阴止汗，治肝阳上亢、头痛眩晕，以及自汗、盗汗等。

赤　芍

【歌诀】　赤芍酸寒，能泻能散，破血通经，产后勿犯。

【译注】　赤芍味酸苦，性微寒，善除营血分郁热且能散血中之瘀，有凉血泻热散瘀的作用，常用治一切血热、血瘀之证，故称"能泻能散"。其苦寒凉血祛瘀，还可散痈肿、泻肝火、破瘀血、通经闭。适用于热毒痈肿和妇女瘀血不行的月经停闭，以及因血行阻滞而引起的各种疼痛。但对产后气血虚弱的患者不宜使用。

此外，本品清泻肝火、散瘀止痛，可用治肝火上攻所致的目赤肿痛等。

【应用】　用治热病邪入营血，高热、舌绛、身发斑疹或血热吐衄等，常与生地、牡丹皮、大青叶等清热凉血药同用。用治血热血瘀的痛经、经闭，常与丹参、泽兰、益母草等同用；若为血瘀而无热者，又常与当归、川芎、桃仁、红花同用。用治跌打损伤、瘀血作痛，多与乳香、没药、血竭等同用。用治痈疽疮毒，症见红肿热痛者，常与金银花、连翘、蒲公英、栀子同用。用治肝火上攻、目赤肿痛，常与菊花、夏枯草、决明子同用。若治肝郁气滞血瘀而致胸胁痛者，又常与柴胡、香附、枳壳等疏肝理气化瘀止痛药同用。

【用量用法】　6～12g，煎服，或入丸、散。

【使用注意】　血寒经闭不宜用。反藜芦，忌同用。

【现代研究】　本品含芍药苷、牡丹酚、芍药花苷、苯甲酸、鞣质、挥发油等。有镇静、镇痛、降压、抗惊厥、抗感染、抗溃疡、抑菌、抗血栓形成、抑制血小板聚集、增加冠状动脉血流量等作用。

【附方】

1. 犀角地黄汤（清热地黄汤）　犀角（水牛角代）、生地、牡丹皮、赤芍，用于热入营血、斑疹紫黯或血热吐衄。

2. 泽兰汤　泽兰、赤芍、当归、益母草、熟地、牛膝、柏子仁，用于月经不调、痛经闭经。

3. 通经丸　苏木、赤芍、归尾、川芎、香附、牛膝、桃仁、红花、生地、琥珀、五灵脂，用于血滞经闭腹痛。

4. 少腹逐瘀汤　小茴香、干姜、延胡索、没药、川芎、官桂、赤芍、五灵脂、蒲黄、当归，用于瘀血作痛。

5. 仙方活命饮　见甘草条。用于痈疽疮疡肿痛者。

6. 柴胡疏肝散　柴胡、赤芍、陈皮、香附、枳壳、川芎、甘草，用于肝气郁结、胁肋疼痛。

【按】　赤芍、白芍，一类二种，功用有别，前人谓"白补赤泻，白收赤散"。赤芍清凉行散，功能清热凉血、化瘀止痛，尤宜于血热血瘀证，既治温毒发斑，血热吐衄，又治肝郁血滞、胸腹胁痛、痛经癥瘕、跌打损伤，还能清泻肝火，治肝火目赤。白芍养血调经、敛阴止汗、柔肝止痛、平抑肝阳，尤宜于阴血不足肝旺者，既善治血虚肝旺之头晕目眩、肝郁胁痛，又善治阴血不足、肝气不舒的月经不调、痛经、四肢脘腹挛急作痛；还治血虚萎黄、自汗盗汗等。

生地　附：鲜生地

【歌诀】　生地微寒，能消温热，骨蒸①烦劳，养阴凉血。

【译注】　生地也称生地黄，味甘苦，性微寒。甘寒质润，苦寒

泻火，有养阴生津、清热凉血的作用。常用它来治疗温热病烦热口渴、舌红津少的阴津耗伤证，以及阴虚骨蒸烦热的劳病。此外，本品苦寒清热、凉血止血，也常用于血热所引起的各种出血证；甘寒养阴、生津止渴，又可治内热伤阴的消渴证。

注：①骨蒸：热在骨中，所以叫"骨蒸"，是肾阴亏损到一定程度出现的一种虚热证，往往与阴虚潮热、五心烦热、盗汗以及腰背酸痛、睡眠不安、饮食无味等症状同时出现。

【应用】 用治外感热病，热入营血，身热，口干，舌红或绛者，常与玄参、金银花、丹参等同用；若症见斑疹紫黑，可与牡丹皮、赤芍同用。用治热甚伤阴，津亏便秘者，多与玄参、麦冬同用，以增液润肠通便；若为热病后期，低热不退，或阴虚骨蒸劳热者，又多与青蒿、鳖甲、知母、牡丹皮同用，以增强退虚热之力。用治内热消渴，每与天冬、枸杞子、山药、天花粉同用。用治血热妄行的吐衄下血等，常与侧柏叶、茜草、大小蓟同用。

【用量用法】 10~15g，鲜品用量加倍。炒炭用于止血。

【使用注意】 脾虚腹满便溏者不宜用。

【现代研究】 本品含β-谷甾醇、地黄素、生物碱等。有一定的强心、利尿、升高血压、降低血糖等作用，还能促进血凝、缩短出血时间、保护肝脏、抗辐射损伤、抑制多种真菌生长等。

【附方】

1. 清营汤 犀角（水牛角代）、生地黄、丹参、玄参、黄连、麦冬、金银花、连翘、竹叶心，用于热入营血、口干舌绛。

2. 犀角地黄汤 见赤芍条。用于热入营血、斑疹紫黯。

3. 增液汤 生地、玄参、麦冬，用于热甚伤阴、津亏便秘。

4. 青蒿鳖甲汤 青蒿、鳖甲、生地黄、知母、牡丹皮，用于低热不退或阴虚骨蒸劳热者。

5. 益胃汤 麦冬、生地黄、玉竹、沙参、冰糖，用于消渴证。

6. 四生丸 鲜生地黄、鲜荷叶、生侧柏叶、生艾叶，用于血热吐衄。

【附】 生地黄有干、鲜之分别，都能清热凉血、养阴生津，但鲜生地黄苦重于甘，其性大寒，清热凉血的作用较强，而且能生津液；干生地黄甘重于苦，养阴的作用较强。故急性热病，以鲜生地为好；阴虚骨蒸者，以干生地为佳。

熟　地

【歌诀】　熟地微温，滋肾补血，益髓填精，乌须黑发。

【译注】　熟地味甘，性微温。甘润滋补，是滋肾阴、补营血、补益精髓的首选药。善治肾虚精亏的腰膝软弱和头昏目眩、盗汗遗精，以及阴血亏虚的萎黄、心悸、月经不调等；并能治疗精血不足引起的须发早白。

【应用】　用治血虚萎黄、眩晕、心悸、失眠等，可与制首乌、当归、黄芪等补血益气药同用。治妇女月经不调、崩漏等，常配当归、川芎、芍药组成补血调经的基本方，随证加减应用。用治肾阴不足，潮热盗汗、遗精及内热消渴等，又常与山药、山茱萸、牡丹皮、泽泻等同用，共奏滋阴清热之功。此外，对腰酸脚软、头晕眼花、耳鸣耳聋、须发早白等一切精亏血虚证，可与黄精、制首乌、枸杞子、旱莲草、女贞子、黑芝麻等补血益精药同用。

【用量用法】　9～15g。炒炭用于止血。宜与砂仁、陈皮等健脾胃药同用，以防滋腻碍胃。

【使用注意】　本品性质滋腻，有碍消化，故气滞痰多、脘腹胀满、食少便溏者忌服。

【现代研究】　本品含梓醇、地黄素、甘露醇、维生素A类物质、糖类及氨基酸等。有强心、利尿、降血糖和升高外周白细胞计数，增强免疫功能等作用。

【附方】

1. 补血汤　熟地黄、制首乌、当归、黄芪、鸡血藤、党参、肉桂、白芍、大枣，用于面色萎黄、眩晕心悸等血虚证。

2. 四物汤　见当归条。用于妇女月经不调，即为补血调经的基本方。

3. 六味地黄丸　熟地黄、山药、山茱萸、牡丹皮、泽泻、茯苓，用于肾阴不足、盗汗遗精及内热消渴等。

4. 杞菊地黄丸　枸杞子、菊花、熟地黄、山药、山茱萸、牡丹皮、泽泻、茯苓，用于肝肾不足、精血亏虚、眩晕耳鸣者。

【按】　熟地黄为生（干）地黄加黄酒反复蒸晒而成。生（干）地黄甘寒质润，长于养心肾之阴，并能凉血，故血热阴伤及阴虚发热者宜之。熟地黄甘而微温，功专养血滋阴，填精益髓，为补血之要药，滋阴之主药，凡血虚萎黄、真阴不足、精髓亏虚者，皆可用之。

麦 门 冬

【歌诀】 麦门甘寒，解渴祛烦，补心清肺，虚热自安。

【译注】 麦冬又名麦门冬，味甘，性寒。甘寒养阴清热、生津止渴，能解除因热病伤阴引起的口渴及心胸烦热。既补养心阴，清泻心热，治心阴不足、心火上炎的心烦不寐、健忘多梦；又滋养肺阴，清降肺火，治热伤肺阴、阴虚肺燥的鼻燥咽干、干咳少痰、劳嗽咳血等症。总之，可使阴虚发热的病得到安康。

【应用】 用治胃阴不足，舌干口渴，多与沙参、生地、玉竹、冰糖等滋阴药同用。用治心烦失眠，若为热病热入营分，身热夜甚，烦躁不安者，常与生地、玄参、竹叶卷心、黄连等同用；若为阴虚血亏有热而心烦失眠者，又常与丹参、茯神、酸枣仁、生地等同用。用治肺阴不足，燥咳痰黏者，多与沙参、桑叶、生石膏、枇杷叶同用；若为阴虚劳嗽咳血者，又常与天冬、知母、贝母等清热养阴、润肺止咳药同用。

【用量用法】 6～12g。清养肺胃之阴多去心用，滋阴清火多连心用。

【使用注意】 感冒风寒或有痰饮湿浊的咳嗽以及脾胃虚寒泄泻者，均忌服。

【现代研究】 本品含甾体皂苷、β-谷甾醇、氨基酸、多糖等。能提高免疫能力；增强垂体-肾上腺皮质系统作用，提高机体适应性；有抗心律失常、改善心肌收缩力和扩张外周血管的作用；并有降血糖、抑菌、耐缺氧、镇静等作用。

【附方】

1. 沙参麦冬汤 沙参、麦冬、天花粉、玉竹、生扁豆、生甘草、冬桑叶，用于热病后期肺胃阴伤、津液亏损。

2. 清营汤 见生地条。用于热入营分、身热夜甚、烦躁不安。

3. 天王补心丹 生地、麦冬、天冬、玄参、柏子仁、酸枣仁、远志、桔梗、五味子、当归身、人参、丹参、白茯苓，用于阴虚火旺、心肾不交的心烦失眠。

4. 清燥救肺汤　桑白皮、人参、枇杷叶、桑叶、石膏、阿胶、杏仁、麦冬、麻仁、甘草，用于燥邪伤肺、干咳痰黏。

5. 二冬膏　天冬、麦冬，用于肺肾阴虚、劳嗽咳血。

天 门 冬

【歌诀】　天门甘寒，肺痿肺痈，消痰止嗽，喘热有功。

【译注】　天冬又名天门冬，味甘，性大寒。甘润养阴，大寒清热，所以善治劳热伤阴、咽干咳血、咳吐浊沫的"肺痿"证，也可治热灼肺叶、咳嗽胸痛、咳吐脓血的"肺痈"证。又有润肺化痰止咳的功用，对肺热喘咳有良效。

此外，本品甘寒泄降、生津止渴，又可用于热病津伤烦渴、肠燥便秘或内热消渴证；其性寒清火，甘润滋水，又治阴虚火旺的盗汗遗精证。

【应用】　用治燥咳痰黏，劳嗽咳血，常与麦冬、知母、贝母同用；若治肺痈咳吐脓血者，又多与芦根、桃仁、冬瓜子、生薏苡仁、鱼腥草、桔梗等同用。此外，用治热病伤阴的舌干口渴，或内热伤津的消渴，可配伍生地、麦冬、沙参、天花粉等滋阴清热生津药；用治肠燥便秘，可与当归、肉苁蓉等润肠通便药同用。配伍熟地、黄柏、砂仁等还可治阴虚火旺的遗精。

【用量用法】　6～12g，煎服。

【使用注意】　脾胃虚寒，食少便溏者忌服。

【现代研究】　本品含天门冬素、黏液质、β-甾醇及5-甲氧基甲基糖醛和多种氨基酸等。有镇咳、祛痰作用；能增强单核-吞噬细胞系统的吞噬能力及体液免疫功能，具抗肿瘤活性；对多种细菌有抑制作用。

【附方】

1. 二冬膏　见麦门冬条。用于燥咳痰黏、劳嗽咳血。

2. 三才汤　天冬、生地、人参，用于热病气阴两伤或津亏消渴。

3. 三才封髓丹　天冬、熟地、人参、黄柏、砂仁、炙甘草，用于阴虚火旺的盗汗遗精证。

【按】　天门冬与麦门冬均既能滋肺阴、润肺燥、清肺热，又能养胃阴、清胃热、生津止渴，常相须为用。然天门冬苦寒之性较甚，清火与润燥之力强于麦门冬，且入肾滋阴，亦治肾阴不足、虚火亢盛的骨蒸潮热、盗汗遗精。麦门冬微寒，虽清火与润燥之力稍弱，但滋腻之性亦较小，且可清心除烦安神，治心阴不足、心火亢盛的心烦失眠、健忘多梦等症。

黄连（川连）

【歌诀】 黄连味苦，泻心除痞①，清热明眸②，厚肠③止痢。

【译注】 黄连味苦，性寒。苦能燥湿，寒能清热，功善清热燥湿泻火。其泻心火，可治心火亢盛的心烦不眠和热病烦躁及神昏谵语；又能清热明目，治疗目赤肿痛；还能清泻中焦和大肠的湿热，增强胃肠功能而止湿热泻痢。向来用作治疗湿热泻痢的要药。

此外，本品还有凉血解毒作用，可以用于热毒痈肿疔疮等症。亦善清泻胃火，治胃火炽盛的呕吐、牙痛及消谷善饥。

注：①痞：音忽（hū），多睡。这里作昏糊似睡解。

②眸：音谋（móu），瞳孔。

③厚肠：增强胃肠功能。

【应用】 用治热病高热、烦躁、神昏谵语，常与黄芩、山栀、生地等药同用；若治阴血不足，水枯火炎，心烦失眠者，多与阿胶、白芍、鸡子黄同用；若治心火内炽，血热吐衄者，又常与大黄、黄芩同用。用治湿热泻痢，属初起表证未罢者，多与葛根、黄芩同用；属下痢不爽、里急后重者，多与木香同用；属热毒血痢者，又常与黄柏、白头翁、秦皮同用。用治胃火炽盛，消谷善饥者，常与知母、天花粉同用；治胃火熏蒸、牙痛龈肿，可与升麻、生地黄等同用；若为肝火犯胃，呕吐吞酸者，又常与吴茱萸同用。用治火毒疮疡，目赤肿痛等，内服、外用均有良效，配黄芩、黄柏、连翘水煎服，治火毒疮疡效佳；单用煎汁点眼，可治目赤肿痛；配枯矾、青黛外用，治耳内疖肿、中耳炎有效。

【用量用法】 2～5g。炒用减低寒性，姜汁炒用于止呕，酒炒清上焦火，猪胆汁炒泻肝胆实火。

【使用注意】 不宜久服。脾胃虚寒者忌服，非实火湿热证不宜服。

【现代研究】 本品含小檗碱（黄连素）、甲基黄连碱等多种生物碱。有广谱抗菌、抑菌作用，并能增强白细胞的吞噬能力，又有降压、利胆、解热、镇静、镇痛、抗利尿、局部麻醉、抗急性炎症、抗癌、抗溃疡、抗心律失常、降血糖等作用。

【附方】

1. 黄连解毒汤　黄连、黄芩、黄柏、栀子，用于高热神昏、热病烦躁。

2. 黄连阿胶汤　黄连、黄芩、白芍、阿胶、鸡子黄，用于阴亏火旺、心烦失眠。

3. 泻心汤　大黄、黄连、黄芩，用于心火内炽、血热吐衄。

4. 葛根芩连汤　葛根、黄芩、黄连、甘草，用于湿热下痢兼有表证。

5. 香连丸　木香、黄连，用于下痢不爽、里急后重。

6. 白头翁汤　白头翁、黄连、黄柏、秦皮，用于热毒血痢。

7. 左金丸　黄连、吴茱萸，用于肝火犯胃、呕吐吞酸。

8. 黄连解毒汤（《外科正宗》）　黄连、黄芩、黄柏、栀子、连翘、牛蒡子、甘草、灯心草，用于火毒疮疡。

黄　芩

【歌诀】　黄芩苦寒，枯泻肺火，子清大肠，湿热皆可。

【译注】　黄芩味苦，性寒，有清热燥湿、泻火解毒的作用。枯芩①善于清肺火及上焦之实火，治肺经有热的咳嗽；子芩①善于清大肠火，泻下焦湿热，治大肠有热的痢疾泄泻。此外，凡是由湿热所引起的黄疸和痈肿疮毒等症都可应用。

本品苦寒清热、凉血止血，还可用于血热妄行的吐衄崩漏；又有清热安胎的作用，可治孕妇有热的胎动不安。

注：①：黄芩老根中空而枯的称"枯芩"，也称"片芩"。新根中部坚实的称"子芩"，也称"条芩"。

【应用】　用治湿温、暑温初起，湿热郁阻气机，胸闷腹胀、呕恶尿赤等，若湿重于热，常配伍白豆蔻、滑石、通草等；若热重于湿，又常配伍茵陈、木通、连翘等。用治湿热中阻，痞满呕吐，常与黄连、半夏、干姜等同用；若为湿热泻痢者，常配白芍、黄连、大黄等；还可与茵陈、栀子、柴胡等同用，治湿热黄疸。用治肺热咳嗽，常与桑白皮、知母、地骨皮、贝母等同用。用治上焦实热，属外感热病，邪郁上焦，高热烦渴者，多与薄荷、连翘、栀子、竹叶同用。用治血热吐衄，火毒疮疡，可与大黄、黄连同用。此外，与白术、苎麻根、竹茹等同用，又治怀胎蕴热、胎动不安之证。

【用量用法】 3～10g。枯芩中空而枯，体轻主浮，善清肺火；子芩体重而坚，质重主降，善清大肠火。清上部火宜酒炒；清肝胆热宜猪胆汁炒。

【使用注意】 脾胃虚寒者不宜服。

【现代研究】 本品含黄芩苷元、黄芩苷、汉黄芩素、汉黄芩苷、黄芩新素等。有广谱抗菌作用，还有解热、降压、利尿、镇静、利胆、降低毛细血管通透性，以及抑制肠管蠕动、降血脂、抗氧化、抗肿瘤等作用。黄芩苷、黄芩苷元有抗过敏作用。

【附方】

1. 黄芩滑石汤　黄芩、滑石、通草、白蔻仁、茯苓皮、猪苓、大腹皮，用于湿重于热的湿温、暑湿。

2. 甘露消毒丹　滑石、黄芩、茵陈、石菖蒲、贝母、木通、藿香、射干、连翘、薄荷、白豆蔻，用于热重于湿的湿温、暑湿。

3. 半夏泻心汤　半夏、黄芩、黄连、干姜、人参、甘草、大枣，用于湿热中阻、痞满呕吐。

4. 芍药汤　见白芍条。用于湿热泻痢。

5. 葛根芩连汤　见黄连条。用于热痢兼有表证者。

6. 清肺汤　黄芩、知母、贝母、麦冬、天冬、桑白皮、橘红、甘草，用于肺热咳嗽。

7. 凉膈散　大黄、朴硝、栀子、黄芩、薄荷、连翘、竹叶、甘草，用于邪郁上焦、高热烦渴。

8. 普济消毒饮　黄芩、黄连、陈皮、柴胡、桔梗、板蓝根、连翘、牛蒡子、玄参、马勃、薄荷、僵蚕、升麻、甘草，用于火毒上攻、咽喉肿痛或大头瘟。

9. 泻心汤　见黄连条。用于血热吐衄。

10. 当归散　见白术条。用于怀胎蕴热、胎动不安证。

黄　柏

【歌诀】 黄柏苦寒，降火滋阴，骨蒸湿热，下血堪任。

【译注】 黄柏味苦，性寒。苦寒清热燥湿，泻火解毒，还有清相火、退虚热、保阴液的作用，可治体内湿热蕴阻诸证以及阴虚火旺的骨蒸、劳热、盗汗、遗精等症。本品善于清除下部的湿热，能治疗由湿热所致的血痢、便血及妇女色黄气臭的白带和尿道涩痛的淋证，还可用于足膝肿痛、痈肿湿疮等症。

【应用】 用治湿热诸证，属湿热泻痢者，多与白头翁、黄连、秦皮同用；属湿热黄疸者，多与栀子、茵陈、大黄同用；属湿热带下色黄者，多与芡实、车前子、白果同用；属湿热下注，足膝肿痛者，多与苍术、牛膝、生薏苡仁同用。用治阴虚发热，骨蒸劳热，盗汗遗精，多与知母、生地、牡丹皮、秦艽等同用。用治痈肿疮毒，可服可敷，配黄芩、黄连、栀子煎汤内服，或单用本品为末，配鸡蛋清调敷，均有佳效；与苦参、白鲜皮、蛇床子等同用，又可治湿疮瘙痒。

【用量用法】 3～12g，生用或盐水炒用。清热燥湿、泻火解毒多生用；泻相火、退虚热多盐水炒用。外用生者适量，研末敷患处。

【使用注意】 脾胃虚寒者忌服。

【现代研究】 本品含小檗碱、黄柏碱、黄柏酮、黄柏内酯等。有较强的广谱抗菌抑菌作用，其抗菌谱和抗菌效力与黄连相似，但效力较黄连差；对血小板有保护作用；外用可促使皮下渗血的吸收。另外，还有利胆、利尿、降压、解热镇静、抗溃疡、降血糖及促进小鼠抗体生成等作用。

【附方】

1. 白头翁汤　见黄连条。用于热毒血痢。

2. 易黄汤　黄柏、芡实、山药、车前子、白果，用于湿热带下色黄者。

3. 四妙丸　苍术、黄柏、牛膝、薏苡仁，用于足膝肿痛、下部湿疮。

4. 知柏地黄丸　知母、黄柏、熟地、山药、山茱萸、牡丹皮、茯苓、泽泻，用于阴虚火旺的盗汗遗精。

5. 大补阴丸　熟地、龟甲、知母、黄柏、猪脊髓、蜂蜜，用于阴虚火旺的盗汗遗精。

6. 黄连解毒汤　见黄连条。用于高热烦扰或痈肿疔毒等。

【按】 黄连、黄芩、黄柏都是清热燥湿，泻火解毒的苦寒药。黄连偏于清心火，主除中焦及大肠湿热；黄芩偏于清肺火，主除中、上二焦湿热；黄柏偏于清肾火，主除下焦湿热。歌括中说的"降火滋阴"，是指阴虚火旺时用黄柏降火清热，使阴不受虚火消灼，并不是黄柏有直接的滋阴作用。

栀　子

【歌诀】　栀子性寒，解郁除烦，吐衄胃痛，火降小便。

【译注】　栀子味苦，性寒。其苦寒清降，既清气分之火，又解血分之热，善于清泻火热、清心除烦，能除胸中郁热的心烦不安，并能凉血止血，治疗血热妄行的吐血、衄血等出血证。此外，还可治胃部热痛。本品苦寒、直折火毒，曲曲下行，能使热邪从小便排出。

本品还有清利湿热、凉血解毒的作用，又治火毒上攻的目赤肿痛、湿热蕴蒸的黄疸病，以及小便不利、便血、热毒痈肿等。

【应用】　用治外感热病，邪热内郁胸中，心烦不眠，坐卧不安，莫名所苦者，常与宣郁达表的豆豉同用；若治高热神昏谵语的实火证，又常与黄连、黄柏、黄芩配伍，共泻三焦火邪。用治湿热黄疸，多与茵陈、大黄、黄柏同用；若与瞿麦、萹蓄、海金沙同用，又可治热淋尿血。用治实火热毒所致的吐血、衄血、目赤肿痛、疮痈肿毒等，或与大黄、黄连、黄柏同用；或与白茅根、侧柏叶、大小蓟同用；也可单用研末鸡蛋清调，外敷治火毒疮肿。

【用量用法】　6～10g，煎服。生用走气分而泻火，炒黑（黑栀子）入血分而凉血止血，姜汁炒止呕除烦；表热或便溏用皮，内热用仁。

【使用注意】　本品有缓泻作用，故脾虚便溏者不宜服。

【现代研究】　本品含栀子素、栀子苷、去羟栀子苷、熊果酸等。有利胆、镇痛、镇静、降压、解热、抗菌等作用，还可止血。

【附方】

1. 栀子豉汤　栀子、豆豉，用于邪热客心、心烦郁闷等症。

2. 茵陈蒿汤　茵陈、大黄、栀子，用于湿热黄疸。

3. 八正散　木通、车前子、栀子、大黄、滑石、萹蓄、甘草、瞿麦、灯心草，用于热淋涩痛。

4. 十灰散　大蓟、小蓟、白茅根、侧柏叶、荷叶、黑栀子、茜根、大黄、棕榈炭、牡丹皮，用于血热吐衄。

连翘　附：连翘心

【歌诀】　连翘苦寒，能消痈毒，气聚血凝，温热堪逐。

【译注】　连翘味苦，性微寒，能解毒消痈散结，有"疮家圣药"之称。热毒侵犯肌表，气血停聚而凝滞不通，产生痈肿疮毒等症，用本品可获佳效。其味苦入心，善清心火，且清中有透而能散风热，又可治外感风热、邪犯卫分的发热头痛、口干咽痛，以及温邪入营，心烦不安。

【应用】　用治温病初起或感冒风热，症见发热、微恶风寒、汗出口干者，常与金银花、牛蒡子、芦根，或桑叶、菊花、薄荷等配伍；若为热病邪陷心包，烦热神昏者，又当用连翘心配伍玄参、麦冬、竹叶卷心等。用治痈肿疮毒，多与黄芩、栀子、赤芍、玄参等同用。若治瘰疬结核，又当与玄参、夏枯草、贝母、猫爪草同用。此外，配车前子、竹叶、木通，又可治热结膀胱，尿赤涩痛。

【用量用法】　6～15g，煎服。

【现代研究】　本品含三萜皂苷、连翘酚、甾醇、生物碱、齐墩果酸、维生素P及少量挥发油等。有广谱抗菌、抗感染、解热、强心、利尿、降压、镇吐、保肝等作用，维生素P可降低血管通透性及脆性，防止渗血。

【附方】

1. 银翘散　金银花、连翘、荆芥、薄荷、竹叶、牛蒡子、豆豉、甘草、桔梗、芦根，用于温病初起或感冒风热。

2. 清营汤　见生地条。用于热病邪陷心包。

3. 内消瘰疬丸　夏枯草、连翘、玄参、青盐、海粉、海藻、川贝母、薄荷叶、天花粉、白蔹、熟大黄、生甘草、生地、桔梗、枳壳、当归、硝石，用于瘰疬结核。

【附】　连翘心：专清心热，治温热病高热烦躁、神昏谵语。

石　膏

【歌诀】　石膏大寒，能泻胃火，发渴头疼，解肌立妥。

【译注】　石膏味辛甘，性大寒。辛能散肌表之热，甘能缓急，

大寒可以清热，所以能泻胃火，可治因胃火上升而引起的头痛、牙痛，以及温热病壮热烦渴、神昏谵语、发斑等胃热证和肺热的喘咳证。同发汗解表药配伍，可以解除病在肌表的高热烦躁，能立见功效。

此外，本品火煅研细外用，有清火生肌、收湿、敛疮口的作用，可治刀伤、烫火伤、痈疽等溃疡症。

【应用】 用治热病邪在气分，高热不退，烦渴引饮，脉洪大者，宜重用生石膏，并与知母、粳米、甘草等同用；若为气血两燔、神昏谵语、发斑发疹者，又当与知母、大青叶等清热凉血药同用。用治邪热郁肺，气急喘促咳嗽、口渴欲饮者，常与麻黄、杏仁、甘草同用。用治胃火炽盛、头痛、牙痛口疮，多与黄连、升麻、牡丹皮、生地等同用；若兼阴虚者，又当与知母、麦冬、生地、牛膝等同用。此外，本品煅后研粉，与青黛、黄柏粉等配伍，可治湿疹浸淫或疮疡不敛。

【用量用法】 15～60g，大剂量120～240g。内服多生用，宜轧碎先煎，徐徐温服；外用适量，须煅后研细末掺敷。

【使用注意】 脾胃虚寒食少者，不宜服。

【现代研究】 本品的主要成分为含水硫酸钙。对内毒素发热有明显的解热效果；能增强家兔巨噬细胞对白色葡萄球菌及胶体金的吞噬能力，并促进巨噬细胞的成熟，还有缩短血凝时间、利尿、增加胆汁排泄的作用。煅石膏为无水硫酸钙，外用有消炎作用。

【附方】

1. 白虎汤　生石膏、知母、粳米、甘草，用于气分壮热、烦渴引饮。

2. 化斑汤　生石膏、知母、粳米、甘草、犀角（水牛角代）、玄参，用于热入气血分、发斑发疹。

3. 麻杏石甘汤　见甘草条。用于邪热郁肺、喘促咳嗽。

4. 清胃散　石膏、黄连、升麻、牡丹皮、生地、当归，用于胃火炽盛、牙痛口疮。

5. 竹叶石膏汤　竹叶、石膏、麦冬、人参、粳米、甘草、半夏，用于热病后余热未清兼阴虚者。

6. 九一丹　石膏、升丹，用于疮疡不敛。

滑　石

【歌诀】　滑石沉寒，滑能利窍，解渴除烦，湿热可疗。

【译注】　滑石质重沉降，味甘性寒而滑利，有通小便、解口渴、除烦热的作用。凡湿热引起的小便淋沥不畅，尿道热痛的淋证以及湿温病身热小便不利等，均可应用。

本品又常用于夏天感受暑湿出现的身热烦渴和泄泻等症。研末外敷，有清热吸收水湿的作用，可治皮肤湿疹和足趾溃烂瘙痒。

【应用】　用治湿热蕴结膀胱，小便赤涩热痛，多与木通、山栀、瞿麦等清热利尿药同用；若治暑热烦渴、小便赤涩或水泻者，又常与生甘草同用。同枯矾、黄柏、青黛等燥湿解毒敛疮药同用，又可治湿疮、湿疹。

【用量用法】　10～20g，布包入煎。外用适量。

【使用注意】　脾虚、热病伤津及孕妇均不宜用。

【现代研究】　本品主要含硅酸镁、氧化铝、氧化镍等，具有吸附和收敛的作用。内服可保护胃肠黏膜，外敷能保护创面，吸收渗出物，促进结痂。

【附方】

1. 八正散　木通、车前子、萹蓄、大黄、滑石、甘草、栀子、瞿麦，用于湿热淋证。

2. 六一散　滑石、甘草，用于暑热烦渴、小便短赤。

【不良反应】　滑石在直肠、阴道或创面等处可引起肉芽肿，故不宜久服、久用。

贝母　附：川贝母、象贝母

【歌诀】　贝母微寒，止嗽化痰，肺痈肺痿，开郁除烦。

【译注】　贝母味甘苦，性微寒。甘寒质润，既能清热化痰，又可润肺止咳，用治咳嗽胸痛、咳吐脓血的肺痈证和肺热津伤、咳吐浊沫的肺痿证；也可治咳嗽痰黄、口干咽痒的痰热咳嗽和阴虚内热咳痰带血的虚劳咳嗽。并且还有开郁散结、解除烦热的作用，所以又能治因痰热郁结而产生的痈肿、瘰疬等外症。

【应用】 用治肺气喘咳，属肺痈咳吐脓血、咳嗽胸痛者，常与芦根、桃仁、冬瓜仁、薏苡仁、鱼腥草同用；属肺痿津伤而咳吐浊沫者，常与麦冬、人参、半夏、沙参等同用；属外感风邪或痰热郁肺的咳嗽痰黄稠者，多与知母、黄芩、瓜蒌、杏仁等同用；属肺热燥咳者，多与沙参、麦冬、款冬、紫菀同用；属阴虚劳嗽者，又多与麦冬、知母、百部等同用。用治痰热互结或气郁化火而致的心胸郁闷，常与瓜蒌、郁金、香附等同用。此外，用治瘰疬痰核，常与玄参、生牡蛎、连翘等同用；而治疮痈初起，又常与金银花、连翘、蒲公英、天花粉等清热解毒消肿散结药同用。

【用量用法】 3~10g，研末冲服1~2g。

【使用注意】 属寒湿痰嗽者不宜用。反乌头，不宜同用。

【现代研究】 川贝母含川贝母碱、青贝碱、炉贝碱、松贝碱等多种生物碱，有镇咳、祛痰、解痉、降压、抗溃疡作用，还能兴奋离体子宫。浙贝母含浙贝碱、去氢浙贝母碱、贝母醇等，有明显镇咳作用，还有中枢抑制作用。

【附方】

1. 桔梗白散　贝母、巴豆、桔梗，用于肺痈吐脓。

2. 月华丸　麦冬、生地、山药、贝母、百部、沙参、阿胶、茯苓、獭肝、白菊花、桑叶，用于肺痿津伤、咳吐浊沫。

3. 桑杏汤　桑叶、杏仁、浙贝母、栀子、沙参、梨皮，用于肺热燥咳。

4. 养阴清肺汤　玄参、生地、麦冬、白芍、牡丹皮、薄荷、甘草，用于阴虚劳嗽。

5. 消瘰丸　玄参、贝母、牡蛎，用于瘰疬痰核。

6. 仙方活命饮　见甘草条。用于痈疽疮疡肿痛者。

【附】 贝母产浙江象山的名"象贝母"，又名"大贝母"、"浙贝母"；产四川省的名"川贝母"。象贝母清火化痰、开郁散结的力量较大，适用于风热犯肺或痰热郁肺的咳嗽痰黄，以及痈肿、瘰疬等症；川贝母润肺止咳的作用较好，适用于虚劳咳嗽。

大黄（川军、锦纹）

【歌诀】 大黄苦寒，实热积聚，蠲①痰逐水，疏通便闭。

【译注】 大黄味苦，性寒。苦寒沉降，为寒性的泻下药，善荡涤肠胃、峻下实热，为治积滞内停、大便秘结的要药，可以清除肠胃中实热积聚的热结便秘和痰水停留的水肿喘满等症，有攻积导滞除痰逐水的功效。

此外，本品尚能清热利湿、凉血解毒、祛瘀通经，可治湿热黄疸、血热吐衄、痈肿疔毒以及瘀血凝滞的月经不调、腹中结块和跌打损伤。

注：①蠲：音捐（juān），除去的意思。

【应用】 用治肠胃实热积滞诸证，属实热过盛，便秘腹痛，甚至壮热不退，神昏谵语者，常与芒硝、厚朴、枳实同用；属积滞停留于肠胃，脘腹胀痛，大便不畅或泄泻者，常与木香、槟榔、黄连等同用；属湿热蕴结肠胃，下痢腹痛，里急后重者，又常与黄连、黄芩、芍药、甘草、槟榔等同用。用治实热火毒，症见迫血妄行、吐衄便血或头痛目赤、咽喉或牙龈肿痛及痈肿疔毒者，常与黄连、黄芩、山栀、天花粉等同用。用治肠痈腹痛，痞满拒按，多与牡丹皮、蒲公英、金银花、赤芍、木香等同用。用治妇女瘀血经闭、产后瘀阻、癥瘕积聚，多与桃仁、䗪虫等同用；而治跌打损伤、瘀血作痛，又常与柴胡、当归、穿山甲、天花粉、桃仁等同用。用治湿热黄疸，常与茵陈、栀子、黄柏同用，以加强利胆退黄之功。此外，单用或与地榆、虎杖同用，善治水火烫伤；取少量与健脾胃药同用，又可健胃实肠；与利水药同用，又可治水肿胸腹胀满；与温里散寒的干姜、附子，以及峻下寒积的巴豆同用，又可治寒积便秘。目前，临床广泛用于治疗肠梗阻、胆石症等急腹症。

【用量用法】 3～15g。生用泻下力猛，制用泻下力缓，酒炒既善清上部火热，又长于活血化瘀，炒炭化瘀止血。入煎剂泻下宜生用、后下，不宜久煎；作清热剂时，宜先下久煎。

【使用注意】 本品峻烈攻下破瘀，易伤正气，如非实证，不宜妄用。孕妇、妇女月经期及哺乳期，均当慎用或忌用。

【现代研究】 本品主含蒽醌衍生物，d-儿茶素，没食子酸。泻下作用有效成分是蒽苷，主要是番泻苷，作用部位主要在大肠，能增加肠蠕动抑制肠内水分吸收，促进排便。并有利胆保肝，止血，降血脂，抗菌，抗病毒，消炎，改善肾功能及提高免疫功能等作用。

【附方】

1. 大承气汤　大黄、芒硝、厚朴、枳实，用于热结便秘、神昏谵语。

2. 木香槟榔丸　木香、槟榔、黄连、大黄、牵牛子，用于肠胃积滞、大便不畅或泄泻。

3. 芍药汤　见白芍条。用于湿热泻痢。

4. 泻心汤　见黄连条。用于血热妄行。

5. 大黄牡丹汤　大黄、牡丹皮、桃仁、芒硝、冬瓜仁，用于肠痈腹痛。

6. 桃仁承气汤　桃仁、大黄、芒硝、桂枝、甘草，用于瘀血经闭或癥瘕积聚。

7. 复元活血汤　见当归条。用于跌打损伤、瘀血作痛。

8. 茵陈蒿汤　见栀子条。用于湿热黄疸。

9. 三物备急丸　干姜、巴豆、大黄，用于冷积便秘。

柴　胡

【歌诀】 柴胡味苦，能泻肝火，寒热往来，疟疾均可。

【译注】 柴胡味苦，性微寒，疏肝解郁，使郁开火泻，而有泻肝火和解肌热的作用。可治因肝胆郁热引起的头晕、口苦、呕吐、两胁作痛等症。并为治邪在半表半里（少阳胆经）出现寒热往来的主要药物。由于它有和解表里的功能，因此又可治疗疟疾。

此外，本品又能升提中气和疏肝解郁，所以又常用于气虚下陷的脱肛和妇女子宫脱垂症，以及肝气郁结的头目眩晕、胁痛和月经不调。

【应用】 用治肝胆郁热所致的头晕、口苦、胁痛，常与龙胆、黄芩、栀子、生地等同用。用治邪在半表半里的往来寒热、口苦咽干者，常与黄芩、半夏、党参等同用，以和解表里而退热。以柴胡为原料制成的柴胡注射液，对外感发热有良好的解热作用。若用于疟疾寒热，又常与黄芩、常山、青蒿、草果、知母等药同用。用治肝郁气滞，胁肋胀痛，月经不调等症，常与当归、芍药、薄荷、茯苓、白术等同用。用治气虚下陷，久泻脱肛，子宫脱垂等症，常与补气的党参、黄芪，以及升阳的升麻同用，共奏补气升阳举陷之功。

【用量用法】 3～10g。醋炒用可加强疏肝解郁作用，鳖血炒用可退虚热。

【使用注意】 本品性升发，凡患者虚而气逆不降，或阴虚火旺、虚阳上升者，均应慎用。

【现代研究】 本品含柴胡皂苷、α-菠菜甾醇、春福寿草醇，另含挥发油等。有镇静、安定、镇痛、解热、镇咳、抗感染、降低胆固醇、抗肝损伤、利胆、降转氨酶、增加蛋白质生物合成、抗肿瘤、抗辐射及增强免疫功能等作用；可抑制结核杆菌，抗感冒病毒。

【附方】

1. 龙胆泻肝汤　龙胆、栀子、黄芩、柴胡、生地、车前子、泽泻、木通、当归、甘草，用于肝胆实热、口苦胁痛。

2. 小柴胡汤　柴胡、黄芩、半夏、人参、甘草、生姜、大枣，用于邪在少阳、往来寒热。

3. 逍遥散　见白芍条。用于肝郁气滞、月经不调。

4. 补中益气汤　见黄芪条。用于气虚下陷、久泻脱肛。

前　胡

【歌诀】 前胡微寒，宁嗽化痰，寒热头痛，痞闷能安。

【译注】 前胡辛苦，性微寒。辛能散邪，苦而泄降，微寒清热，既可宣散风热，又能清肺化痰、降逆止咳。可以解除外感风邪引起的咳嗽痰多、恶寒发热、头痛和痰热阻肺的胸膈痞满胀闷等症。

【应用】 用治外感风热咳嗽，痰多，常与白前、桑叶、杏仁、牛蒡子、桔梗等药同用。用治肺热咳嗽，痰黄黏稠难咳，常与瓜蒌、贝母、桑白皮、知母、麦冬等同用；而肺有郁热、气急喘促之证，又当与麻黄、杏仁、石膏、甘草等同用，以宣散肺热而平喘咳。

【用量用法】 3～10g，煎服。

【使用注意】 阴虚火炽及寒饮咳嗽者均不宜用。

【现代研究】 本品含挥发油、前胡苷、前胡素及前胡内酯等。能明显增强呼吸道分泌，而有较好的祛痰作用；并能消炎、镇静、解痉、抗溃疡；对流感病毒有抑制作用。

【附方】

1. 二前汤　白前、前胡、桑叶、杏仁、牛蒡子、桔梗、薄荷、甘草，用于外感风热、咳嗽痰多。

2. 前胡散　前胡、贝母、桑白皮、杏仁、炙甘草、生姜、麦冬，用于肺热咳嗽、痰黄黏稠。

升　麻

【歌诀】　升麻性寒，清胃解毒，升提下陷，牙痛可逐。

【译注】　升麻味甘辛，性微寒。辛能升散，甘寒泄热，有清胃火、解热毒的作用，善清解阳明经热毒；并能引清阳之气上升，为升阳举陷的要药。所以可治气虚下陷的脱肛、子宫脱垂等症，还适用于因胃火热毒引起的咽喉肿痛、口疮和牙痛。

此外，本品性偏升散，能发表透疹，又用于外感表证，麻疹不透，热病发斑等。

【应用】　用治麻疹透发不畅，常与葛根、芍药、甘草同用。用治气虚下陷所致的脱肛、子宫脱垂等，常与补气的黄芪、党参及升阳的柴胡同用，共奏补气升阳举陷之功。用治火毒疮肿，属齿龈肿烂、口舌生疮者，多与黄连、生石膏、生地同用；属咽喉肿痛者，多与桔梗、牛蒡子、玄参同用；属热病发斑或疮疡肿毒者，又多与金银花、连翘、大青叶、赤芍等清热凉血、解毒消肿药同用。

【用量用法】　3~10g。发表透疹、清热解毒宜生用，升举中气宜炙用。

【使用注意】　本品升散力强，凡阴虚火旺、麻疹已透、肝阳上亢以及气逆不降等证，均当忌用。

【现代研究】　本品含升麻碱、水杨酸、咖啡酸等。有抑菌、解热降温、抗感染、镇痛、抗惊厥、减慢心率和降低血压等作用，并能对抗肠管痉挛。

【附方】

1. 升麻葛根汤　升麻、葛根、赤芍、甘草，用于麻疹初期、透发不畅。

2. 补中益气汤　见黄芪条。用于气虚下陷所致的脱肛、子宫下垂等症。

3. 清胃散　见石膏条。用于胃火炽盛、口疮龈肿。

4. 普济消毒饮　见黄芩条。用于火毒上攻、咽喉肿痛。

5. 升麻鳖甲汤　升麻、炙鳖甲、当归、川椒、雄黄、甘草，用于阳毒发斑。

桔 梗

【歌诀】 桔梗味苦，疗咽肿痛，载药上升，开胸利壅。

【译注】 桔梗味苦辛，性平。辛开苦泄，性平不燥，功善开宣肺气、宽胸利咽、祛痰止咳，是治疗咽喉肿痛的要药；并有载药上行的作用，可作为胸膈、咽喉等上部病的引导药。还能祛肺中痰浊、通肺中壅塞，有开胸利壅的作用。

此外，本品常用于外邪犯肺、痰浊阻滞、肺气不宣的咳嗽，胸闷咳不畅快，痰多不易吐出等。由于能祛痰排脓，还用于咳嗽胸痛、咳吐脓血的"肺痈"。本品尚有升提肺气的作用，还可用治大气下陷，气短不足以吸者。

【应用】 用治咽喉肿痛，常与甘草、牛蒡子、薄荷等解毒利咽消肿药同用。用治风寒咳嗽痰多，常与杏仁、半夏、生姜等同用；若为风热咳嗽，痰稠难咳，可与桑叶、菊花、瓜蒌、黄芩同用，以疏散风热、清肺祛痰；若为肺痈咳吐脓血，又当与鱼腥草、芦根、冬瓜仁、桃仁等清热解毒、祛痰排脓药同用。用治肺气不宣，气滞痰阻所致的胸闷不畅，又常与枳壳、瓜蒌皮、香附等药同用。此外，与利水药同用，可共奏宣肺利水之功，治水肿或癃闭。配黄芪、升麻、柴胡等同用，治大气下陷，气短不足以吸者。

【用量用法】 3~10g，煎服。

【使用注意】 凡气机上逆、呕吐、呛咳、眩晕，阴虚久咳及咳血者不宜用。

【现代研究】 本品主含桔梗皂苷，有显著的祛痰、镇咳、抗感染等作用；能抑制胃酸分泌及抗胃溃疡，并有降血压、增加冠状动脉血流量及很强的溶血作用。桔梗粗皂苷有镇静、镇痛、解热作用，又能降血糖，降胆固醇，松弛平滑肌。此外，还有抑制免疫、抗乙酰胆碱及抗组胺作用。

【附方】

1. 杏苏散 杏仁、半夏、苏叶、陈皮、前胡、甘草、桔梗、茯苓、生姜、枳实、大枣，用于风寒咳嗽、痰多稀白。

2. 桑菊饮 桑叶、菊花、杏仁、连翘、薄荷、芦根、甘草、桔梗，用于风热咳嗽、痰稠难咳。

3. 桔梗汤　见甘草条。用于咽痛音哑者。

4. 桔梗白散　见贝母条。用于肺痈吐脓。

5. 升陷汤　生黄芪、知母、柴胡、桔梗、升麻，用于大气下陷、胸中气短。

【不良反应】　服用量过大，可刺激胃黏膜而恶心、呕吐，故溃疡患者慎用，本品有较强的溶血作用，不能注射。

紫苏　附：苏叶、苏梗

【歌诀】　紫苏叶辛，风寒发表，梗下诸气，消除胀满。

【译注】　紫苏味辛，性温。叶有发表散风寒的作用，可治风寒感冒，恶寒无汗、鼻塞咳嗽等症。梗有降气作用，可以消除气滞引起的胸腹胀满、胎动不安。

【应用】　用治风寒感冒，恶寒发热、无汗、鼻塞咳嗽等症，常与杏仁、前胡、半夏、桔梗等药同用；若为风寒表证兼气滞者，又常与香附、陈皮等同用，以发散表邪、内行气滞。用治脾胃气滞，胸闷不舒，恶心呕吐等症，多与藿香、陈皮、半夏、大腹皮等药同用。用治妊娠期气滞胸闷、腹胀嗳气、胎动不安等症，常与砂仁、白术、黄芩、半夏等同用。此外，本品兼解鱼蟹毒，单用大量或配以生姜适量，水煎服，可治食鱼蟹后引起的中毒腹泻、腹痛等症。

【用量用法】　5~10g，煎服，不宜久煎。表散风寒宜用苏叶，行气安胎当用苏梗。

【使用注意】　本品辛散耗气，气虚或表虚者不宜用。

【现代研究】　本品含多种挥发油，有解热、促消化、增强胃肠功能的作用，能减少支气管分泌，缓解支气管痉挛，对多种致病菌有抑制作用。

【附方】

1. 杏苏散　见桔梗条。用于风寒咳嗽、痰多稀白。

2. 香苏散　香附、紫苏、陈皮、甘草，用于风寒表证兼气滞者。

3. 藿香正气散　藿香、紫苏、大腹皮、桔梗、茯苓、厚朴、白术、甘草、半夏曲、白芷、生姜、大枣，用于外感风寒、内伤湿滞、胸闷呕吐。

4. 半夏厚朴汤　半夏、厚朴、茯苓、紫苏叶、生姜，用于梅核气。

【附】　紫苏包括苏叶和苏梗，是风寒感冒兼气滞胀闷的常用药。其中苏叶长于发表散寒，苏梗善于行气消胀。

麻黄 附：麻黄根

【歌诀】 麻黄味辛，解表出汗，身热头痛，风寒发散。

【译注】 麻黄味辛微苦，性温，辛能发散，温可祛寒，善开腠理，透毛窍，有较强的发汗散寒、解除表邪作用，善治恶寒发热、头痛无汗的风寒表实重证。

本品辛开苦降，能开宣肺气、通调水道，还有宣肺平喘和利尿退肿的功效，可疗喘咳实证及水肿和水肿兼有表证的风水水肿证。其辛散温通，又能祛风散寒、行滞通痹，可用治寒邪凝滞所致的痹证、阴疽等。

【应用】 用治风寒感冒恶寒、发热、无汗、头身痛、脉浮紧的表实证，多与桂枝、杏仁、甘草等同用。用治肺气壅遏的咳喘证，属风寒袭肺者，可与杏仁、甘草同用；属风寒表证兼有内饮，或但见痰饮清稀阻肺者，可与细辛、干姜、半夏、五味子等同用；属肺有郁热者，又常以本品小量，配伍大量生石膏及杏仁、甘草。用治水肿而兼有表证之风水证者，可借其发汗及利水之力，以解表除水肿，属热证者可配伍生石膏，属寒证者可配附子。此外，本品配伍桂枝、白术、甘草等药，还可治疗风寒痹证、肢节疼痛；用治阴疽、痰核，又常与熟地、肉桂、鹿角胶等同用，以达温阳益精、散寒破结之功。

【用量用法】 2～10g，煎服。生用发汗力强，蜜炙用可减弱发汗力，故发汗解表宜生用，平喘止咳多炙用。

【使用注意】 体虚多汗之证及肺肾虚喘者均当慎用。

【现代研究】 本品主含麻黄碱、伪麻黄碱及麻黄次碱等生物碱和挥发油。有发汗、平喘、利尿及抑菌、抗病毒的作用；还能收缩血管、升高血压并兴奋中枢神经系统。

【附方】

1. 麻黄汤 麻黄、桂枝、杏仁、甘草，用于风寒表实证。

2. 三拗汤 见甘草条。用于风寒袭肺的咳喘证。

3. 小青龙汤 麻黄、桂枝、芍药、细辛、干姜、半夏、甘草，用于风寒束表、内有宿饮。

4. 麻杏石甘汤　见甘草条。用于外感风寒、肺有郁热。

5. 越婢汤　麻黄、石膏、生姜、大枣、炙甘草，用于风水水肿证。

6. 麻黄加术汤　麻黄、桂枝、杏仁、甘草、白术，用于风寒痹证、肢节疼痛。

7. 阳和汤　麻黄、熟地、肉桂、白芥子、鹿角胶、姜炭、甘草，用于阴疽。

【附】麻黄根：味甘，性平，有良好的止汗作用，善治自汗、盗汗，前者多与黄芪、白术、煅龙骨同用，后者多与白芍、知母、山茱萸同用。研末外扑，止汗之功亦好。用量3～9g。

葛根　附：葛花

【歌诀】葛根味甘，祛风发散，温疟往来，止渴解酒。

【译注】葛根味辛甘，性平。辛能发散，甘而质润生津，有发散风邪和解热生津的作用。用治发热口渴、项背强、无汗怕风的外感表证和先热后寒、往来不止的"温疟"。本品解热生津止渴，还善于解酒。

此外，本品还有清透邪热、发散疹毒、升发清阳的作用，所以又治脾胃虚弱的泄泻和兼有表证的热泻热痢，以及麻疹初期不易透发等症。

【应用】用治外感表证，头项强痛，证属风寒客表，恶寒发热，无汗，脉紧者，当与麻黄、桂枝、羌活等同用；属风热客表，发热微恶风，微汗，脉浮紧者，又当与柴胡、黄芩、石膏、荆芥等同用。用治麻疹初起，透发不畅，常与升麻、荆芥、牛蒡子等药同用，以加强发表透疹之力。用治热病口渴，常与芦根、天花粉、生石膏等清热生津药同用；若治内热消渴，又常与生地、天花粉、麦冬等养阴生津药同用。用治脾虚泄泻，多以煨葛根与党参、白术、木香等同用，以健脾止泻；若为湿热泻痢兼有表证发热者，又常与生葛根、黄芩、黄连同用，以清热燥湿止痢。近年来，葛根制剂用治冠心病、高血压等，取得了较好疗效。

【用量用法】10～15g，退热生津宜生用，止泻宜煨用。

【现代研究】 本品主要含黄酮类物质如大豆素、大豆苷等。葛根能扩张冠状动脉血管和脑血管，增加冠状动脉和脑的血流量，有明显的降压、降低心肌耗氧量、抑制血小板聚集、解痉及明显的解热作用和轻微的降血糖作用。

【附方】

1. 葛根汤　葛根、麻黄、桂枝、芍药、生姜、甘草、大枣，用于风寒客表、头项强痛。

2. 柴葛解肌汤　柴胡、葛根、黄芩、石膏、芍药、羌活、白芷、桔梗、生姜、大枣、甘草，用于风热客表、头痛鼻干。

3. 升麻葛根汤　见升麻条。用于麻疹初起、透发不畅。

4. 玉泉丸　麦冬、天花粉、葛根、人参、茯苓、乌梅、甘草、生黄芪、蜜黄芪，用于消渴证及热病伤津口渴。

5. 葛根芩连汤　见黄连条。用于湿热泻痢兼有表证者。

6. 七味白术散　人参、白茯苓、白术、木香、葛根、藿香、甘草，用于脾胃虚弱、纳减腹泻者。

【附】 葛花：功专解酒醒脾，多与青皮、砂仁、炒神曲、泽泻等药同用；若为酒毒蕴热者，又常与黄连、滑石等清利湿热药同用。用量5~10g。

【按】 柴胡、升麻、葛根三者皆能发表、升阳，均可用治风热感冒、发热头痛，以及清阳不升等证。其中柴胡、升麻二者均能升阳举陷，用治气虚下陷，脏器脱垂；升麻、葛根均可透发麻疹，常用治麻疹初起，透发不畅。但柴胡善散半表半里之邪，为治少阳证的要药；又善疏肝解郁，治肝郁气滞诸证。升麻主升脾胃清阳之气，为升阳举陷之要药；又善清热解毒，常用于多种热毒病证。葛根善升发脾胃清阳之气而达到生津止渴、止泻之功，常用于热病烦渴、阴虚消渴，热泄热痢、脾虚泄泻。同时，葛根解肌退热，用于外感表证，发热恶寒，项背强痛，无论风寒、风热均可配伍使用。

薄　荷

【歌诀】 薄荷味辛，最清头目，祛风散热，骨蒸宜服。

【译注】 薄荷味辛，性凉，最能清头目、利咽喉、散风热。治头痛、目赤、牙痛、咽喉肿痛等风热上攻头目诸症。因为有清散风热的作用，所以又常用于风热感冒或温病初起发热无汗的表证和麻

疹初期不易透发；还治皮肤受风热引起的风疹等。炒炭用可兼治骨蒸劳热。

本品炒炭虽然可以治骨蒸劳热，但必须与养阴清热除蒸药同用。

【应用】 用治风热表证或温病初起发热而无汗者，常与桑叶、菊花、杏仁，或金银花、连翘、芦根等同用。用治风热上攻所致的头痛、目赤或咽喉肿痛，常与桔梗、牛蒡子、菊花、荆芥等发表透疹药同用，以促进麻疹透发；若治风疹皮肤瘙痒，又常与蝉蜕、白鲜皮、地肤子、牡丹皮等同用。此外，炒炭治骨蒸劳热，多与银柴胡、地骨皮、鳖甲、知母、牡丹皮等同用；治肝郁胸胁不舒，常以本品少量配伍柴胡、芍药、当归、茯苓等；治暑邪内郁，腹痛吐泻，可与藿香、香附、连翘等同用。

【用量用法】 3～6g。入煎剂宜后下。本品辛散发汗耗气，故体虚多汗者不宜使用。其叶长于发汗，梗偏于理气；炒用减少辛散之力，适用于有汗者。

【现代研究】 本品含挥发油、树脂、香豆精、黄酮等。有发汗解热作用，能促进呼吸道腺体分泌而祛痰，能产生冷感，并有止咳、消炎、止痛、止痒、抑菌等作用。

【附方】

1. 桑菊饮　桑叶、菊花、杏仁、连翘、薄荷、芦根、桔梗、甘草，用于风热表证或温病初起。

2. 银翘散　见连翘条。用于温病邪在卫分、发热口渴。

3. 川芎茶调散　川芎、荆芥、防风、细辛、白芷、薄荷、羌活、甘草，用于头风头痛。

4. 六味汤　桔梗、僵蚕、荆芥穗、薄荷、防风、生甘草，用于风热壅盛、咽喉肿痛。

5. 竹叶柳蒡汤　竹叶、柽柳、荆芥穗、玄参、蝉蜕、牛蒡子、薄荷、葛根、麦冬、知母、甘草，用于麻疹初期、透发不畅。

6. 逍遥散　见白芍条。用于肝郁气滞、胸胁胀痛。

防　风

【歌诀】 防风甘温，能除头晕，骨节痹疼，诸风口噤。

【译注】 防风味甘辛，性微温。辛而发散，微温不燥，气味俱升，功善疗风，有"治风通药"之称，既散肌表风邪，又除经络留湿，有发汗散风寒除湿的作用。能治风寒感冒的头痛头晕、身痛等表证和风湿性关节疼痛的痹证，以及因风邪引起的牙关紧闭、口不能张、头项强直、四肢抽搐等症。

【应用】 用治感冒风寒，恶寒发热、无汗而头身痛者，常与紫苏、荆芥、白芷等同用；若感冒风寒湿邪，恶寒发热、无汗而肢体酸重者，常与独活、羌活、荆芥等同用；若为感冒风热，发热微恶风者，又当与荆芥、薄荷、连翘、桔梗等同用。用治头风头痛，常配伍川芎、细辛、白芷、羌活、独活等药。若治风寒湿痹，当配威灵仙、独活、秦艽等祛风湿、通经络药。用于破伤风证，常与天南星、白附子、全蝎、蜈蚣等祛风解痉药同用。此外，与陈皮、白术、白芍配伍，可治肝旺脾虚的腹痛泄泻；单用炒炭，或与贯众炭、乌贼骨同用，可治妇女崩漏及肠风下血。

【用量用法】 5～10g。生用发表散风，除湿止痉；炒炭兼可止泻止血。

【使用注意】 阴虚火旺、热病动风、血虚发痉及无风寒湿邪者不宜服。

【现代研究】 本品含挥发油、甘露醇、苦味苷、酚类、多糖类及有机酸等。有解热、抗感染、镇静、镇痛、抗惊厥、抗过敏作用，对铜绿假单胞菌和金黄色葡萄球菌有一定抗菌作用，对痢疾杆菌、溶血性链球菌等有不同程度的抑制作用。

【附方】

1. 荆防败毒散 羌活、柴胡、前胡、枳壳、茯苓、荆芥、防风、桔梗、川芎、甘草，用于外感风寒湿邪及时疫疟疾、痢疾、疮疡具有风寒湿表证者。

2. 蠲痹汤（《杨氏家藏方》） 羌活、防风、姜黄、当归、黄芪、赤芍、炙甘草，用于风湿痹痛。

3. 消风散 荆芥、防风、牛蒡子、蝉蜕、苍术、苦参、石膏、知母、胡麻仁、生地、木通、甘草，用于风疹湿疹。

4. 玉真散 天南星、防风、白芷、天麻、羌活、白附子，用于破伤风证。

5. 痛泻要方 见白芍条。用于木郁克土、腹痛泄泻。

荆　芥

【歌诀】　荆芥味辛，能清头目，表汗祛风，治疮消瘀。

【译注】　荆芥味辛，性微温。辛散气香，长于发表散风，且微温不烈，药性和缓，表寒表热皆可用之；又轻扬透散，能发汗解表、散风邪、清头目、透疹毒，清疮肿，治风寒引起的头痛、目赤、咽喉肿痛等症，以及皮肤疮疹或麻疹不易透发等症。

本品虽有消瘀血的作用，但临床很少使用。荆芥炭有止血功效，可治各种出血。

【应用】　用治外感风寒，恶寒发热，无汗头痛者，常与防风、紫苏、羌活等同用。若治外感风热，发热微恶风寒者，又常与金银花、连翘、薄荷同用。治疗麻疹透发不畅，常配伍蝉蜕、牛蒡子等。用治风疹瘙痒，又常与蝉蜕、白鲜皮、地肤子、苏木等配合使用。用于疮疡初起，恶寒发热，兼有表证者，常与防风、金银花、连翘、川芎、牡丹皮等同用。对于吐衄、便血、崩漏等出血证，常用本品炒炭，并与仙鹤草、三七、大小蓟等止血药合用。

【用量用法】　5～10g，不宜久煎。荆芥穗发汗力大于荆芥。无汗生用，有汗炒用，止血炒炭用。

【使用注意】　本品主要作用为发表祛风，故无风邪或表虚有汗者，皆不宜服。

【现代研究】　本品含挥发油。可增强皮肤血液循环，增加汗腺分泌，有微弱解热作用及一定的镇痛作用；有较强的抑菌作用；炒炭有止血作用。

【附方】

1. 荆防败毒散　见防风条。用于外感风寒、头痛无汗。
2. 银翘散　见连翘条。用于风热感冒、头痛目赤。
3. 消风散　见防风条。用于风疹湿疹。
4. 槐花散　槐花、荆芥穗、枳壳、侧柏叶，用于肠风下血。

细　辛

【歌诀】　细辛辛温，少阴[①]头痛，利窍通关，风湿皆用。

【译注】 细辛味辛，性温，有小毒。辛温发散，芳香透达，入肺经散在表之风寒，入肾经除在里之痼冷，为治阳虚外感的要药。能散少阴经的风寒，并可止痛，所以常用于治疗少阴经头痛。本品还有开窍通关的作用，可治鼻塞流涕、鼻渊头痛，外用研末吹鼻，可以催嚏通关，能治因关窍闭塞的神志昏迷不醒。此外，也常用于风寒湿引起的关节疼痛。

本品又能温肺化饮、下气祛痰，所以又治肺有寒痰的咳嗽气喘、痰多清稀。

注：①少阴：即少阴经，是十四经之一。这里指少阴经受风寒引起的头痛。

【应用】 用治风寒感冒，恶寒发热，头疼身痛、鼻塞者，常与防风、羌活等同用。若为阳虚外感，寒犯少阴，发热脉沉，又常与麻黄、附子合用，共奏助阳散寒发表之功。用于头风头痛，常与川芎、白芷、羌活、蔓荆子同用。治风寒湿痹疼痛，常配伍羌活、独活、川乌、草乌等药。用治牙痛，若受热或食辛辣即痛，证属热者，多与石膏、黄连、知母、生地等同用；若吸受冷气即痛，证属寒者，多与白芷、川芎、露蜂房配伍使用。用治外有风寒表证，内有痰饮或但见痰饮清稀阻肺的喘咳，常与麻黄、干姜、半夏、五味子等共奏温肺化饮、解表散寒、止咳平喘之功。用于鼻流腥浊脓涕的鼻渊证，常与苍耳子、辛夷、白芷等同用；若浊涕色黄，口干、舌尖红而苔黄者，又可在上述配伍基础上加入金银花、连翘、黄芩等清热解毒燥湿药。此外，与皂荚同用，研细吹鼻，又可治神志昏迷不醒，症见牙关紧闭、两手握固、脉象有力者。

【用量用法】 1～3g。散剂每次服0.5～1g。外用适量。蜜炙可减少温散之性。

【使用注意】 本品有毒，药性比较猛烈，且古有"单用不可过半钱匕（约0.3～0.4g），多即气闷塞不通者死"的记载，故用量宜慎；反藜芦，忌同用；本品能耗散正气，故气虚多汗、阴虚火旺、血虚内热及干咳无痰者，均应忌用。

【现代研究】 本品含挥发油，主要成分为甲基丁香油酚，还有黄樟醚等。有解热、抗感染、抑菌、镇静、抗惊厥、强心、扩张血管、松弛平滑肌、增强脂代谢、升高血糖及局麻等广泛作用；黄樟醚毒性较强，系致癌物质。

【附方】

1. 麻黄附子细辛汤　麻黄、附子、细辛，用于阳虚外感。

2. 通关散　细辛、皂荚，用于中风痰厥、神志昏迷。

【不良反应】　细辛直接吞服散剂用量过大或煎煮时间过短，可致中毒：中枢神经系统先兴奋后抑制、心律失常、呼吸减慢，反射消失，最后因呼吸麻痹而死亡。中毒早期当催吐、洗胃并对症处理，积极抢救。

【按】　细辛地上部分含马兜铃酸有肾毒，目前只用根茎及根，以确保安全。另含黄樟醚，过量可抑制呼吸中枢，引起呼吸麻痹，甚至死亡。当高度注意。

羌　活

【歌诀】　羌活微温，祛风除湿，身痛头疼，舒筋活络。

【译注】　羌活味辛苦，性温，有发汗解表、祛风散寒、除湿止痛的作用，善散太阳经邪气。治风寒感冒，头项强痛、肢节酸楚和因风寒湿引起的关节筋骨疼痛。本品治上半身的风寒湿邪，功效较为显著，有舒筋活络的功能。

【应用】　用治风寒感冒，头疼身痛，恶寒发热者，常与紫苏、荆芥、白芷等药同用。若治风寒感冒夹湿，症见恶寒发热、头疼身酸重者，又当配伍防风、独活、苍术等祛风散寒除湿药。治疗风寒湿痹，关节疼痛，常与独活、秦艽、桂枝、海风藤等药同用，以祛风湿、通经络、止痹痛。此外，本品与川芎、白芷、蔓荆子同用，治头风头痛；兼热者加石膏、葛根、黄芩等；兼湿者加独活、苍术、藁本等。

【用量】　3～10g。

【使用注意】　本品升散温燥，凡非风寒湿邪而属气血不足者忌用。

【现代研究】　本品含挥发油、生物碱等，有抑菌镇痛、解热、抗感染、抗心律失常、增加心肌营养性血流量等作用。

【附方】

1. 羌活胜湿汤　羌活、独活、川芎、蔓荆子、藁本、防风、甘草，用于风寒感冒夹湿、头痛身酸重。

2. 蠲痹汤　见防风条。用于风湿痹痛。

独 活

【歌诀】 独活辛苦，颈项难舒，两足湿痹，诸风能除。

【译注】 独活味辛苦，性微温，有发表散风除湿止痛的作用，善祛少阴经邪气。治因风湿引起的颈项不灵活和腿足酸重麻木、疼痛、不能行走的"湿痹"病。其他各种风湿性疾病，无论新病、久病应用本品均有疗效。

本品发表作用与羌活相同，但没有羌活猛烈，常与羌活同用治风寒感冒的恶寒、头痛等症。适用于治下半身的风寒湿邪，如腰膝酸重疼痛或麻木不能行走等。

【应用】 用治风寒湿痹，腰膝酸重疼痛麻木者，常与桑寄生、防风、细辛、杜仲、牛膝等同用。若为颈项酸痛不灵活者，又当与羌活、桂枝、川芎、葛根、片姜黄等配伍使用。治疗风寒感冒夹湿，恶寒发热、肢体酸重者，多与羌活、防风、荆芥等同用。若用于头风头痛，年久不愈，可与蔓荆子、细辛、白芷、川芎等同用。

【用量】 3~10g。

【使用注意】 本品辛散温燥，凡非风寒湿邪而属气血不足者忌用。

【现代研究】 本品主要含挥发油、当归醇、当归素等。有抗感染、镇痛、镇静及催眠、抑制血小板聚集等作用。

【附方】

1. 独活寄生汤　独活、桑寄生、杜仲、牛膝、细辛、秦艽、茯苓、肉桂心、防风、川芎、人参、甘草、当归、芍药、干地黄。用于风寒湿痹日久、肝肾亏虚。

2. 羌活胜湿汤　见羌活条。用于风寒感冒夹湿、肢体酸重。

知 母

【歌诀】 知母味苦，热渴能除，骨蒸有汗，痰咳能舒。

【译注】 知母味苦，性寒，有清热滋阴润燥的作用。能解除温热病邪入气分的高热烦渴，阴虚火旺的骨蒸劳热、盗汗，以及肺热燥咳的干咳痰黏、痰不易出等症。另外，以其养阴生津之功，亦可

用治内热消渴、肠燥便秘。

【应用】 用治温热病高热烦渴，多与石膏、粳米、甘草同用。若治内热消渴，又常与生地、麦冬、天花粉等滋阴清热生津药同用。用于肺热燥咳，属肺热咳痰黄稠者，常配伍黄芩、瓜蒌、浙贝母等清热化痰药；属阴伤燥咳痰黏或无痰者，又常与川贝母、沙参、麦冬等同用。用治骨蒸劳热，常与黄柏、熟地、龟甲等同用。若治阴虚劳嗽，常与沙参、百部、白及等配伍使用。若肠燥便秘，属温病后期津伤者，多以之与生地、玄参、麦冬同用；属老年或久病体虚津枯肠燥者，又多与生首乌、火麻仁、当归、肉苁蓉等合用。此外，以本品30g，配黄柏30g，肉桂3g，可治老年人癃闭兼阴伤者；与酸枣仁、茯苓、川芎等同用，可治虚烦不眠。

【用量用法】 6～12g。生知母泻火力较强，宜用于肺胃实热；盐知母味咸入肾，长于滋阴，宜用于肾阴不足，相火浮动及骨蒸劳热等。

【使用注意】 本品苦寒滋阴、缓泻，故脾虚便溏者不宜使用。

【现代研究】 本品含多种甾体皂苷，并含多量的黏液质。本品对多种细菌有不同程度的抑制作用，同时有解热、降糖等作用。

【附方】

1. 白虎汤　见石膏条。用于温热病高热烦渴。

2. 二母散　知母、贝母，用于肺热咳嗽或阴虚燥咳。

3. 知柏地黄丸　见黄柏条。用于骨蒸劳热。

4. 玉液汤　见黄芪条。用于内热消渴。

【按】 知母与石膏均能清热泻火，同可用治温热病气分热盛及肺热咳嗽等。但石膏大寒，清热力甚，且泻火之中长于清解，善清肺胃实火，治肺热喘咳、胃火头痛、牙痛；煅用收湿敛疮生肌，可治疮疡不敛、水火烫伤。知母甘寒质润，能生津润燥，泻火之中长于清润，善治热盛伤及阴津的肺热燥咳、热病津伤、内热消渴、肠燥便秘；亦善滋肾阴、泻相火，治阴虚火旺、骨蒸潮热。

白　芷

【歌诀】 白芷辛温，阳明①头痛，风热瘙痒，排脓通用。

【译注】 白芷味辛，性温。辛温燥散，芳香走窜，其性上达，能解表散寒、祛风止痛、宣通鼻窍，善治风寒侵犯阳明经引起的头额作痛及鼻渊头痛，是风寒感冒的常用药。又能祛风除湿止痒，治皮肤风湿瘙痒，并能燥湿止带，治带下过多等症。此外，还有活血排脓作用，所以又是痈疽疮毒、乳痈肿痛等症的常用药。

注：①阳明：即阳明经，是十四经之一。这里指阳明经受风寒引起的头额痛、眉棱骨痛。

【应用】 用治风寒感冒，恶寒发热、头额作痛、鼻塞者，常与紫苏、细辛、荆芥等同用。若治风热感冒，头额作痛，多与金银花、连翘、葛根等同用。若治风寒感冒夹湿，恶寒发热、头额作痛、肢体酸重者，又常与防风、羌活、独活等配伍使用。如治表证已罢，头痛时作，缠绵日久的头风头痛，常配川芎、荆芥穗、细辛、蔓荆子等药。治牙痛，属风冷者，与细辛、蔓荆子、露蜂房同用；属风热者，则配石膏、黄连、升麻等。治疗风湿痹痛，常与威灵仙、细辛、独活等祛风湿药同用。用治鼻渊，又多与辛夷、苍耳子、薄荷等合用。用于风湿疹痒，多与地肤子、苦参、白鲜皮等配合应用。用治痈疽疮毒初起表证未罢者，常与荆芥、防风、金银花等同用；若为脓成未溃者，又常配伍蒲公英、穿山甲、贝母、天花粉等药。此外，与白术、乌贼骨、小茴香等同用，又可治寒湿带下。

【用量用法】 3~10g。外用适量，研末敷。

【使用注意】 本品辛散温燥，耗散气血，故不宜于阴虚火旺之证。痈疽溃后宜渐减去。

【现代研究】 本品含白芷素、白芷醚、白芷毒素等。小量兴奋中枢神经，大量能引起强直性痉挛，继以全身麻痹。有抗感染、镇痛、解痉、抗癌作用，能对抗蛇毒所致的中枢神经系统抑制，并有一定的抑菌作用。

【附方】

1. 九味羌活汤　羌活、防风、生地、细辛、苍术、白芷、黄芩、川芎、甘草，用于外感风寒、内兼里热。

2. 川芎茶调散　见薄荷条。用于风寒感冒，头额作痛。

3. 苍耳子散　苍耳子、辛夷、白芷、薄荷，用于鼻渊。

4. 仙方活命饮　见甘草条。用于痈疽疮毒初起。

藁　本

【歌诀】　藁本气温，除头巅顶，寒湿可祛，风邪可屏①。

【译注】　藁本味辛，性温。辛温香燥，上达巅顶，能发散太阳风寒湿邪，善治外感风寒湿邪引起的头部巅顶作痛。本品不仅能除肌肤经络间寒湿之邪，还可祛风止痛，用治风寒湿痹、关节疼痛。

此外，其兼除肠间寒湿，可治寒湿腹痛、纳少便溏等症。

注：①屏：音丙（bǐng），摒除之意。

【应用】　用治外感风寒湿邪引起的巅顶头痛，常与川芎、细辛、蔓荆子同用；若为一身尽痛，又可与羌活、防风等同用。用治风寒湿痹痛，常与羌活、独活、威灵仙、秦艽等同用。此外，与苏梗、砂仁、良姜、陈皮等同用，还可治寒湿腹痛吐泻。

【用量用法】　3~10g，煎服。

【使用注意】　血虚头痛者忌服。

【现代研究】　本品主要含挥发油，对多种致病真菌有抑制作用，还有镇静、镇痛、平喘、抗心肌缺血及轻度降压作用。

【附方】

1. 神术散　苍术、白芷、川芎、藁本、细辛、羌活、甘草，用于外邪侵表，一身尽痛。

2. 羌活胜湿汤　羌活、独活、川芎、藁本、蔓荆子、防风、甘草，用于风寒湿侵、身重疼痛。

香　附

【歌诀】　香附味甘，快气开郁，止痛调经，更消宿食。

【译注】　香附味辛微苦，性平。辛散苦泄，有舒肝理气解郁、通调三焦气滞的作用，有"气病之总司"的称谓，常用于气郁不得流通的胸胁脘腹胀痛。气与血有密切关系，"气行则血行，气滞则血凝"，所以可治因肝气郁结、气滞血瘀引起的月经不调和经行少腹胀痛等症，又被称为"女科之主帅"。由于它能理气和胃，又可

以消化肠胃中停留的食物。

【应用】 用治肝郁气滞，胸胁胀痛，常与柴胡、木香、枳壳、芍药、川芎等同用；有热象者，可加用山栀子、牡丹皮。用治脘腹胀痛，食积不消，常与陈皮、神曲等同用；若为寒凝气滞者，又常与高良姜同用，共奏散寒理气止痛之效。用治肝郁气滞化火，发为乳痈胀痛者，多与橘叶、蒲公英、赤芍、金银花等同用；而治寒滞肝脉，疝气腹痛，又多与小茴香、乌药、吴茱萸、川楝子、延胡索等同用。用治肝郁气滞，月经不调，经行腹痛，常与川芎、芍药、当归、地黄同用，组成调经止痛的基本方；有热加黄连、黄芩、牡丹皮；有寒加干姜、艾叶、肉桂；有瘀加桃仁、红花、泽兰。此外，与苏梗同用，有理气安胎的作用，可治气滞胎动不安；与紫苏、陈皮同用，可治风寒表证兼气滞腹胀者。

【用量用法】 6~10g，煎服。醋制疏肝止痛力增强。

【使用注意】 气虚无滞，阴虚血热者忌用。

【现代研究】 本品主要含挥发油、生物碱、黄酮类及三萜类等成分。具有抑制子宫收缩、轻度雌激素样、降低肠管紧张性、抑菌、强心、降压、利胆、保肝等作用。

【附方】

1. 柴胡疏肝散　见赤芍条。用于肝郁气滞、胸胁胀痛。

2. 越鞠丸　香附、川芎、苍术、神曲、栀子，用于脘腹胀痛、食积不消。

3. 良附丸　高良姜、香附，用于寒凝气滞、胃脘疼痛。

乌　药

【歌诀】 乌药辛温，心腹胀痛，小便滑数，顺气通用。

【译注】 乌药味辛，性温。辛开温通，宣畅气机，有除寒顺气止痛的作用，善治寒郁气逆，胸腹胀痛，气逆喘急，寒疝腹痛，以及膀胱有冷气引起的小便滑利频数，是顺气散寒的常用药物。

本品功能散寒行气止痛，还适用于少腹连及睾丸作痛的"疝气"，以及妇女气滞血凝、少腹作痛等症。

【应用】 用治胸腹寒气胀痛，多与香附、木香、延胡索、高良姜等同用；若属妇女经寒少腹胀痛者，可在上述配伍基础上加入当归、川芎、炒川楝子，以加强散寒行气活血止痛之力。用治寒滞肝脉，疝气腹痛，多与木香、槟榔、小茴香、延胡索、橘核等同用。用治膀胱冷气，小便频数，又常与益智仁、山药、桑螵蛸等温肾缩尿药同用。

【用量用法】 6～10g，煎服。

【使用注意】 气虚血亏而有内热者慎用。

【现代研究】 本品含生物碱及挥发油，对胃肠道平滑肌有兴奋与抑制的双向调节功能，有促分泌、助消化、兴奋大脑皮质、促进呼吸、兴奋心肌、加速血液循环等作用，尚有抗菌作用。

【附方】

1. 四磨汤 人参、沉香、乌药、槟榔，用于胸腹寒气胀痛。

2. 乌药汤 乌药、香附、当归、木香、甘草，用于妇女经寒腹痛。

3. 天台乌药散 乌药、小茴香、木香、青皮、高良姜、槟榔、巴豆、川楝子，用于寒疝腹痛。

枳　实

【歌诀】 枳实味苦，消食除痞，破积化痰，冲墙倒壁。

【译注】 枳实味苦辛，性微寒。辛散破气，苦降下行，善行气破积，消食化痰，通利腹气，可以消除因食积痰滞、气行不畅引起的胸腹胀满、痞塞不通或湿热积滞的痢疾。歌中"冲墙倒壁"的说法，主要是形容本品药性峻烈，有较大的行气破积作用。

本品破气化痰，行滞消痞，还可用治痰阻气滞的胸痹结胸等证。

【应用】 用治食积气滞，脘腹胀痛，常与陈皮、厚朴、木香、神曲等同用；兼脾虚的，加白术、党参等补脾益气药；兼热的，加黄芩、连翘；属热结便秘的，当与大黄、芒硝、厚朴同用；属湿热积滞，泻痢后重的，又当与大黄、神曲、黄芩、黄连、白术、泽泻等同用。用治痰湿阻肺，胸膈胀满，咳嗽痰多，常与陈皮、半夏、杏仁、茯苓等药同用；若治胸阳不振、痰浊痹阻的胸痹疼痛，又常与桂枝、薤白、半夏、瓜蒌、川芎、红花等药同用。

【用量用法】 3～10g。麸皮拌炒至黄后，药性比生用缓和。

【使用注意】 体虚及孕妇均当慎用。

【现代研究】 本品含挥发油、黄酮苷、N-甲基酪胺、对羟福林。有显著升压、收缩血管、兴奋心脏作用，可使胃肠收缩节律增加，抗溃疡，并有抑制血栓形成的作用。

【附方】

1. 枳实消痞丸　枳实、厚朴、半夏曲、白术、生姜、甘草、麦芽、茯苓、人参、黄连，用于食积腹胀。

2. 香砂枳术丸　木香、砂仁、枳实、白术，用于脾胃虚弱、饮食积滞。

3. 大承气汤　见大黄条。用于热结大便不通。

4. 枳实导滞丸　枳实、大黄、黄芩、黄连、神曲、白术、茯苓、泽泻，用于湿热积滞、泻痢后重。

5. 导痰汤　半夏、陈皮、枳实、南星、茯苓、生姜、甘草，用于痰湿阻肺、胸满咳嗽。

6. 枳实薤白桂枝汤　枳实、薤白、桂枝、瓜蒌、厚朴，用于痰浊痹阻、胸痹疼痛。

枳　壳

【歌诀】 枳壳微寒，快气宽肠，胸中气结，胀满堪尝。

【译注】 枳壳味苦辛，性微寒。辛开苦降，长于理气宽中，消胀除痞。主要用治胸腹气滞，痞满胀痛之症。

【应用】 用治肝郁气滞，胸胁胀痛，常与柴胡、香附、芍药、川芎、甘草同用；若治胸腹气滞，痞满胀痛，又常与木香、槟榔、陈皮等同用。

【用量用法】 3～10g。麸皮拌炒至黄后，药性比生用缓和。

【现代研究】 本品主含挥发油，能调节胃肠功能并有利胆作用。

【附方】

1. 柴胡疏肝散　见赤芍条。用于肝郁气滞、胸胁胀痛。

2. 枳壳散　枳壳、白术、香附，用于胸腹痞满胀痛。

【按】 枳实、枳壳性味相同，但枳实力强，多用于破积导滞，通利大便；枳壳力缓，多用于理气宽中，消胀除满。

白豆蔻　附：白豆蔻花、白豆蔻壳

【歌诀】　白蔻辛温，能祛瘴翳^①，温中行气，止呕和胃。

【译注】　白豆蔻味辛，性温。辛散温通，能消除因肺寒引起的目生障翳，但主要作用是行气温中、散寒除湿、悦脾消食、开胃止呕，所以善治寒湿中阻、胃气不和的呕吐嗳气、胸脘胀痛等症。

注：①翳：音义（yì），即眼珠上生出的障膜。翳障多由肝经火邪或风热上攻所致，因肺寒引起者少见。

【应用】　用治脾胃寒湿气滞，脘腹胀痛，呃逆呕吐，常与木香、厚朴、陈皮、枳壳等散寒燥湿、理气消胀、除呃止呕药同用；兼食积者，当加神曲、麦芽、山楂；兼脾虚者，加党参、白术。用治湿温初起，头痛恶寒，胸闷不饥，身重疼痛，午后身热者，多与杏仁、厚朴、薏苡仁、飞滑石、半夏、竹叶等同用。此外，与砂仁、厚朴、葛花、泽泻等同用，可解酒毒；与陈皮、白术、白蒺藜、谷精草、木贼同用，又可治肺寒引起的目生翳障。

【用量用法】　3～6g。入煎剂当打碎后下。

【使用注意】　火升作呕，热证腹痛及气虚者不宜用。

【现代研究】　本品含挥发油，能促进胃液分泌，增进胃肠蠕动，祛除胃肠积气，有良好的芳香健胃作用，并能止呕，对志贺痢疾杆菌有抑制作用。

【附方】

1. 白豆蔻汤　白豆蔻、藿香、半夏、陈皮、生姜，用于脾胃寒湿、呃逆呕吐。

2. 三仁汤　杏仁、薏苡仁、白豆蔻仁、厚朴、木通、滑石、半夏、竹叶，用于湿温初起，胸闷身重。

【附】　白蔻又名"白豆蔻"，是干燥的种子。花名"白豆蔻花"，壳名"白豆蔻壳"，功用相同，力量较弱。

青　皮

【歌诀】　青皮苦温，能攻气滞，削坚平肝，安胃下食。

【译注】　青皮味辛苦，性温。它辛散温通，苦泄下行，善疏肝

胆，破气滞，散结止痛，能治疗肝气郁结的胸胁或乳房胀痛、乳痈和疝气痛，可以起到疏肝止痛的功效，并有行气消积、健胃消食的作用，对食积不消的脘腹胀痛均可治疗。

此外，本品还可用于痰湿阻遏、热多寒少的疟疾，以及气滞血瘀的癥瘕积聚。

【应用】 用治肝郁气滞，胸胁或乳房胀痛，常与柴胡、枳壳、香附、郁金等同用，共奏疏肝解郁、理气止痛之功。用治乳痈，多与蒲公英、瓜蒌、鹿角霜、橘叶等同用。若治寒疝腹痛，常与乌药、小茴香、木香、槟榔等同用。用治疟疾热多寒少、胸脘痞闷者，多与柴胡、黄芩、草果等同用。用治食积痰滞所致的脘腹胀痛、食少吐泻等症，又常与神曲、山楂、麦芽等消食导滞、理气止痛药同用。用治气滞血瘀的癥瘕积聚，多与三棱、莪术、丹参等同用。

【用量用法】 3～10g，疏肝宜醋炒用。

【使用注意】 气虚者慎用。

【现代研究】 本品含挥发油、对羟福林，有促进消化液分泌、排除肠内积气、解痉、利胆、祛痰、平喘的作用，并能兴奋呼吸、升高血压。

【附方】

1. 瓜蒌牛蒡汤　瓜蒌仁、牛蒡子、天花粉、黄芩、栀子、连翘、皂角刺、金银花、青皮、陈皮、柴胡、甘草，用于乳痈肿痛。

2. 天台乌药散　见乌药条。用于寒疝腹痛。

3. 青皮丸　青皮、山楂、麦芽、神曲、草果，用于食积腹胀。

4. 清脾饮　厚朴、白术、青皮、草果、柴胡、茯苓、黄芩、半夏、甘草，用于热多寒少的疟疾。

陈皮　附：橘白、橘红

【歌诀】 陈皮辛温，顺气宽膈，留白和胃，消痰去白。

【译注】 陈皮也叫橘皮，味辛苦，性温。辛能行散，苦温燥湿，有理气健脾、燥湿化痰的作用。所以适用于中气不和而发生的胸闷腹胀、呕吐、嗳气、食欲不振及痰湿壅肺的咳嗽等症。如去掉外面红色部分单用里面白色部分称为"橘白"，则减低了燥性和散性，只有和胃化湿的作用；如去掉里面白色部分而单用外面红色部分称

为"橘红"，药性偏燥，则加强了消痰的功效。

【应用】 用治脾胃气滞，脘腹胀痛，常与木香、砂仁、枳壳等行气药同用；属痰湿者，可加半夏、苍术、厚朴；兼脾虚者，可加白术、党参、白扁豆。用治肝气乘脾，腹痛泄泻，常与防风、白术、白芍同用，以泻肝补脾止泻。用治咳嗽痰多，胸闷不畅，多与半夏、茯苓、甘草同用。此外，常以本品少量与补益药同用，有防止补药滋腻伤胃之功。

【用量】 3~10g。

【使用注意】 气虚及吐血者慎用；无气滞、痰湿者不宜用。

【现代研究】 本品含挥发油、橙皮苷等，有调胃肠、助消化、解痉、祛痰、平喘及升压、兴奋心脏、扩张冠状动脉、利胆、降低血清胆固醇的作用。

【附方】

1. 平胃散　苍术、厚朴、陈皮、甘草，用于湿滞中焦、脾胃不和。

2. 参苓白术散　见白术条。用于脾虚湿盛、腹胀泄泻。

3. 痛泻要方　见白芍条。用于肝气乘脾、腹痛泄泻。

4. 二陈汤　半夏、陈皮、茯苓、甘草，用于脾虚痰多咳嗽。

【附】 本品即橘皮，偏于健脾理气，燥湿化痰，作用较缓，临床上多用于疏利中、上二焦的气机；青皮偏于疏肝理气，作用较猛，临床上多用于疏利中、下二焦的气机。若肝脾同病，或肝胃不和，二药可同用。

苍　术

【歌诀】 苍术苦温，健脾燥湿，发汗宽中，更祛瘴疫①。

【译注】 苍术味苦辛，性温。辛散发汗，苦温燥湿健脾，既能祛外来的风湿，又善化内停之湿滞。所以对湿邪中阻致胃脘胀闷不舒的呕吐、水泻，能燥湿宽中、健脾止泻；而对外感风湿的身重疼痛和风寒湿痹、关节酸痛，亦可祛风除湿。其气味芳香，长于化浊辟秽，更能治因感受山岚瘴气而发生的传染病。

此外，本品善于燥湿化浊，还适用于湿浊下注所致的足膝肿痛或痿软无力，以及妇女带下等症。尚能明目，可治夜盲症及眼目昏涩。

注：①瘴疫：瘴，音障（zhàng）。瘴疫，即山岭间湿热郁蒸的秽恶之气引起的

传染病。

【应用】 用治湿阻脾胃，脘闷呕恶，吐泻不食，苔白腻之症，常与厚朴、陈皮、半夏、茯苓同用。用治外感风寒湿，身重疼痛，恶寒发热者，常与羌活、独活、防风、紫苏同用。用治风寒湿痹，关节酸痛，常与防风、桂枝、威灵仙、羌活、独活同用；若为湿热下注，足膝肿痛或痿软无力，以及带下秽浊，又常与黄柏、牛膝、薏苡仁等同用。

【用量用法】 3～9g。米泔水制可减缓辛燥。

【使用注意】 本品苦温燥烈，故阴虚内热、气虚多汗者忌用。

【现代研究】 本品含挥发油，主要成分为苍术醇和茅术醇的混合结晶物。丙酮提取物能促进胃肠运动；亦能抑制"脾虚"动物的小肠推进活动，对抗泄泻。所含挥发油，小剂量呈镇静作用，同时使脊髓反射亢进，大剂量则使血压下降和出现中枢抑制作用。其挥发油体外还有杀菌作用。煎剂有降血糖作用；其维生素A样物质可治疗夜盲及角膜软化症。

【附方】

1. 平胃散　见陈皮条。用于湿阻脾胃，脘闷呕恶及吐泻。

2. 神术散　见藁本条。用于风寒湿侵袭、身重疼痛。

3. 四妙丸　见黄柏条。用于湿热下注，足膝痿软。

【按】 苍术与白术都能健脾祛湿，但苍术燥湿功著，还有发汗、祛风湿的作用；白术健脾力强，有止汗、安胎的作用。

厚　朴

【歌诀】 厚朴苦温，消胀泄满，痰气泻痢，其功不缓。

【译注】 厚朴味苦辛，性温。辛能行散，苦而泄降，苦温燥湿，有行气消胀、下气泄满、燥湿化痰的作用。对湿阻肠胃、气滞不通的胸腹胀满及痰多肺气不得下降的气喘咳嗽，以及湿郁气滞的水泻痢疾等病，都有较好的疗效。

此外，本品苦辛散结通降，消积导滞，还可用治食积内停、大便秘结等症。

【应用】 用治食积便秘，气滞不通，脘腹胀痛，常与枳实、大黄、神曲等同用；若为热结便秘，腹痛脉实者，可与大黄、芒硝、枳实同用；若治湿滞伤中，胸腹满闷，或吐或泻，苔腻者，又常与陈皮、苍术、半夏、茯苓同用。用治痰多肺气不降的喘咳，多与麻黄、半夏、杏仁等降气平喘化痰止咳药同用。此外，用治情志不畅引起的梅核气（即咽中如有物，咳之不出，咽之不下），多与半夏、茯苓、苏叶、生姜同用。

【用量】 3～10g。

【使用注意】 体虚及孕妇慎用。

【现代研究】 本品含厚朴酚、四氢厚朴酚、异厚朴酚和挥发油等。对肠管有双向调节作用，还能抑菌和兴奋支气管。厚朴箭毒碱能使运动神经末梢麻痹，引起全身骨骼肌松弛；有降压作用，同时反射性引起呼吸兴奋，心率增加。

【附方】

1. 厚朴三物汤 厚朴、大黄、枳实，用于食积便秘、脘腹胀痛。

2. 大承气汤 见大黄条。用于里热实证、热结便秘。

3. 平胃散 见陈皮条。用于湿滞吐泻。

4. 苏子降气汤 苏子、橘皮、半夏、当归、厚朴、前胡、肉桂、生姜、甘草，用于痰饮壅盛，肺气不降的喘咳。

5. 半夏厚朴汤 见紫苏条。用于痰气互结的梅核气。

【按】 厚朴与苍术均有燥湿之功，厚朴苦降破泄，消除胀满，既可除无形之湿满，又可消有形之实满，为消除胀满的要药，还能下气消痰平喘。苍术辛散温燥，为治湿阻中焦之要药，又可祛风湿，并能发汗，明目。

南星 附：胆星

【歌诀】 南星性热，能治风痰，破伤强直，风搐自安。

【译注】 南星味苦辛，性热，有毒。辛能祛风，苦温性烈，有燥湿化痰、祛风解痉的作用。善祛经络中的风痰，治中风痰迷，突然昏厥，口眼㖞斜，半身不遂，风痰眩晕，又可治破伤风，肢体强直、痉挛抽搐等症。

本品不仅善治风痰，亦能化顽痰、湿痰，还用治痰饮阻滞的咳嗽、胸闷之证。

【应用】 用治中风痰壅，口眼㖞斜，半身不遂，证属寒者，多与半夏、白附子、川乌同用。若治风痰眩晕，多与半夏、天麻等同用。若治破伤风，多与防风、白附子、天麻、白芷等药同用。此外，以本品与半夏、陈皮、茯苓等同用，随证加减配伍，又可治顽痰、湿痰咳嗽，胸膈满闷之证；单用研粉醋调外敷，又可治瘰疬疮肿。

【用量用法】 3~9g，一般均姜制后用；生南星有毒，内服宜慎，一次量为0.3~1.2g，且多入丸、散。外用适量。

【使用注意】 本品性燥走散，易伤阴液，故阴虚燥痰及孕妇忌用。

【现代研究】 本品含三萜皂苷、安息香酸、氨基酸、D-甘露醇等，近年分离得二酮哌嗪类生物碱，为抗心律失常的有效成分。具有祛痰及抗惊厥、镇静、镇痛作用；水提取液对小鼠实验性肿瘤有明显抑制作用。

【附方】

1. 青州白丸子 半夏、南星、白附子、川乌，用于半身不遂。

2. 玉壶丸 生半夏、天麻、南星，用于风痰眩晕、呕吐涎沫。

3. 玉真散 南星、防风、白芷、羌活、天麻、白附子，用于破伤风。

4. 姜桂丸 南星、半夏、肉桂、生姜，用于寒痰咳嗽。

【附】 将南星研末加牛胆汁制，称为"胆星"，性味苦凉，有清化痰热、解除痉挛的功效，适用于小儿惊风痰喘，以及中风、癫痫因痰热而引起的痉厥、抽搐等症。

【不良反应】 天南星对皮肤、黏膜有强刺激性，口嚼可使舌、咽、口腔麻木、肿痛、黏膜糜烂、音哑、张口困难，甚则呼吸缓慢、窒息。需及时服稀醋、鞣酸或浓茶、蛋清等洗胃，或服鲜姜汁、鲜姜汤以解毒，并对症处理。

半　夏

【歌诀】 半夏味辛，健脾燥湿，痰厥头疼，嗽呕堪入。

【译注】 半夏味辛，性温，辛散温燥，有燥湿化痰、健脾和胃、降逆止呕的作用。善治湿停痰多引起的头痛、咳嗽，或因脾胃不和、痰饮停留而出现的胸脘痞满、不思饮食及呕吐等症。因本品尤善化痰止嗽，降逆止呕，故曰"嗽呕堪入"。

此外，本品辛能散结消痞，温而燥湿化痰，又可用于痰气交结、阻于咽中的梅核气证，以及痰热互结的结胸或气虚冷积的便秘等证。外敷尚能消肿散结，常用治痈疽、乳疮及瘰疬痰核等症。

【应用】 用治湿痰咳嗽，多而清稀，多与陈皮、茯苓、甘草、杏仁同用；若属痰热内结，咳嗽痰黄，又多与黄芩、瓜蒌、贝母同用；若寒饮犯肺，咳嗽喘息，吐痰清稀，又可配伍干姜、桂枝、细辛等药。用治脾虚生痰、肝风内动所致的风痰头痛眩晕，常与天麻、白术、茯苓、橘红等同用。用治痰湿困脾，食欲不振，常与陈皮、茯苓、白术、厚朴同用。若为胸脘痞满，寒热错杂者，多与黄芩、黄连、干姜、党参等药同用。若治痰热互结，心下坚痞作痛，苔黄腻者，又多与瓜蒌、黄连同用。用治呕吐反胃，属胃寒及痰饮者，多与生姜、陈皮、川朴等药同用；属胃热者，多与黄连、竹茹、芦根同用；属胃虚者，多与党参、白扁豆，或麦冬、沙参同用；属妊娠恶阻，胎动不安者，又多与黄芩、苏梗、白术、杜仲等同用。此外，对于痰气交结、咽中梗阻，吞之不下、吐之不出的梅核气，本品常与厚朴、茯苓、苏叶、生姜同用，以顺气消痰。以之与硫黄同用，可治虚冷便秘；与秫米同用，又治胃不和卧不安证。

【用量用法】 3～9g。陈久者良。

【使用注意】 本品辛温性燥，故阴虚燥咳、津伤口渴及出血患者忌用。反乌头，不宜同用。古籍记载半夏为妊娠所禁用，但从古今临床证明，用治妊娠呕吐，不但未见明显毒副反应，而且止呕效果肯定。

【现代研究】 本品含挥发油、生物碱、半夏蛋白、多糖等，有显著的镇咳、止吐等作用。半夏蛋白对小鼠有明显抗早孕作用；其生物碱有奎尼丁样抗心律失常作用；多糖组分具有抗肿瘤作用。

【附方】

1. 二陈汤　见陈皮条。用于湿痰咳嗽。

2. 清气化痰丸　黄芩、胆星、枳实、瓜蒌仁、半夏、陈皮、茯苓、杏仁，用于痰热咳嗽。

3. 小青龙汤　见麻黄条。用于寒饮犯肺的咳嗽喘息。

4. 半夏天麻白术汤　半夏、天麻、白术、茯苓、陈皮、生姜、大枣、甘草，用于风痰眩晕、头痛等。

5. 半夏泻心汤　见黄芩条。用于湿滞中焦，胸脘痞闷，寒热错杂。

6. 小陷胸汤　半夏、瓜蒌、黄连，用于痰热结胸。

7.《金匮》小半夏汤　半夏、生姜，用于胃寒呕吐。

8. 黄连橘皮竹茹半夏汤　黄连、橘皮、竹茹、半夏，用于胃热呕吐。

9. 半夏厚朴汤　见紫苏条。用于梅核气。

10. 半硫丸　半夏、硫黄，用于虚冷便秘。

11. 半夏秫米汤　半夏、秫米，用于胃不和卧不安证。

【按】　生半夏有毒，一般均制后用。因炮制方法不同，效用也稍有区别。如"法半夏"（用生姜、白矾制）偏于燥湿化痰；"清半夏"（用姜、矾制后，再用清水浸泡）燥性较轻；"姜半夏"（又名"制半夏"，用姜汁拌制）偏于止呕；"半夏曲"（用姜汁和面粉制后发酵而成）主要用于和胃止呕。以上都不可与乌头同用。

半夏、南星，都能燥湿化痰，但半夏化脾胃湿痰，兼能消痞散结，降逆止呕；南星化经络风痰而止痉，燥烈之性更甚。

【不良反应】　生半夏对口腔、喉头、消化道黏膜有强烈的刺激性，严重的喉头水肿可致呼吸困难，甚至窒息。对动物遗传物质有损害作用，故对妊娠呕吐应慎重使用。中毒处理同天南星。

藿　香

【歌诀】　藿香辛温，能止呕吐，发散风寒，霍乱①为主。

【译注】　藿香味辛，性微温，有芳香化湿、发表解暑的作用，又能和中止呕，发散风寒。本品主治夏天外感风寒，内受暑湿，脾胃不和，出现上吐下泻等症。

注：①霍乱：这里是指急性胃肠炎，即因吃了不清洁的食物，或感受暑湿，体内清浊之气一时混乱，而致脘腹胀痛，上吐下泻。多发生在夏秋季节。

【应用】　用治夏月外感风寒，内伤生冷，寒热头痛，脘腹痞满，呕恶泄泻等症，常以本品为主，配伍紫苏、半夏、厚朴、茯苓等。用治脾湿郁滞，脘腹胀满，不饥食少，属寒者，与厚朴、苍术、陈皮同用；有热者，与黄芩、黄连、陈皮同用；属脾虚者，与党参、白术、茯苓同用；兼呕恶者，又当与半夏、生姜等同用。此外，与砂仁、香附、苏梗等同用，又可治妇女妊娠，脾胃气滞所致的恶阻呕吐、胎动不安。

【用量】　3～10g。

【使用注意】 阴虚火旺，舌绛光滑者不宜用。

【现代研究】 广藿香含挥发油（主要含广藿香醇和刺蕊草醇），能促进胃液分泌，增强消化能力，对胃肠有解痉作用，还能抑制胃肠道过激蠕动。有防腐和抗菌作用，尚能扩张微血管而略有发汗作用。

【附方】

1. 藿香正气散　见紫苏条。用于外感风寒、内伤生冷引起的脘腹痞满、呕吐泄泻。

2. 不换金正气散　藿香、苍术、厚朴、陈皮、半夏、甘草，用于脾湿郁滞，脘痞呕恶。

槟　榔

【歌诀】 槟榔辛温，破气杀虫，祛痰逐水，专除后重[①]。

【译注】 槟榔味辛苦，性温。本药辛散苦降，性下行，且下降行气力量较大，并有驱除肠道寄生虫（绦虫、蛔虫、钩虫、姜片虫等）的功效，所以称破气杀虫。此外，它辛散苦泄，行气、利水、消积，对于因痰水停留而致的胸腹胀满、水肿，以及因食积不消引起的泄泻、痢疾、腹痛、里急后重等症，均可治疗。"调气则后重自除"，本品行气力强，故曰"专除后重"。

本品有截疟的功效，因此又可以治疗疟疾。

注：①后重：时时要想大便而又便不下来，并有下坠的感觉。

【应用】 驱杀绦虫，常以本品大量配伍南瓜子、雷丸，以增强疗效；驱杀肠中其他寄生虫，多与苦楝根皮、使君子、鹤虱、榧子等同用。用治食积气滞，上气喘逆，多与乌药、沉香、人参或枳壳同用；若治食积气滞，大便不爽，多与木香、香附、陈皮同用；若治泻痢滞下，里急后重者，又多与黄连、木香、芍药等同用。用治脚气肿痛，多与木瓜、吴茱萸同用；若治水肿胀满实证者，则当与泽泻、木通、猪苓等利水消肿药配伍。此外，与常山配伍治疗疟疾，有增强疗效、减轻副作用的功能。

【用量用法】 3～10g；若驱绦虫用量为30～60g，水煎空腹服。

【使用注意】 脾虚便溏或气虚下陷者不宜服。

【现代研究】 本品含生物碱，主要为槟榔碱。有驱虫，杀虫作用。槟槟碱有拟胆碱作用，兴奋胆碱受体，促进唾液、汗腺分泌，增加肠蠕动，减慢心率，降低血压，滴眼可使瞳孔缩小。

【附方】

1. 化虫丸　使君子、槟榔、鹤虱、苦楝根皮、芜荑、铅粉、枯矾，用于诸虫证。

2. 四磨饮子　人参、沉香、槟榔、乌药，用于食积气滞，上气喘逆。

3. 木香槟榔丸　见大黄条。用于湿热积滞、大便不爽。

4. 芍药汤　见白芍条。用于泻痢滞下、里急后重。

5. 鸡鸣散　木瓜、吴茱萸、陈皮、槟榔、苏叶、桔梗、生姜，用于脚气肿痛。

6. 疏凿饮子　泽泻、赤小豆、茯苓皮、槟榔、羌活、秦艽、商陆、大腹皮、生姜皮、椒目、木通，用于水肿胀满实证。

7. 截疟七宝饮　常山、草果、槟榔、厚朴、青皮、陈皮、炙甘草，用于疟疾。

腹皮（大腹皮）

【歌诀】 腹皮微温，能下膈气，安胃健脾，浮肿消去。

【译注】 腹皮又叫大腹皮，味辛，性微温，有降气的作用，适用于因气不下降的胸腹胀闷；并有利水湿、畅气机、和脾胃的功效，可治因水湿停留而致的浮肿病。

【应用】 用治气滞湿阻，胸脘痞满胀闷，常与藿香、陈皮、枳壳等行气化湿药同用。用治水湿外溢，面目虚浮，皮肤水肿，多与茯苓皮、冬瓜皮、桑白皮、生姜皮等同用。用治脚气肿痛，又常与槟榔、木通、木瓜、地肤子同用。

【用量】 5~10g。

【附方】

1. 藿香正气散　见紫苏条。用于气滞湿阻、脘痞胀闷。

2. 五皮饮　五加皮、桑白皮、茯苓皮、生姜皮、大腹皮，用于水湿外溢，皮肤水肿。

【附】 本品即槟榔的壳。与槟榔均能行气畅中、利水消肿。然大腹皮性较和缓，善散无形之滞气；槟榔药性峻猛，善泻有形之积滞，并能杀虫。

香薷

【歌诀】 香薷味辛，伤暑便涩，霍乱水肿，除烦解热。

【译注】 香薷味辛，性微温。辛温发汗解表而散寒，气味芳香又能化湿祛暑而和中，兼能散湿和脾、通利小便。治夏天感受暑邪冷湿引起的头痛恶寒、发热无汗、小便赤涩和腹痛吐泻等症，也治因水湿停留而出现的水肿病，又有解除暑邪烦热的功效。

【应用】 用治夏月乘凉饮冷，外感于寒，内伤于湿，身热恶寒，头重头痛，无汗，腹痛吐泻等症，多与厚朴、白扁豆同用；若里湿化热者，当加黄连；湿盛腹胀泄泻者，当加茯苓、陈皮；兼见两腿转筋者，当加木瓜。用治水肿，多与白术、茯苓、猪苓同用；而脚气肿痛，又多与木瓜、槟榔、木通同用。

【用量用法】 3~10g。发汗解暑宜水煎凉服；利水退肿宜浓煎服。

【使用注意】 汗多表虚者忌服。

【现代研究】 本品含挥发油。有发汗解热作用，能刺激消化腺分泌及胃肠蠕动。还有祛痰、镇咳及利尿作用。

【附方】

1. 香薷饮 香薷、厚朴、白扁豆，用于夏月乘凉，外感于寒，内伤于湿，腹痛吐泻等症。

2. 薷术丸 香薷、白术，用于风水水肿。

扁豆 附：扁豆衣、扁豆花

【歌诀】 扁豆微温，转筋吐泻，下气和中，酒毒能化。

【译注】 扁豆味甘，性微温，有健脾和胃、化湿消暑的作用，适用于内伤暑湿，脾胃不和，引起上吐下泻、小腿肌肉挛急（转筋）等症。并治脾虚湿盛，大便溏泄及妇女脾虚有湿的白带病。生研绞汁服又有清热解毒的作用，且可解酒毒。多作食疗用。

【应用】 用治脾虚有湿，乏力食少，便溏或泄泻，以及妇女白带过多，常与党参、茯苓、白术、山药、陈皮等健脾除湿药同用，以加强效力。用治夏月暑湿伤中，脘腹痞满胀痛，或吐或泻，多与厚朴、香薷、黄连等同用；若兼见小腿肌肉挛急者，又当加木瓜。此外，单用研末冲服，或水煎服，可解酒毒、食河豚鱼中毒。

【用量用法】 9~15g。治暑湿解毒宜生用，补脾和胃止泻宜炒用。

【现代研究】 本品含蛋白质、脂肪、碳水化合物、钙、磷、铁、锌、植酸、泛酸，并含有胰蛋白酶抑制物、淀粉酶抑制物、血细胞凝集素A、血细胞凝集素B。对食物中毒引起的呕吐、急性胃炎等有解毒作用；尚有解酒毒、河豚中毒的作用。

【附方】

1. 参苓白术散　见白术条。用于脾虚有湿，便溏或泄泻。

2. 香薷饮　见香薷条。用于夏月暑湿伤中。

【附】 扁豆衣，即扁豆的干燥种皮，功用与扁豆相同，但药力稍弱，临床常用于脾虚有湿，或暑湿引起的吐泻。用量6~10g。

扁豆花，即白扁豆的花，有清暑化湿的作用，可治泄泻、痢疾，多与香薷、厚朴、黄连、金银花等同用。用量3~6g。

猪　苓

【歌诀】 猪苓味淡，利水通淋①，消肿除湿，多服损肾。

【译注】 猪苓味淡，性平。本品淡渗利湿，是利水作用较强的利尿药，主治小便短少、尿道热痛的淋证和水湿停聚、小便不利的水肿病，以及水湿引起的泄泻、白带等。但不宜多服，恐消耗津液，损伤肾阴。

注：①淋：是小便不爽，尿道疼痛的一种病。

【应用】 用治水肿小便不利，常与茯苓、白术、泽泻等利水渗湿药同用，以加强利水消肿之功；若治阴虚有热的小便不利，多与阿胶、泽泻、滑石同用；若治湿热下注的小便短少、尿道涩痛，又当与木通、滑石、瞿麦等清热利湿通淋药同用。用治水湿泄泻，多与滑石、生甘草、白扁豆同用。白带过多，则又多与白术、黄柏、苍术、芡实同用。

【用量】 6~12g。

【使用注意】 无水湿之患者忌用。

【现代研究】 本品主含麦角甾醇、粗蛋白、可溶性糖分、多糖等。其水煎剂有较强的利尿作用；猪苓多糖还有一定的抗肿瘤、防治肝炎的作用。

【附方】

1. 五苓散　见白术条。用于水肿、小便不利。

2. 猪苓汤　猪苓、茯苓、泽泻、阿胶、滑石，用于阴虚有热的小便不利。

【按】　猪苓、茯苓都能利水渗湿，但茯苓能利能补，可健脾宁心；猪苓专能利水，且较茯苓为强，无补益作用。

泽　泻

【歌诀】　泽泻甘寒，消肿止渴，除湿通淋，阴汗①自遏②。

【译注】　泽泻味甘，性寒，有利小便、清湿热的作用。可治小便不利的水肿和因湿热引起的口渴、泄泻、淋病以及阴部出汗等症。

此外，本品尚能清肾经虚火，还可用治肾阴不足、虚火亢盛者。

注：①阴汗：即前阴下部有汗，为湿热下注的一种病。

②遏：音饿（è），止的意思。

【应用】　用治小便不利的水肿，多与茯苓、猪苓、白术同用，共奏利水消肿之功。用治脾虚湿盛引起的水泻，多与车前子、白扁豆、白术等同用；若治湿热下注膀胱的热淋涩痛，多与木通、车前子、萹蓄等利尿通淋药同用；若治湿热蕴蒸的口渴，多与滑石、黄芩、厚朴等同用；而治湿热下注的阴汗，又多与龙胆、黄柏等同用。此外，与白术、半夏、茯苓等同用，又可治痰饮眩晕。治阴虚火旺，须与熟地黄、山茱萸、山药等同用。

【用量用法】　6～10g。炒用可去其寒性。

【使用注意】　肾虚精滑者忌服。

【现代研究】　本品主要含三萜类化合物、挥发油、生物碱、天门冬素树脂等。有显著利尿作用，对肾炎患者利尿作用更明显。还有降压、降血糖、抗脂肪肝及抑菌作用。

【附方】

1. 四苓散　茯苓、猪苓、白术、泽泻，用于小便不利的水肿。

2. 泽泻汤　泽泻、白术，用于痰饮眩晕。

木 通

【歌诀】 木通性寒，小肠热闭，利窍通经，最能导滞。

【译注】 木通味苦，性寒，苦寒通利而清降，有清热和利尿的作用。能利小便，善治小肠有热的小便淋沥、尿道作痛，以及小便不利的浮肿病。又能疏导血脉，疏通经络、行滞下乳，可治妇女经闭、乳汁不通及风湿热痹。

【应用】 用治心火移热于小肠的口舌生疮，心烦尿赤涩痛，常与生地、竹叶、生甘草配伍同用；若治湿热下注尿赤涩痛，常与车前子、滑石、萹蓄等同用。用治水肿小便不利，多与茯苓、猪苓、泽泻等同用；若治脚气肿痛属湿热者，又多与槟榔、泽泻、苦参、地肤子同用。用治妇女瘀血经闭，可与牛膝、丹参、桃仁等活血化瘀药同用；用治乳汁不下，多与穿山甲、王不留行、通草、漏芦等同用；而治湿热痹痛，又常与忍冬藤、秦艽、海桐皮、丹参等同用。

【用量】 3～6g。

【使用注意】 孕妇及无湿热者忌服。

【现代研究】 本品含白桦脂醇、齐墩果酸、常春藤皂苷元、木通皂苷等。有利尿、抗菌等作用。

【附方】

1. 导赤散　木通、生地、竹叶、生甘草，用于心火移热于小肠的口舌生疮、尿赤涩痛。

2. 八正散　见栀子条，用于湿热下注、热淋涩痛。

3. 木通散　木通、苏叶、猪苓、桑白皮、槟榔、赤茯苓、生姜、葱白，用于水肿脚气。

【按】 本品为木通科植物木通、三叶木通或白木通的干燥藤茎，另有马兜铃科植物东北马兜铃的藤茎（又称"关木通"）曾亦作木通用，但后者所含马兜铃酸为有毒成分，可引起急性肾衰竭，甚至死亡，现临床已不再使用。

车前子　附：车前草

【歌诀】 车前子寒，溺涩①眼赤，小便能通，大便能实。

【译注】 车前子味甘，性寒。甘淡渗泄，气寒清热，性专降泄，滑利通窍，有利尿清热明目的作用。可治小便不利和小便短少涩痛的淋病，以及肝火上炎眼睛红肿作痛或肝肾阴虚目暗昏花等症。由于能利小便、除湿浊而止泻，即"利小便以实大便"，所以又能止大便泄泻。

此外，本品还具有清肺化痰止咳的作用，可治肺热痰多咳嗽。

注：①溺涩：溺（niào）同尿，即小便；溺涩就是小便不通畅。

【应用】 用治小便不利，赤涩热痛，常与木通、滑石、萹蓄、瞿麦等清热通淋利尿药同用；若治暑湿泄泻，又可与猪苓、茯苓、香薷等同用。用治肝热眼睛红肿作痛，常与龙胆、菊花、草决明、夏枯草等清肝明目药同用；而治肝肾阴虚的目暗不明，又常与补肝肾的熟地、枸杞子、菟丝子、楮实子同用。此外，与瓜蒌、黄芩、桑白皮等清肺化痰药同用，又可治痰热咳嗽。

【用量用法】 9～15g。布包入煎剂。

【使用注意】 孕妇及无湿热者忌用。

【现代研究】 本品含黏液质、琥珀酸、车前烯醇、腺嘌呤、胆碱、车前子碱、脂肪油、维生素A、维生素B等。有显著的利尿作用，可预防肾结石形成，还能促进呼吸道黏液分泌，稀释痰液，故有祛痰作用。对各种杆菌和葡萄球菌均有抑制作用。

【附方】

1. 八正散　见栀子条。用于热淋涩痛。

2. 车前子散　白茯苓、猪苓、车前子、人参、香薷，灯心汤调下，用于伏暑吐泻、烦渴引饮。

3. 驻景丸　菟丝子、熟地、车前子，用于肝肾阴虚之目暗不明。

【附】 车前草，性味功效与车前子相同，兼有清热解毒、凉血止血的作用，可治吐血、鼻血、尿血等症；鲜车前草还能治热痢；捣烂外敷可治热毒痈肿。用量10～15g，鲜者30～60g。

地 骨 皮

【歌诀】 地骨皮寒，解肌退热，有汗骨蒸，强阴凉血。

【译注】 地骨皮味甘，性寒，甘寒清润而入血分，有解除肌肤

虚热和凉血止血的作用。治有汗的自骨髓透发而出的发热证，症见阴虚潮热、盗汗、劳嗽咳血和肺热咳嗽气喘、心烦口渴等症，并有降火凉血补阴的功效。

此外，兼有生津止渴作用，还可用治内热消渴。

【应用】 用治骨节烦热有汗而因阴虚者，多与银柴胡、青蒿、知母、鳖甲等同用，共奏滋阴退虚热除骨蒸之功。若治阴虚劳嗽、咳血盗汗者，又常与贝母、知母、百部、阿胶、百合等同用；而治肺热喘咳，则多与桑白皮、粳米、黄芩等同用。此外，与白茅根、大小蓟同用，可治血热吐衄尿血；与玉米须、山药、生地、天花粉同用，可治阴虚内热消渴；与生地、生茜草、生地榆等清热凉血药同用，又可治妇女血热月经先期。

【用量】 6～10g。

【现代研究】 本品含甜菜碱、β-谷甾醇、亚油酸、桂皮酸、多种酚类物质等。有解热、降压、降血糖、降血清胆固醇、调节免疫、提高痛阈及兴奋子宫作用，对伤寒杆菌、甲型副伤寒杆菌、福氏痢疾杆菌等有较强的抑制作用。

【附方】

1. 地骨皮汤 地骨皮、知母、鳖甲、柴胡、秦艽、贝母、当归，用于阴虚有汗、骨节烦热。

2. 泻白散 桑白皮、地骨皮、粳米、甘草，用于肺热喘咳。

木　瓜

【歌诀】 木瓜味酸，湿肿脚气①，霍乱转筋，足膝无力。

【译注】 木瓜味酸，性温。酸而入肝，益筋和血；温香化湿，又能醒脾，有除湿、和中、舒筋的作用。善治湿邪引起的足膝肿痛或麻木的脚气病，以及因吐泻而津液耗损不能养筋引起的小腿肌肉挛急的转筋症。此外，还有强筋骨的作用，可治足膝无力。尤其为治疗转筋的要药。

本品酸而敛阴，还能治疗胃津不足、食欲不振等症。

注：①脚气：是指由湿气引起的病，表现为两脚软弱，行动不便。分干、湿两种：湿脚气两胫肿大；干脚气两胫不肿，或麻木，或挛急，或痿软。

【应用】 用治脚气足膝肿痛或麻木，常与吴茱萸、大腹皮、紫苏、茯苓等同用；治湿痹筋骨酸重，四肢无力麻木，步履艰难，多与牛膝、威灵仙、海风藤、当归等同用。用治小腿肌肉挛急的转筋症，属夏伤暑湿，吐泻伤津引起者，多与藿香、厚朴、佩兰、陈仓米、吴茱萸等同用；属血虚筋失所养者，又多与白芍、甘草、鸡血藤、当归等同用，以养血舒筋，缓急止痛。此外，与乌梅、石斛、谷芽、鸡内金同用，还可治胃津不足，舌干口渴，食欲不振等。

【用量】 6～9g。

【使用注意】 脾胃未虚而积滞多者及胃酸过多者不宜服。

【现代研究】 本品含皂苷、黄酮类、维生素、苹果酸、枸橼酸、过氧化物酶、鞣质等。对关节炎有明显的抗炎消肿作用，似有缓和胃肠平滑肌痉挛和四肢骨骼肌痉挛的作用。有一定的保肝和抗癌作用。

【附方】

1. 鸡鸣散　见槟榔条。用于脚气足膝肿痛或麻木。

2. 壮骨木瓜丸　虎骨（狗骨代）、木瓜、枫树叶、龟甲、当归、自然铜、血竭、桂心、乳香、没药、骨碎补、安息香、广木香、地龙、甜瓜子，用于湿痹酸重、筋骨无力。

3. 蚕矢汤　蚕砂、薏苡仁、黄连、吴茱萸、黄芩、大豆黄卷、木瓜、半夏、通草、山栀，用于霍乱吐泻、腹痛转筋。

威 灵 仙

【歌诀】 威灵苦温，腰膝冷痛，消痰痃①癖②，风湿皆用。

【译注】 威灵仙味辛苦，性温，辛散温通，性猛善走，有散风寒湿邪和通络止痛的作用，尤长于通行经络。善治腰膝四肢风寒痹痛，又能消除痰水积聚。凡是因风湿引起的病都可应用。

此外，本品尚能消骨鲠，治骨刺鲠咽之轻症。

注：①痃：音玄（xuán），积聚生于腹中脐旁的叫痃。

②癖：音匹（pǐ），积聚潜伏于两胁间的叫癖。

【应用】 用治风湿痹痛，麻木瘫痪，单用为末，每以温酒调服2～4g即可；若病在上肢手臂者，当加片姜黄、羌活；病在腰膝下肢者，当加牛膝、独活；寒盛痛重者，当加细辛、桂枝、川乌；湿盛肢体酸楚而重者，当加苍术、草乌；风盛而痛无定处者，当加防风、羌活、白芷；兼肾虚者，当加桑寄生、杜仲、川断；顽痹日久者，当加白花蛇、乌梢蛇、蜈蚣、全蝎等。用治痰水积聚，多与半夏、姜汁同用。治骨刺鲠咽，可与砂糖、醋煎后慢慢含咽。

【用量】 6～10g。

【使用注意】 本品能损真气，气弱者不宜服。服药时忌茶水面汤。

【现代研究】 本品含白头翁素、白头翁醇、皂苷等。有镇痛、抗利尿、抗组胺、降血压、降血糖及抗疟作用。煎剂有明显抗菌作用。醋浸液对骨刺有一定软化作用，使咽及食管平滑肌松弛，蠕动增强，而致骨刺脱落。

【附方】

神应丸 威灵仙、桂心、当归，用于风湿腰痛或跌打损伤。

牡 丹 皮

【歌诀】 牡丹苦寒，破血通经，血分有热，无汗骨蒸。

【译注】 牡丹皮味苦辛，性微寒。辛散苦泄，微寒清热，散血中瘀滞，清血分邪热，有凉血散瘀、活血通经的作用，适用于热结血瘀引起的月经不通或痈疽肿毒；并可清热凉血，对血分有热引起的吐血、鼻血、发斑、发疹等症均可治疗。又善退虚热，故常用于阴虚发热，夜热早凉和无汗的自骨髓透发而出的阴虚潮热。

【应用】 用治瘀血经闭或肿块，多与茯苓、桂枝等活血化瘀通经消肿药同用。用治火毒疮疡，常与金银花、连翘、蒲公英、红藤同用。若治肠痈，当加入大黄、桃仁、赤芍、川楝子等。用治斑疹吐衄，证属外感热病，邪入营血，高热舌绛者，当与生地、赤芍同用；而属脏腑内热引起者，又常与生地、黄连、赤芍、白茅根等同用。用治阴虚发热、夜热早凉或无汗的虚劳骨节烦热，常与青蒿、生地、知母、鳖甲等滋阴退虚热药同用。此外，与栀子、柴胡、白芍等同用，可治妇女经前期发热而属肝郁化火者；与赤芍、乳香、没药同用，又可治跌打损伤，瘀血肿痛。

【用量用法】 6～12g。清热凉血宜生用，活血祛瘀宜酒制用，炒炭用于止血。

【使用注意】 血虚有寒、孕妇及月经过多者不宜用。

【现代研究】 本品含牡丹酚、牡丹酚苷、芍药苷、挥发油及植物甾醇等。有广谱抑菌及解热、镇静、镇痛、抗惊厥、降压、消炎、抗血小板聚集、促进动物子宫内膜充血等作用。

【附方】

1. 桂枝茯苓丸　桂枝、茯苓、牡丹皮、赤芍、桃仁，用于瘀血经闭或积聚肿块。

2. 大黄牡丹汤　见大黄条。用于肠痈腹痛。

3. 犀角地黄汤　见赤芍条。用于热入营血，斑疹吐衄。

4. 青蒿鳖甲汤　见生地条。用于阴虚发热或虚劳骨蒸。

玄　参

【歌诀】 玄参苦寒，清无根火[①]，消肿骨蒸，补肾亦可。

【译注】 玄参味苦、甘、咸，性寒。甘寒滋阴润燥，苦寒清热降火、凉血解毒，咸寒消肿软坚，有滋阴、降火、解毒、散结的作用。适用于温热病，阴液损伤，口渴心烦、温毒发斑和阴虚的骨节烦热，以及虚火上升的咽喉肿痛。也可以补肾阴不足。

此外，本品凉血解毒、软坚散结，还可疗瘰疬痰核、疮疡肿毒等外症。

注：①无根火：即一般所称的"虚火"，如阴虚心烦、咽喉痛等症。

【应用】 用治温病热入营血，口渴舌绛，心烦失眠或体发斑疹，常与生地、丹参、麦冬等同用；若治阴虚骨节烦热，多与黄柏、知母、银柴胡、地骨皮等同用，兼咳嗽者，又当加贝母、百部、沙参、百合等药。用治阴虚虚火上炎的咽喉肿痛，多与麦冬、生地、桔梗等同用，共奏滋阴降火之功。此外，与连翘、夏枯草、贝母同用，可治瘰疬；与金银花、当归、甘草同用，可治痈肿疮毒属热者，也治阳证脱疽；与麦冬、生地等同用又可滋阴润肠，疗热病伤津、肠燥便秘。

【用量】 9～15g。

【使用注意】 本品虽有滋阴作用，但性偏降火，且能滑肠，故阴虚火盛者最宜，而阴虚火不盛者不宜久服；脾胃虚寒、食少便溏者忌服。反藜芦，不能同用。

【现代研究】 本品含生物碱、糖类、甾醇等。有降压、降血糖作用，并可扩张血管而消除炎症，对多种皮肤真菌及铜绿假单胞菌有抑制作用。在体外有中和白喉毒素的作用。

【附方】

1. 清营汤　见生地条。用于温病热入营血。

2. 百合固金汤　见百合条。用于阴虚咳嗽。

3. 玄麦甘桔汤　玄参、麦冬、甘草、桔梗，用于阴虚火旺的咽喉肿痛。

4. 消瘰丸　见贝母条。用于瘰疬。

5. 四妙勇安汤　金银花、玄参、当归、生甘草，用于脱疽。

6. 增液汤　见生地条。用于肠燥便秘。

【按】 玄参与生地均能清热凉血，养阴生津，用治热入营血、热病伤阴、阴虚内热等证，常相须为用。但玄参解毒散结力较强，咽喉肿痛、痰火瘰疬多用；生地凉血养阴力较大，血热出血、内热消渴多用。

沙　参

【歌诀】 沙参味甘，消肿排脓，补肝益肺，退热除风。

【译注】 沙参味甘、微苦，性微寒，有清肺火、益肺阴的作用，并能消肿排脓，治肺中有热、胸膈作痛、咳吐脓血的肺痈和肺虚有热的咳嗽。此外，又能补肝阴，可退肝虚气郁的胁肋疼痛和皮肤间风热。

沙参甘寒养阴，不仅益肺阴，还能养胃阴、生津液，常用于温病邪热伤津或胃阴不足等证。

【应用】 用治肺热燥咳，常与麦冬、桑叶、天花粉等养阴清肺润燥药同用。若治劳嗽咳血，潮热盗汗，又常与知母、贝母、麦冬、百合、鳖甲等同用。用治热伤胃阴，舌干口渴，食欲不振，多与麦冬、生地、玉竹、冰糖等养阴益胃药同用。此外，与麦冬、鱼腥草、桔梗等同用，可治肺痈后期，阴伤咳嗽；与生地、枸杞子、川楝子同用，又治肝虚气郁的胁肋疼痛；与荆芥、菊花、桑叶同用，还治皮肤间风热。

【用量】 5～12g。

【使用注意】 虚寒证忌服。南沙参反藜芦，不能同用。

【现代研究】 北沙参含生物碱、挥发油及淀粉等，乙醇提取物有降低体温和镇痛的作用；南沙参含三萜皂苷、生物碱、黄酮类、鞣质等，有祛痰、强心、调节免疫和抗真菌的作用。

【附方】

1. 沙参麦冬汤　见麦门冬条。用于肺热燥咳、余邪未解。

2. 益胃汤　沙参、麦冬、细生地、玉竹、冰糖，用于热伤胃阴、食欲不振。

3. 一贯煎　沙参、生地、麦冬、枸杞子、当归、川楝子，用于肝肾阴虚，血燥气郁。

【按】 沙参有南沙参与北沙参两种，功用相同；南沙参力量较弱，然兼有祛痰作用。鲜沙参即南沙参之新鲜者，清热养阴力量较好，多用于热病伤阴之证。

丹　参

【歌诀】 丹参味苦，破积调经，生新去恶，祛除带崩。

【译注】 丹参味苦，性微寒。味苦而性偏泄降，微寒清热，能破瘀血积聚、调理月经，可治产后瘀血停留、小腹作痛，或腹中瘀血积聚成块，跌打损伤、瘀阻胸痹心痛，以及月经不调、经闭痛经等症。有去恶血、生新血的功效，用于治疗带下、崩漏等妇科疾病。

此外，还能凉血消肿、清心除烦，可治痈肿疮毒、风湿热痹和心烦不眠。

【应用】 用治血热瘀滞所致的月经不调、痛经经闭，或产后瘀阻腹痛，常与当归、益母草、桃仁、红花等活血化瘀、通经止痛药同用。用治痈肿疮毒，多与金银花、连翘、蒲公英等清热解毒消肿药同用。若治风湿热痹，关节红肿热痛，又多与忍冬藤、木通、赤芍、秦艽等清热通络、凉血消肿之品同用。治心烦不眠或心悸等，属温病热入营血所引起者，当与生地、玄参、黄连等配伍；属阴血不足引起者，当与酸枣仁、柏子仁、何首乌等配伍。

【用量用法】 10~15g。活血化瘀宜酒炙用。

【使用注意】 本品反藜芦，不能同用。孕妇慎用。

【现代研究】 本品含丹参酮、隐丹参酮等。能改善心功能和微循环，抑制血栓形成，降血脂，促进肝细胞再生，提高机体的耐缺氧能力，促进组织修复，能抑菌，抑制中枢神经，保护胃黏膜，改善肾功能等。

【附方】

1. **丹参散** 丹参研末单用，用于血热瘀阻的月经不调或产后腹痛。

2. **消乳汤** 知母、穿山甲、瓜蒌、丹参、乳香、没药、金银花、连翘，用于乳痈肿痛。

3. **清营汤** 见生地条。用于温病热入营血、心烦不眠。

4. **天王补心丹** 见麦门冬条。用于阴血不足的心悸失眠。

苦　参

【歌诀】 苦参味苦，痈肿疮疥，下血肠风，眉脱赤癞①。

【译注】 苦参味苦，性寒，苦能燥湿，寒可清热，故有清热除湿、解毒杀虫的作用。治痈肿和湿疮疥癣、阴痒阴肿，以及肠中有风邪湿热引起的大便下血、下痢等症。此外，亦可治眉毛脱落、脸色发红的麻风病。

本品还有利尿作用，使湿热病邪从小便排出，用于治疗黄疸、淋痛等湿热病证。亦治心火亢盛、心烦心悸。

注： ①癞：音赖（lài），是一种皮肤病。这里的"眉脱赤癞"即指麻风。

【应用】 用治痈肿湿疮，多与蒲公英、苍术、黄柏等同用；若治疥癣麻风，又常与白鲜皮、防风、生首乌、大风子等同用；若治外阴湿疹瘙痒，多与蛇床子、地肤子、黄柏、苍术、白矾等药配伍，煎汤外洗，亦可与白鲜皮、龙胆、泽泻、黄柏、苍术等煎汤内服。用治大肠风邪湿热蕴结所致的大便下血，多与生地、地榆、槐花、防风炭等同用；若治湿热下痢，又常与木香、黄连、白头翁等清热凉血燥湿止痢药同用。此外，与白鲜皮、茵陈、山栀等同用，可治湿热黄疸；与车前子、滑石、木通、牛膝、黄柏同用，能疗湿热蕴结的尿赤涩痛。

【用量用法】 4.5～9g。外用（煎汤浸洗或研末外敷）视患处大小定量。

【使用注意】 本品反藜芦，不能同用。脾胃虚寒者忌用。

【现代研究】 本品含苦参碱、羟基苦参碱、异苦参碱等多种生物碱。有抗心律失常的作用，对阴道滴虫、阿米巴原虫有杀灭作用，对结核杆菌、痢疾杆菌、金黄色葡萄球菌、大肠杆菌、多种皮肤真菌也有抑制作用，并有利尿、抗感染、抗过敏、镇静、祛痰、抗肿瘤等作用。

【附方】

1. 消风散 见防风条。用于风疹瘙痒或湿疮肿痛。

2. 苦参地黄丸 苦参、地黄，用于肠风便后下血。

3. 当归贝母苦参丸 当归、贝母、苦参，用于妊娠小便不利。

龙 胆

【歌诀】 龙胆苦寒，疗眼赤疼，下焦湿肿，肝经热烦。

【译注】 龙胆味苦，性寒。苦善燥湿，性偏沉降，大寒能清热泻火，有泻肝胆火邪、清下焦湿热的功效。能治疗肝火上炎引起的眼睛红肿作痛、胸胁刺痛、咽痛口苦和下焦有湿热的黄疸尿赤、赤白带下、阴肿阴痒，以及肝经热盛的烦躁惊厥、抽搐等症。

【应用】 用治肝火上炎引起的目赤肿痛，口苦胁痛，咽痛耳鸣头晕，或肝经湿热下注所致的阴部湿痒肿痛、淋痛尿血，常与黄芩、栀子、柴胡、木通、生地、泽泻等同用，共奏清泻肝火或肝经湿热之功；若治肝经热盛的烦热惊厥、抽搐等症，可与黄连、牛黄、钩藤、青黛等同用。此外，与栀子、大黄、茵陈同用，又治湿热黄疸属肝火盛者。

【用量】 3~6g。

【使用注意】 脾胃虚寒者忌服。

【现代研究】 本品含龙胆苦苷、龙胆碱、龙胆黄素、龙胆糖等。龙胆对多种细菌、皮肤真菌及钩端螺旋体、疟原虫有抑制作用，并有镇静、降压利胆、降低谷-丙转氨酶的作用，还可使肌肉松弛，并能抑制心脏、减缓心率，亦有抑制抗体生成和健胃的作用。

【附方】

龙胆泻肝汤 见柴胡条。用于肝胆火热实证如目赤肿痛、胁痛口苦等，或下焦湿热的黄疸、尿赤、阴痒等症。

五　加　皮

【歌诀】　五加皮温，祛痛风痹①，健步坚筋，益精止沥。

【译注】　五加皮味辛，性温。辛散温通，有祛风湿、止痹痛、补肝肾、强筋骨的作用。用治风湿痹痛，筋脉拘急及肝肾不足、筋骨软弱、腰腿酸痛、两足无力等症；且能补肾精，治肾虚不能约束的小便淋沥不断。

本品还有利水消肿、除湿止痒之功，可疗皮肤水肿，瘙痒流水。

注：①痹：音闭（bì）。指风寒湿相合而为邪侵袭肌体关节的一种病。风胜而流转的为行痹（风痹），寒胜而痛甚的为痛痹（寒痹），湿胜而身体沉重、痛处不移的为着痹（湿痹）。

【应用】　用治风寒湿痹，腰膝疼痛，多与木瓜、独活、威灵仙、秦艽等祛风湿、通经络药同用；若治肝肾虚弱所致的腰膝酸软，步履乏力，或小儿行迟、齿迟等，又当与桑寄生、杜仲、川断等补肝肾、强筋骨之品配伍。治肾虚不能约束的小便淋沥不断，多与益智仁、桑螵蛸、覆盆子等固肾缩尿药同用。此外，与茯苓皮、桑白皮、生姜皮、冬瓜皮同用，可治皮肤水肿；与槟榔、车前子、白鲜皮等同用，又治脚气浮肿，瘙痒流水。

【用量】　5～10g。

【使用注意】　五加皮有南北之分，南五加皮补肝肾、强筋骨、祛风湿作用较好；北五加皮（又叫香加皮）利水祛湿作用较好，但有一定毒性，不能过量使用，以防中毒。

【现代研究】　南五加皮含挥发油、鞣质、棕榈酸、亚麻仁油酸、维生素A族、维生素B族，具有抗炎、镇痛、抗感染、抗疲劳、抗紧张、抗辐射等作用，还能增强免疫功能，调整血压，降低血糖，抗肿瘤、抗溃疡、抗诱变、抗应激作用。北五加皮含北五加皮苷，具有强心、利尿、抗感染、抗癌及杀虫等作用，但有毒性，可致心脏中毒，呼吸抑制，甚至发生充血性心力衰竭而死亡。

【附方】

1. 五加皮散　五加皮、川牛膝、木瓜，用于风寒湿痹，腰膝疼痛。

2. 五皮饮　见腹皮条。用于皮肤水肿。

防己（木防己、汉防己）

【歌诀】 防己气寒，风湿脚痛，热积膀胱，消痈散肿。

【译注】 防己味辛、苦，性寒。本品辛能发散、苦寒降泄，既能祛风散邪，又能泄热除湿，有除风湿和清利膀胱湿热的作用。治风湿性关节肿痛和足膝肿痛，以及膀胱有热的小便不利、水肿等，并能消散湿热性的痈肿。

【应用】 用治风湿性关节肿痛，属风寒湿痹者，可与羌活、独活、威灵仙等同用，以加强祛风湿、通经络之功；属热痹者，又常与忍冬藤、丹参、秦艽等清热凉血、通络除痹药同用；若治湿热下注的足膝肿痛，又常与黄柏、苍术、牛膝、生薏苡仁同用。用治膀胱有热的小便不利，多与木通、萹蓄、瞿麦等同用；治湿疮湿疹，多与苦参、白鲜皮、金银花、土茯苓等同用。用治风水浮肿，汗出恶风，常与黄芪、白术等同用；若治痰饮水走肠间，常与椒目、葶苈子、大黄同用；而治皮水者，又当与黄芪、桂枝、茯苓等同用。

【用量用法】 5~10g。传统认为：除风湿止痛宜木防己，利小便退肿宜汉防己。

【使用注意】 体弱阴虚及胃纳不佳者不宜用。木防己含马兜铃酸，国外有因长期服用含防己的减肥药而导致肾毒（主要为马兜铃酸）的报道，现临床已不再使用。

【现代研究】 汉防己含汉防己甲素、汉防己乙素、汉防己丙素等，还含黄酮苷、挥发油等。有明显的镇痛、解热、利尿、消炎、抗过敏、松弛肌肉的作用。并有扩冠、降压、抗心律失常、降血糖、抗过敏、抗肿瘤等作用。

【附方】

1. 防己汤 防己、乌头、肉桂、生姜、白术、茯苓、人参、甘草，用于风寒湿痹。

2. 宣痹汤 防己、杏仁、滑石、连翘、栀子、薏苡仁、半夏、蚕砂、赤小豆皮，用于风湿热痹。

3. 己椒苈黄丸 防己、椒目、葶苈子、大黄，用于痰饮实证、水走肠间。

4. 防己黄芪汤　见黄芪条。用于阳虚风水浮肿。

地　榆

【歌诀】　地榆沉寒，血热堪用，血痢带崩，金疮止痛。

【译注】　地榆味苦，性微寒，沉降入下焦。有凉血、止血的作用，但必须血分有热才可应用。能治血热引起的便血、血痢和妇女带下、血崩（子宫大出血）等。此外，研末外敷能止刀伤出血，并治水火烫伤，为治烧烫伤的要药，有解毒、敛疮、消肿、止痛、止血的功效。

【应用】　用治大肠湿热的痔血、便血，常与槐角、黄芩、枳壳、防风等同用；若治血痢，可与黄连、木香、白头翁等同用；而治妇女血崩，可将本品炒炭后与生地、人参、蒲黄、仙鹤草、三七、棕榈炭等配伍；治湿热带下，又可与乌贼骨、黄柏、芡实等同用。此外，与三七、白及研末外敷，能止刀伤出血；与大黄、虎杖同用，又善治水火烫伤；与金银花、牡丹皮、薏苡仁、蒲公英等同用，还治肠痈。

【用量用法】　9～15g。清热凉血宜生用，收敛止血宜炒炭用。

【使用注意】　脾胃虚寒者忌服。

【现代研究】　本品含地榆糖苷Ⅰ、地榆糖苷Ⅱ，地榆皂苷A、地榆皂苷B、地榆皂苷E，鞣质。可缩短出凝血时间，并能收缩血管，故有止血作用；对实验性烫伤有治疗作用；还能抑制各种致病菌。

【附方】

1. 槐角丸　槐角、地榆、枳壳、当归、防风、黄芩，用于肠风便血。

2. 地榆丸　地榆、黄连、木香、乌梅、诃子肉、当归、阿胶，用于血痢。

茯　神

【歌诀】　茯神补心，善镇惊悸，恍惚健忘，兼除怒恚①。

【译注】　茯神味甘，性平，有养心安神、镇惊定悸的作用。善治心跳不安、失眠和头脑不清楚、容易忘事等症。兼有解除心神不

宁、忿怒躁烦的功效。

注：①恚：音汇（huì），恨、怒的意思。

【应用】 用治心跳不安、失眠和头脑不清楚、健忘等症，多与人参、朱砂、远志、石菖蒲、酸枣仁、龙齿等养心安神镇惊药同用；兼血虚者，加当归、龙眼肉、夜交藤等；兼气虚的，加黄芪、党参、白术等；兼阴虚的，加麦冬、生地、知母等。若治忧郁失眠，可与合欢皮、合欢花、远志、柴胡、芍药等解郁安神疏肝药同用。

【用量】 6～12g。

【附方】

1. 安神定志丸　见人参条。用于心气虚的心悸失眠、头晕健忘等。

2. 归脾汤　见人参条。用于心脾不足、气血两虚的失眠健忘。

远　志

【歌诀】 远志气温，能驱惊悸，安神镇心，令人多记。

【译注】 远志味苦、辛，性温。善于治疗心跳不安、失眠等症，起到安神镇心的作用；并宁心益智，治健忘，能增强人的记忆力。

本品辛温通利、苦燥祛痰，还有化痰散郁结的作用，适用于痰多的咳嗽和因痰湿壅塞经络而产生的痈疽等症。

【应用】 用治惊悸失眠，迷惑健忘，常与人参、茯神、石菖蒲、朱砂、龙齿等同用；还可根据病因不同，配伍其他药物加减使用。用治寒痰咳嗽，多与桔梗、杏仁、陈皮、半夏、紫菀等宣肺化痰止咳药同用。单用本品为末浸酒服，渣敷患处即可治疗痈疽肿毒。

【用量】 3～10g。

【使用注意】 阴虚火旺及有实热之证者忌服。

【现代研究】 本品含皂苷，脂肪油，树脂等。有镇静、催眠，抗惊厥作用。远志皂苷有祛痰、镇咳、降压作用。

【附方】

远志丸　远志、茯神、朱砂、龙齿、人参、石菖蒲、白茯苓，用于梦寐不宁，遗精滑精。

酸枣仁　附：酸枣树皮

【歌诀】　酸枣味酸，敛汗驱烦，多眠用生，不眠用炒。

【译注】　酸枣仁味甘酸，性平。甘润滋养心阴，酸敛止汗，酸又入肝，能养心肝之血而除虚烦。故有安神敛汗除虚烦的作用，可以治疗心跳不安、虚汗不止、失眠等症。生用能清胆火，可治多眠。虚烦不眠宜炒熟用。根据药理，生用、炒用均能镇静、催眠。

【应用】　用治虚烦不眠、惊悸多梦，除与茯苓、柏子仁、远志、琥珀、龙眼肉等安神药配伍使用外，属血虚者加当归、熟地、制首乌等；属阴虚者加麦冬、知母、生地等；属气虚者加人参、黄芪、党参等。用治体虚多汗，津少口渴，当与人参、五味子、麦冬、山茱萸、生黄芪等同用。用治多眠，属口苦胆热者，可与黄连、黄芩、栀子等清胆泄热药同用；属痰湿内阻，中气困顿，胸闷食少，四肢倦重者，可与陈皮、厚朴、苍术、石菖蒲等配伍；属脾虚乏力者，可与人参、白术、茯苓、半夏等同用。

【用量用法】　10～15g，研末每次1.8g。治失眠，睡前服。

【使用注意】　有实邪郁火者不宜服。

【现代研究】　本品含多种脂肪油和蛋白质。有镇静、催眠、抗惊厥、降体温、降压、抗心律失常、增强免疫功能等作用。

【附方】

1. 酸枣仁汤　酸枣仁、知母、川芎、茯苓、甘草，用于虚烦不眠、惊悸多梦。

2. 天王补心丹　见麦门冬条。用于肝肾阴虚、水火未济的失眠心悸。

3. 归脾汤　见人参条。用于心脾两虚的惊悸失眠。

【附】　酸枣：又名山枣、五眼果。树又名"酸醋树"。酸枣树皮味涩，性凉。熬成膏，或洗或敷，可治水火烫伤。

菖　蒲

【歌诀】　菖蒲性温，开心利窍，去痹除风，出声至妙。

【译注】 菖蒲味辛、苦，性温。辛散苦燥温通，芳香走窜，有祛痰湿、开心窍、宁心神的作用，善治痰湿蒙蔽心窍的神识昏糊、癫痫发狂、心神不宁、失眠健忘以及湿浊不化的胸闷不食。并有散风湿的作用，可治关节疼痛。

此外，菖蒲能开窍除痰，对风寒伤肺、肺气不宣、痰饮闭塞的声音不出，有较好疗效。

【应用】 用治湿热蒙蔽心窍的神识不清、说胡话、身热不扬、苔黄腻者，常与郁金、栀子、滑石、连翘等同用。若治痰浊蒙蔽清窍的癫狂证，轻者与远志、朱砂、茯神配伍；重者兼大便秘结者，当与大黄、厚朴、枳实、芒硝等同用。若治健忘失眠，精神恍惚，多与远志、茯苓、人参同用。若治耳聋耳鸣，属肝火者，与龙胆、黄芩、柴胡、枳实等同用；属肝肾虚者，当与五味子、地黄、山茱萸、山药等同用。对于湿浊阻胃，胸闷不食，常与苍术、厚朴、陈皮等同用；若湿热蕴结肠中，呕恶不纳，下痢频繁的噤口痢，多与黄连、石莲子等同用。此外，与羌活、独活、秦艽等祛风湿药相伍用，可治风湿关节痛；与桔梗、荆芥、紫苏、橘红等同用，还治风寒束肺，痰饮闭塞的失声。

【用量】 3～10g。

【使用注意】 凡阴亏血虚及精滑多汗者，均不宜服。

【现代研究】 本品含挥发油，氨基酸及糖类。有镇静、降温、抗惊厥、抗心律失常、促进消化液分泌、制止肠道异常发酵等作用。此外，对真菌有抑制作用。其提取的α-细辛醚治疗癫痫和癫痫持续状态有效。

【附方】

1. 菖蒲郁金汤 鲜菖蒲、郁金、生牡蛎、栀子、竹叶、牡丹皮、连翘、菊花、滑石、牛蒡子、玉枢丹末、姜汁，用于湿热蒙蔽心窍的神迷昏糊等症。

2. 涤痰汤 半夏、茯苓、陈皮、甘草、菖蒲、竹茹、胆星、枳实，用于痰浊蒙蔽清窍的癫狂证。

3. 安神定志丸 见茯苓条。用于健忘失眠、精神恍惚。

4. 开噤散 人参、黄连、石莲子、菖蒲、丹参、陈皮、茯苓、冬瓜仁、荷叶蒂、陈仓米，用于湿热蕴结的噤口痢。

柏 子 仁

【歌诀】 柏子味甘，补心益气，敛汗润肠，更疗惊悸。

【译注】 柏子仁味甘，性平。甘润主补，药性平和，有养心安神、敛汗润肠的功效。善于治疗心血不足的虚汗过多和肠中津液不足的大便干燥；并治心气不足的心悸失眠。

【应用】 用治虚烦惊悸失眠，多与酸枣仁、远志、五味子、茯神等药同用，还可根据不同的病因，选择不同的补益药配伍使用。用治虚汗，多与煅牡蛎、五味子、麻黄根等收敛止汗药同用；阴血虚者，当加滋阴养血药。用治津枯肠燥便秘，常与火麻仁、杏仁、松子仁等润肠通便药同用。

【用量】 3～10g。

【使用注意】 便溏及痰多者忌服。

【现代研究】 本品含脂肪油，挥发油和皂苷。有润肠、镇静和改善记忆的作用。

【附方】

1. 天王补心丹　见麦门冬条。用于心阴不足、惊悸失眠。

2. 五仁丸　杏仁、郁李仁、桃仁、松子仁、柏子仁、陈皮，用于肠燥便秘。

益 智 仁

【歌诀】 益智辛温，安神益气，遗溺遗精，呕逆皆治。

【译注】 益智仁味辛，性温。有安心神、补肾气、固精缩尿的作用，能治肾气虚寒的遗尿或小便频数及遗精。又能温脾止泻止唾，可治脾寒的恶心呕吐及唾涎多等症。

【应用】 用治肾气虚寒的遗尿或小便频数，多与山药、乌药、桑螵蛸等补肾缩尿药同用；若治肾虚遗精，又多与金樱子、山茱萸、锁阳等补肾固精药同用。用治脾胃虚寒，腹痛吐泻，常与党参、白术、干姜等同用；若唾涎多者，可配苍术、厚朴、茯苓、半夏、陈皮等药同用以健脾运湿摄唾。

【用量】 3～10g。

【使用注意】 本品温燥，能伤阴助火，故阴虚火旺或因热而患遗精、尿频、崩漏等证者，均忌服。

【现代研究】 本品含挥发油，油中有桉油精、姜烯、姜醇、α-松油醇、绿叶烯及α-香附酮等。有强心、健胃、抗利尿、减少唾液分泌、抑制回肠收缩等作用。

【附方】

1. 缩泉丸　乌药、益智仁，用于肾虚遗尿或小便频数。

2. 三仙丸　益智仁、乌药、山药、朱砂，用于肾虚遗精。

3. 益智散　益智仁、川乌、干姜、青皮，用于脾胃虚寒、腹痛吐泻。

甘　松

【歌诀】 甘松味香，善除恶气，治体香肌，心腹痛已。

【译注】 甘松温香行散，善开郁结，气味芳香，醒脾畅胃。有理气止痛、醒脾开郁的作用，善于消除秽恶之气，煎汤外洗，可以香身；内服可治思虑气结或脾胃虚寒，脘腹胀痛。

【应用】 用治思虑气结，脘腹胀痛，不思饮食，常配木香、香附、砂仁等；若脾胃虚寒，脘腹满痛，可配官桂、丁香、砂仁等。此外，与荷叶、藁本煎汤外洗，能收湿拔毒而治脚气。

【用量用法】 3～6g，煎服或煎汤外洗。

【使用注意】 气虚血热者不宜服。

【现代研究】 本品含马兜铃烯、甘松酮、德比酮、缬草酮、广藿香醇、甘松素、甘松醇等。有镇静、安定、抗心律失常、扩张支气管、拮抗平滑肌痉挛、抗溃疡及抑菌等作用。

【附方】

甘松汤　甘松、藁本、荷叶，用于湿脚气。

小 茴 香

【歌诀】 小茴性温，能除疝气，腹痛腰疼，调中暖胃。

【译注】 小茴香味辛，性温。辛散而温通，有暖肝温肾、散寒

理气止痛的作用，能消除睾丸痛连少腹的疝气疼痛和少腹寒痛、腰痛；并有温中理气开胃的功效，适用于寒气内停，脘腹胀痛，胃口不开等症。

【应用】 用治寒疝腹痛，多与木香、乌药、肉桂、青皮等同用。若治妇女经寒少腹痛，多与官桂、艾叶、香附、川芎、当归等同用。用治脘腹冷痛，呕吐食少，多与干姜、高良姜、香附、附子等同用；兼脾虚者，可加党参、白术。

【用量】 3～10g。

【使用注意】 本品辛温助火，热证及阴虚火旺者忌服。

【现代研究】 本品含挥发油。能增强胃肠运动，腹气胀时，能促进气体排出，减轻疼痛，对胃溃疡胃酸分泌有抑制作用，并促进胆汁分泌，促进肝组织再生。

【附方】

1. 天台乌药散　见乌药条。用于寒疝腹痛。

2. 少腹逐瘀汤　炒小茴香、炒干姜、延胡索、没药、川芎、官桂、赤芍、炒五灵脂、蒲黄、当归，用于经寒少腹痛。

大 茴 香

【歌诀】 大茴味辛，疝气脚气，肿痛膀胱，止呕开胃。

【译注】 大茴香味辛，性热。有散寒健胃的作用，能治腹部连及睾丸疼痛的疝气及寒湿脚气肿痛；并能暖下焦、祛除肾与膀胱的冷气，且有止胃寒呕逆及开胃进食的功效。

【应用】 用治脘腹冷痛、呕吐食少等症，多与干姜、白术、党参等同用；寒盛者，当加肉桂、附子。用治寒滞肝脉的疝气冷痛，多与小茴香、高良姜、青皮、槟榔、延胡索等同用。而治寒湿脚气肿痛，又多与槟榔、吴茱萸、木瓜等同用。此外，配以乌药、肉桂等又治膀胱冷气。

【用量】 3～10g。

【使用注意】 本品辛热助火，热证及阴虚火旺者忌用。

【附】 本品性味功效与小茴香相近，但药力较逊，常作食物调味品用。

干　姜

【歌诀】　干姜味辛，表解风寒，炮苦逐冷，虚寒尤堪。

【译注】　干姜味辛，性热，辛而行散，性热燥烈。有解散风寒、温肺化饮和温中回阳的作用，可治风寒感冒，肺有寒痰停饮的喘咳和脾胃受寒的吐泻腹痛，以及肢冷脉微的阳虚欲脱证。尤善治脾胃寒证。炮黑后称"炮姜"，味辛苦，性大热，除寒作用更大；并能止血，适用于虚寒性的出血证。

【应用】　用治脾胃虚寒、脘腹冷痛、呕吐、泄泻冷痢等，常与党参、白术同用。用治阳气衰微，阴寒内盛，四肢厥冷，脉微欲绝之亡阳虚脱证，常与附子同用。用治肺寒咳嗽、痰多清稀等症，常与细辛、五味子同用。用治虚寒性吐、衄、便血、崩漏，症见手足不温、面色苍白、舌淡苔白等，常与附子、白术、阿胶等药同用。

【用量用法】　3～10g。温中回阳、散寒化饮当用干姜；止泻、止血宜用炮姜。

【使用注意】　阴虚有热、血热妄行者及孕妇均忌用。

【现代研究】　本品含挥发油，主要成分为姜烯、姜醇、姜辣素等。能直接兴奋心脏，对血管运动中枢有兴奋作用，并有镇呕、镇静、镇痛、止咳、健胃、祛风等作用。

【附方】

1. 理中丸　干姜、党参、白术、甘草，用于脾胃虚寒、脘腹冷痛、呕吐冷泻。

2. 四逆汤　附子、干姜、甘草，用于阳气衰微、四肢厥冷。

3. 苓甘五味姜辛汤　茯苓、甘草、五味子、干姜、细辛，用于肺寒咳嗽、痰多清稀。

附　子

【歌诀】　附子辛热，性走不守，四肢厥冷，回阳功有。

【译注】　附子味辛，性热，有大毒。辛热温煦，通行十二经脉，

上助心阳，中温脾阳，下补肾阳，药力能很快地通达全身发挥作用，而不是蓄于体内慢慢奏效，正所谓"性走不守"。功善散寒止痛，用治风寒湿痹的周身骨节疼痛及脘腹冷痛。并能治大汗亡阳的四肢厥冷、脉微欲绝等虚脱的危证，有回阳救逆之功效。

此外，本品纯阳燥烈，上能温煦心阳以通经脉，中能振奋脾阳以助健运，下能补助肾阳益命门之火。还可治心阳不振的胸痹心痛及肾虚火衰的阳痿、泄泻、水肿等。

【应用】 用治阳气衰微，阴寒内盛，或因大汗、大吐、大泻，以及其他原因而致的四肢厥冷、脉微欲绝的亡阳虚脱证，常与干姜、甘草同用，以增强回阳救逆之功效。若治阳虚肌表不固，汗出不止，可与黄芪配伍以温阳固表。如治因大出血所致亡阳者，可与人参同用，以利回阳救逆、益气固脱；目前，临床亦可选用参附注射液急救。用治肾阳不足所致的腰膝酸痛、畏寒足冷、阳痿遗精、小便频数，常与肉桂、熟地、枸杞子、山茱萸等同用。用治脾肾阳虚，脘腹冷痛，大便溏泄之症，可与党参、白术、干姜等配伍。对于阳虚水肿、小便不利之症，又与白术、茯苓等同用。若治风寒湿痹，尤适合周身骨节疼痛属于寒湿偏胜者，常与桂枝、白术、甘草等同用。用治素体阳虚，感受风寒而恶寒发热、脉反沉者，常与麻黄、细辛同用。

【用量用法】 3～15g。内服多炮制后用。久煎，至口尝无麻辣感为度。生用作用峻烈，宜于回阳救逆；熟用作用缓和，宜于补火助阳。

【使用注意】 反半夏、瓜蒌、白蔹、白及、贝母。畏犀角。阴虚内热患者及孕妇忌用。非阴盛阳衰之证不宜服用。

【现代研究】 本品含乌头碱、次乌头碱、塔拉胺、川乌碱甲、川乌碱乙及消旋去甲基乌药碱等。有明显的强心作用，与其所含消旋去甲基乌药碱有密切关系；有消炎、镇痛、镇静、抗心肌缺血缺氧、促进血凝等作用，对垂体-肾上腺皮质系统有兴奋作用。所含乌头碱有毒，中毒时可见心率变慢、传导阻滞、室性期前收缩或室性心动过速、室性纤维颤动，严重时出现抽搐、昏迷甚至死亡。

【附方】

1. 四逆汤 见干姜条。用于阳气衰微、四肢厥冷。

2. 肾气丸　肉桂、附子、山药、山茱萸、熟地、茯苓、牡丹皮、泽泻，用于肾阳不足的腰膝冷痛、阳痿遗精等。

3. 附子理中丸　附子、干姜、党参、白术、甘草，用于脾肾阳虚的脘腹冷痛、大便溏泄等。

4. 真武汤　附子、白术、茯苓、芍药、生姜，用于阳虚水肿、小便不利等。

5. 桂枝附子汤　桂枝、附子、生姜、大枣、甘草，用于风寒湿痹、周身骨节疼痛。

6. 麻黄附子细辛汤　麻黄、附子、细辛，用于素体阳虚兼外感风寒。

【按】　附子与干姜均能回阳救逆，温中散寒，治亡阳欲脱及中焦寒证。但附子有毒力强，为回阳救逆的第一要药，又善补火助阳；干姜无毒力缓，治亡阳须配附子方有效力，又善固守中焦，为治脾胃寒证之要药，还能温肺化饮。

【不良反应】　误食附子或剂量过大、煎煮不当、配伍失宜可致中毒，甚至死亡。须严格炮制，按规定的用量用法使用，保证用药安全。

川　乌

【歌诀】　川乌大热，搜风入骨，湿痹寒疼，破积之物。

【译注】　川乌味辛，性大热，有大毒。辛散走窜，深入骨骱，能搜散筋骨中的风寒，治风寒湿痹关节疼痛或麻木。它是破寒冷积聚的药物，所以又能治阴寒内盛的心腹冷痛和睾丸作痛连及少腹的寒疝。

【应用】　用治阴寒内盛所致的寒疝疼痛及心腹冷痛，可单味同蜜煎服。用治风湿痹痛及跌打损伤，可同桂枝、威灵仙、五灵脂等温经活血、除湿止痛药同用。古时外科麻醉药多与草乌并用，配伍姜黄、曼陀罗等内服，或配草乌、生南星、生半夏等制为散剂外敷。此外，还可用于头风疼痛、偏头痛，可单用，也可配细辛、茶叶等同用。

【用量用法】　1.5～3g，久煎。若作散剂或酒剂，应减半量左右使用。内服一般应炮制后用。

【使用注意】　反半夏、瓜蒌、白及、白蔹、贝母，忌同用。孕妇忌服。

【附方】

1. 大乌头煎　单味乌头同蜜煎服，用于阴寒内盛的寒疝疼痛及心腹冷痛。

2. 乌头汤　乌头、麻黄、芍药、黄芪、炙甘草，用于寒湿痹痛。

3. 小活络丹　川乌、草乌、制天南星、地龙、乳香、没药，用于风湿挛痛、手足不仁。

【按】　川乌、附子同出一物，均辛热有毒，能散寒止痛。但川乌善祛风除湿，散寒止痛；附子善回阳救逆，补火助阳。

木香（广木香）

【歌诀】　木香微温，散滞和胃，诸风能调，行肝泻肺。

【译注】　木香味辛，性温。辛散温通，能驱散腹中寒气，行胃肠中的滞气，可治中焦气滞的脘腹胀痛、食欲不振和痢疾的里急后重等症。因善于调气，能治胸腹一切寒凝气滞作痛，并治肝胆气滞的黄疸、胁痛及疝气痛。有行肝气、理肺气的功效。

【应用】　适用于湿热或食积泻痢，胃肠气滞，脘腹疼痛，里急后重等症。治湿热泻痢，与黄连同用。治食积泻痢，与青皮、枳实、槟榔等同用。用治肝胃气滞，胸腹胀痛，常与香附、陈皮、砂仁等同用。用治肝郁气滞，湿热交蒸所致的胁肋胀痛，甚则攻窜剧痛，口苦苔黄，甚或黄疸，常与疏肝理气的柴胡、赤芍、川楝子及清热利湿的茵陈、大黄、金钱草等同用。用治中虚气滞，脾失运化，胃失和降所致的脘腹满闷、呕恶食少、消化不良等，常与砂仁、党参、白术等同用。若食积不消，脘腹胀痛，还可与砂仁、枳实、白术同用，以健脾开胃，消食化滞。

【用量用法】　3～6g，水煎服，或入丸、散。生用专行气滞，煨熟能实肠止泻。

【使用注意】　阴虚、津亏、火旺者慎用。

【现代研究】　本品的主要药效成分为挥发油及木香碱等。具有双向调节胃肠道、促进消化液分泌、抗溃疡、利胆、松弛气管平滑肌、抑菌抗菌、利尿、促进纤维蛋白溶解等作用。

【附方】

1. 香连丸　见黄连条。用于湿热泻痢。

2. 木香槟榔丸　见大黄条。用于食积泻痢。

3. 香砂六君子汤　木香、砂仁、党参、白术、茯苓、甘草、陈皮、半夏，用于中虚气滞、脾胃不和的脘闷食少。

4. 香砂枳术丸　见枳实条。用于食积不消、脘腹胀痛。

【按】　行气滞宜用生木香，止泻宜用煨木香。至于"泻肺"的说法，古书虽有记载，临床极少使用。

沉　香

【歌诀】　沉香降气，暖胃追邪，通天彻地，气逆为佳。

【译注】　沉香味辛、苦，性温。辛行苦泄温通，药性偏沉降，有降气温胃、散寒除邪的作用。可治气逆不降的喘满呕吐和胃寒气滞的胸腹胀痛。歌中"通天彻地"的说法，是形容本品上能降气平喘，治肺气不降，下能温助肾阳，治肾气虚寒。对于肾失摄纳、气逆不降所致的喘满，功效更好。

【应用】　用治寒凝气滞，胸腹胀痛，常与乌药、木香等同用。用治脾胃虚寒积冷，脘腹胁肋胀痛，常与肉桂、附子、干姜等同用。若命门火衰，手足厥冷，脐腹疼痛，又当配附子、丁香、麝香等，以回阳救急。用治脾胃虚寒，呕吐呃逆，经久不愈者，常与丁香、白豆蔻、紫苏同用为散，柿蒂煎汤送服。用治肾不纳气的虚寒性气逆喘急之症，常与熟地、补骨脂、五味子及人参、蛤蚧、胡桃肉等同用。用治男子精冷早泄，可与附子、阳起石、补骨脂等同用，取其补火暖肾之功。此外，与肉苁蓉、当归、枳壳等同用，治大肠气滞，虚闭不行，亦取本品有温中暖肾、行气导滞的功效。

【用量用法】　1～5g。入煎剂当后下，亦可磨汁，或入丸、散服。

【使用注意】　阴虚火旺、气虚下陷者慎用。

【现代研究】　本品含挥发油，主要成分为苄基丙酮、对甲基苄基丙酮等。具有促进消化液分泌、明显促进胆汁分泌、止痛、抗菌等作用。

【附方】

1. 沉香四磨汤　沉香、乌药、木香、槟榔，用于寒凝气滞、胸腹胀痛。

2. 沉香桂附丸　沉香、肉桂、附子、干姜、川乌、高良姜、茴香、吴茱萸，用于脾胃虚寒积冷、脘腹胁肋胀痛。

3. 黑锡丹　附子、肉桂、黑锡、硫黄、阳起石、破故纸、葫芦巴、金铃子、沉香、木香、肉豆蔻、茴香，用于肾不纳气的虚寒性气逆喘急。

丁　　香

【歌诀】　丁香辛热，能除寒呕，心腹疼痛，温胃可晓。

【译注】　公丁香味辛，性热。其气香燥，能治胃寒呕吐，或脾胃虚寒的呃逆，并治胸腹冷痛。说明本品有温胃降逆、散寒止痛的功效。

此外，本品辛热温肾助阳，兼治肾虚阳痿，外敷还治痈疽、乳疮，取其辛散温通，消肿止痛之效。

【应用】　用治虚寒呃逆，常与降气止呃的柿蒂配伍。用治胃寒呕吐，可与降逆止呕的半夏同用。如治脾胃虚寒，食少吐泻之症，可与白术、砂仁同用。用治肾虚阳痿、阴冷、寒湿带下等症，可与附子、肉桂、巴戟天等同用，以增强温肾助阳之功。用治痈疽、乳疮，单用研末敷。

【用量】　1～3g。

【使用注意】　畏郁金，忌同用，热证忌服。

【现代研究】　本品含挥发油，主要成分为丁香油酚、乙酰丁香油酚等。本品能促进胃液分泌，增强消化力，有局部麻醉止痛作用；对猪蛔虫有麻醉和杀灭作用，对多种致病性细菌及真菌有抑制作用。另有抗感染、抗腹泻、利胆、抗血小板聚集、抗血栓形成等作用。

【附方】

1. 丁香柿蒂汤　丁香、柿蒂、人参、生姜，用于胃寒呃逆、呕吐。

2. 丁香散　单味丁香研末吞服，用于脾胃虚寒、腹冷吐泻。

【按】　丁香有"母丁香"与"公丁香"两种（公丁香是花蕾，母丁香是果实），母丁香香气较公丁香弱，功效亦差，所以现在临床多用公丁香。

砂　　仁

【歌诀】　砂仁性温，养胃进食，止痛安胎，行气破滞。

【译注】 砂仁味辛，性温气味芳香。功能化湿开胃，和中止呕，善行脾胃气滞，能增进食欲，适用于寒湿中阻，脾胃气滞，胃口不开，以及消化不良的呕吐泄泻；并止胸腹胀痛，理气安胎，治气滞不得流通而致的胎动不安。这都是因它有行气破滞的功效。此外，兼能温脾止泻，还治脾寒泄泻。

【应用】 用治脾胃气滞，食积不消，胸脘痞闷胀满，呕恶便泄，饮食少进等症，常与木香、枳实、白术同用。如湿浊中阻，脾胃失和，脘痞呕恶，不饥食少，则又当与厚朴、陈皮、白豆蔻等同用，以化湿开胃。如治脾胃虚寒，呕吐泄泻，消化不良，不饥食少等症，常与木香、党参、茯苓、白术等配伍。用治妊娠胃虚，呕逆不食，胎动不安之症，古方常单用本品，炒熟研末吞服。临床常与白术、桑寄生、续断等同用以治胎动不安；又可与半夏、竹茹、黄芩等配伍治疗妊娠恶阻。

【用量用法】 3~6g。入煎剂当后下，或入丸、散服。

【使用注意】 阴虚火旺者不宜服用。

【现代研究】 本品主要含挥发油，成分有樟脑、龙脑、乙酸龙脑酯、柠檬烯等。其挥发油有芳香健胃作用，能促进胃液分泌，可排除消化道积气，故能行气消胀。

【附方】

1. 香砂枳术丸　见枳实条。用于脾胃气滞、食积不消。

2. 香砂六君子汤　见木香条。用于脾胃虚寒、呕吐泄泻、消化不良等。

【按】 本品处方用名，称"缩砂仁"、"阳春砂仁"。"砂仁壳"和"砂仁花"的功用与砂仁相同，但力量较弱。

荜 澄 茄

【歌诀】 荜澄茄辛，除胀化食，消痰止哕，能逐寒气。

【译注】 荜澄茄味辛，性温。有散寒温胃降气的作用，可除胃脘及腹部的寒气胀痛、呕吐、呃逆、不思饮食等症。又能消痰化食、止干呕，可治聚散不定的寒气作痛。

【应用】 用治胃寒呕吐呃逆，气滞胸腹胀痛，轻者可单用本品，也可与生姜、高良姜等温脾胃药同用。用治寒疝疼痛，常与吴茱萸、香附、青木香同用。此外，本品对于寒证小便不利，尤其对小儿寒湿郁滞，小便混浊之证有效。

【用量用法】 1～3g。宜入丸、散剂。

【使用注意】 阴虚有火及热证均忌用。

【现代研究】 本品主要含挥发油，成分有柠檬醛、柠檬烯、香茅醛等。有抗动物实验性胃溃疡及小鼠实验性腹泻的作用；挥发油可抗心律失常，改善心肌缺血；并能平喘。

【附方】

荜澄茄散　荜澄茄、肉桂、高良姜、丁香、厚朴、桔梗、陈皮、三棱、香附、甘草，用于脾虚寒郁、脘痛吐泻。

肉　桂

【歌诀】 肉桂辛热，善通血脉，腹痛虚寒，温补可得。

【译注】 肉桂味辛甘，性大热。辛热散寒、甘热助阳、温通行滞，作用温和持久，守而不走。有补火助阳，散寒止痛，温通血脉的功效，适用于肾阳不足，畏寒肢冷，腰膝冷痛，寒疝腹痛，妇女血寒经闭、痛经，以及虚寒性的脘腹冷痛、冷泻等症，均可起到温补的效果。

【应用】 用治肾阳不足，命门火衰所致的畏寒肢冷、腰膝软弱、阳痿、尿频等症，常与附子、熟地、山茱萸等同用。用治脾肾阳虚之脘腹冷痛、食少、便溏泄泻等症，常与附子、干姜、白术等同用。而治心腹冷痛，可单味研末冲服，也可与附子、干姜、吴茱萸等配伍使用。对于妇女虚寒痛经，常与熟地、当归、干姜等同治。用治寒痹腰痛，常与独活、桑寄生、杜仲等同用。用治阴疽、漫肿不溃，又与熟地、白芥子、鹿角胶等同用。多与川芎、当归、红花、桃仁等配伍，治疗经寒血滞经闭癥瘕等症。此外，对气血衰弱之证，常以少量肉桂配伍补气、补血药，以温化阳气，有鼓舞气血生长之功效。

【用量用法】 1～5g。研末吞服或冲服一次量1～1.5g。官桂用量加倍。入煎剂时不宜久煎，须后下，以免降低药效。

【使用注意】 凡阳盛阴虚，一切血证及孕妇当忌用。不宜与赤石脂同用。

【现代研究】 本品含挥发油，称桂皮油或肉桂油，主要成分为桂皮醛、乙酸桂皮酯等。有扩张血管、促进血循环、增加冠状动脉及脑血流量、降低血管阻力、抗血小板凝集、抗凝血酶、镇静、镇痛、解热、抗惊厥、改善胃肠功能、抑制溃疡形成等作用，对多种致病性细菌及真菌有一定的抑制作用。

【附方】

1. 肾气丸　见附子条。用于肾虚火衰的腰痛肢冷、阳痿尿频等症。

2. 独活寄生汤　见独活条。用于肝肾不足、寒痹腰痛。

3. 阳和汤　见麻黄条。用于阴疽漫肿不溃。

【按】 肉桂、附子均能补火助阳，温中散寒止痛。但肉桂无毒力缓，长于温补肾阳，引火归原，并善温经通脉；附子有毒、力猛，阳虚里寒重证常用，又善回阳救逆。

桂　枝

【歌诀】 桂枝小梗，横行手臂，止汗舒筋，治手足痹。

【译注】 桂枝是桂树的细嫩枝，味甘、辛，性温。辛甘温煦，行散温通，故有发汗解除肌表及四肢的风寒和温通经络的作用，可治恶寒发热、有汗头痛的风寒表证；并治风寒湿痹、四肢关节酸痛等。

此外，本品尚有温经活血、通阳化气的作用，可治疗妇女血寒的痛经或经闭，以及阳气不得流通、痰水停留不化的痰饮眩悸、水肿、小便不利等病症。

本品配养阴敛汗的芍药，才能止汗，故对歌中止汗的"止"字，不能理解为桂枝有直接的止汗作用。

【应用】 用治感冒风寒，发热恶寒、头痛等症，无汗有汗皆可应用。表实无汗，常与麻黄同用以增强发汗之力；若表虚有汗，则与白芍同用，可调和营卫而起止汗之效。用治胸阳不振的胸痹心痛，常与薤白同用。用治心气不足，心血亏虚，症见脉结代、心动悸者，可与炙甘草、党参、生地、阿胶、麦冬等配伍，以益气养血而复脉。用于脾肾阳虚，痰饮内停，心悸水肿等症，又与茯苓、白术等同用。而治风湿痹痛，常与附子、生姜等同用。对于妇女经寒血滞，月经不调、痛经、经闭或少腹痛等，可与牡丹皮、桃仁、赤芍、茯苓等同用施治。用治中焦虚寒之腹痛，常与白芍、饴糖等同用。

【用量】 3～10g。

【使用注意】 风热证、血证、阴虚火旺、孕妇及月经过多者均忌服。

【现代研究】 本品含桂皮醛、桂皮酸等挥发油成分。有解热、降温、镇痛、镇静、抗惊厥、抑菌、止咳、利尿以及缓解胃肠道挛急性疼痛等作用。

【附方】

1. 麻黄汤　见麻黄条。用于表实无汗的风寒感冒。

2. 桂枝汤　见白芍条，用于表虚有汗的风寒感冒。

3. 枳实薤白桂枝汤　见枳实条。用于胸阳不振的胸痹心痛。

4. 炙甘草汤　炙甘草、党参、桂枝、生姜、麦冬、生地、阿胶、大枣、麻仁，用于心气不足、心动悸、脉结代。

5. 苓桂术甘汤　见茯苓条。用于痰饮内停、心悸水肿。

6. 桂枝附子汤　见附子条。用于风湿痹痛。

7. 桂枝茯苓丸　见牡丹皮条。用于经寒血滞、月经不调或腹中积聚等症。

8. 小建中汤　饴糖、桂枝、白芍、生姜、大枣、甘草，用于中焦虚寒的腹痛证。

【按】 桂枝、肉桂均能散寒止痛、温经通脉。但桂枝长于走表，发汗散邪，又能化气行水；肉桂长于走里，温散里寒，并善补火助阳、引火归原。

桂枝与麻黄均能发汗解表，但桂枝发汗力缓，无汗的表实证、有汗的表虚证均可使用；并能助阳化气，治阳气不行、水湿不化的痰饮、水肿；还能温经通脉，治心脉瘀阻的胸痹心痛，以及妇女寒凝血滞的月经不调、经闭痛经。麻黄发汗力强，主治无汗的表实证。又能宣肺平喘、利水消肿，治肺气壅遏不宣的喘咳，以及兼有表证的水肿。

吴 茱 萸

【歌诀】 吴萸辛热，能调疝气，脐腹寒疼，酸水能治。

【译注】 吴茱萸味辛苦，性热，有小毒。辛能行散、热而祛寒，

苦降下行，有散寒止痛、疏肝下气、助阳止泻的作用。尤其善于散肝经寒邪，能治寒疝睾丸冷痛，脐腹部的寒气作痛，寒湿下注的脚气肿痛，肝寒犯胃呕吐酸水及脾肾阳虚，五更泄泻等症。

【应用】 用治肝胃虚寒，浊阴上逆所致的厥阴头痛（巅顶头痛），呕吐涎沫，或肝寒犯胃，胃脘疼痛，常与党参、生姜、大枣同用。用治寒滞肝脉，疝气腹痛，常配木香、小茴香、川楝子同用。用治经寒腹痛，月经后期，可配当归、川芎、桂枝。用治胸腹胀满，呕吐吞酸之症，偏于寒湿者，可与生姜、半夏同用；如属肝火犯胃，又可与黄连同用。治疗寒湿脚气，脚气入腹，胀满疼痛，可与木瓜同用。而与五味子、肉豆蔻、补骨脂同用可治阳虚泄泻，为脾肾阳虚，五更泄泻必用之品。此外，研末醋调外敷足心，可以引火下行，治疗口舌生疮；并以此法可疗高血压。

【用量用法】 2~5g。外用生者适量，研末醋调涂足心。

【使用注意】 阴虚有热者不宜服。

【现代研究】 本品含挥发油，主要成分为吴茱萸烯、罗勒烯、吴茱萸内酯、吴茱萸内酯醇等，还含有多种生物碱。有抗动物实验性胃溃疡、缓解胃肠平滑肌痉挛、镇痛、升高体温、降压、抑制血小板聚集、抑制血小板血栓及纤维蛋白血栓形成、兴奋子宫、保护心肌缺血的作用。

【附方】

1. 吴茱萸汤　吴茱萸、人参、生姜、大枣，用于肝胃虚寒或肝寒犯胃的厥阴头痛、呕吐涎沫。

2. 导气汤　吴茱萸、木香、小茴香、川楝子，用于寒滞肝脉、疝气腹痛。

3. 温经汤　当归、芍药、桂枝、吴茱萸、川芎、生姜、半夏、牡丹皮、麦冬、人参、甘草、阿胶，用于经寒腹痛。

4. 左金丸　吴茱萸、黄连，用于肝火犯胃的腹满吞酸等症。

5. 四神丸　肉豆蔻、补骨脂、吴茱萸、五味子、生姜、大枣，用于脾肾阳虚、五更泄泻。

延 胡 索

【歌诀】 延胡气温，心腹卒[①]痛，通经活血，跌扑血崩。

【译注】 延胡索味辛苦，性温。辛散苦泄，善能行滞去阻、温通气血，有行气活血、散瘀止痛的作用。古人谓其"专主一身上下诸痛"，能治气血阻滞不得流通的胸腹突然作痛；妇女行经不畅，少腹作痛；以及跌打损伤或子宫大出血而有瘀血停滞的疼痛等。

注：①卒：同猝，音醋（cù），忽然的意思。

【应用】 适用于气滞血瘀诸痛，常单用本品即有良好止痛作用。用治肝郁气滞血瘀所致胸胁胃脘疼痛，可与川楝子同用。用治寒凝气滞血瘀，胸痹疼痛，可与高良姜、檀香、荜茇同用，目前临床治疗冠心病、心绞痛有效。而治瘀血胃脘刺痛泛酸，常与乌贼骨、枯矾同用，临床用于消化道溃疡有效。用治寒滞肝脉，疝气疼痛，常与吴茱萸、小茴香、乌药等配伍。用治经闭癥瘕，产后瘀阻，又多与当归、赤芍、蒲黄及肉桂、姜黄、乳香等同用。用治跌打损伤，遍体疼痛，可与当归尾、血竭、乳香等化瘀疗伤止痛药同用。

【用量用法】 3～10g。研末吞服，每次1.5～3g，用开水或淡酒送下。醋制可增强止痛作用。

【使用注意】 血虚无瘀及孕妇忌服。

【现代研究】 本品含延胡索甲素、延胡索丙素、延胡索乙素、黄连碱等多种生物碱。有明显的镇痛、镇静、催眠与安定作用，还有轻度中枢性镇呕及降低体温的作用，能明显扩张冠状血管，增加冠状动脉血流量，抗实验性心律失常，扩张外周血管，降低血压，减慢心率，并减少胃液分泌、胃酸及蛋白酶的量而抗溃疡。

【附方】

1. 金铃子散　延胡索、川楝子，用于气滞血瘀的胃脘疼痛。

2. 宽胸丸　延胡索、高良姜、檀香、荜茇、细辛、冰片，用于冠心病心绞痛。

3. 延胡索散　延胡索、当归、赤芍、姜黄、没药、枳壳、刘寄奴，用于经闭癥瘕、产后瘀阻。

薏苡仁（苡仁）

【歌诀】 薏苡味甘，专除湿痹，筋节拘挛，肺痈肺痿。

【译注】 薏苡仁味甘淡，性微寒。淡能渗利，甘而补中，微寒

清热，有健脾补肺、利水除湿、清除痹证、清热排脓的作用。主要治风湿痹痛、关节拘挛，以及水湿停留的水肿、泄泻、尿少；并治咳嗽胸痛吐脓血的"肺痈"和咳吐浊痰涎沫的"肺痿"。

此外，因其善能除湿，使病邪从小便解，还可治湿温或暑温初起的脘痞身重等症。

【应用】　用治脾虚湿困诸症。如脾虚有湿、食少泄泻、浮肿脚气等，可与党参、白术、茯苓、山药同用。用治湿痹，常与苍术、黄柏、牛膝等同用。用治肺痈，可与苇茎、桃仁、冬瓜仁同用。治肠痈则与附子、败酱草配伍。

【用量用法】　9～30g。健脾止泻宜炒用，清利湿热宜生用。

【使用注意】　津液不足者及孕妇忌用。

【现代研究】　本品主含薏苡仁油、薏苡仁酯、脂肪油、氨基酸等。薏苡仁油能阻止或降低横纹肌挛缩作用，对子宫呈兴奋作用。并有解热、镇静、镇痛作用。煎剂对癌细胞有一定抑制作用。

【附方】

1. 参苓白术散　见白术条。用于脾虚湿盛、食少泄泻。

2. 四妙丸　见黄柏条。用于湿痹脚气。

3.《千金》苇茎汤　苇茎、薏苡仁、桃仁、冬瓜仁，用于肺痈吐脓。

4. 薏苡附子败酱散　薏苡仁、附子、败酱草，用于肠痈腹痛，脓已成者。

【附】　薏苡仁生用清热利湿、排脓，炒用健脾利湿、止泻。

【按】　薏苡仁与茯苓均能利水消肿、渗湿、健脾。然薏苡仁性凉而清热，排脓消痈，又擅除痹。茯苓善健脾，又宁心安神。

肉　豆　蔻

【歌诀】　肉蔻辛温，脾胃虚冷，冷痢不休，功可立等。

【译注】　肉豆蔻味辛，性温。有温中行气、涩肠止泻的作用，能治脾胃虚寒，食欲不振、脘腹作痛、久泻久痢等症，功效很快。

【应用】　用于虚寒性的久泻不止、脱肛等症，常与益气、温阳、固涩药同用。如用治脾胃虚寒，久泻不止，可与党参、白术、肉桂、诃子、白芍等同用。用治脾肾阳虚，五更泄泻，可与补骨脂、吴茱萸、五味子配伍。用治脾胃虚寒气滞所致脘腹胀痛、食欲不振、呕吐反食等，常与温中行气开胃药配伍。如用治胃寒少食、呕吐及气滞胸满作痛之证，可与木香、姜半夏同用。

【用量用法】 煎剂 3～10g；散剂 1.5～3g。煨熟去油可增强温中止泻功能。

【使用注意】 湿热泻痢忌用。

【现代研究】 本品含挥发油、肉豆蔻醚、丁香酚、异丁香酚及多种萜烯类化合物。具有健胃、祛风、麻醉、致幻、抗菌、抗肿瘤等作用。

【附方】

1. 真人养脏汤　肉豆蔻、党参、白术、诃子、肉桂、白芍、当归、炙甘草、木香、罂粟壳，用于脾胃虚寒，久泻不止。

2. 四神丸　见吴茱萸条。用于脾肾阳虚，五更泄泻。

【按】 本品又名"肉果"。多煨熟去油用，称"煨肉蔻"。

【不良反应】 肉豆蔻所含挥发油可致中毒，表现为幻觉、谵语、昏迷、瞳孔散大、呼吸变慢，甚则死亡。炮制去油，可减毒性。

草 豆 蔻

【歌诀】 草蔻辛温，治寒犯胃，作痛呕吐，不食能食。

【译注】 草豆蔻味辛，性温。有温胃止呕、散寒止痛、健脾燥湿的作用，可治胃部受寒作痛，胀满呕吐，以及寒湿内停的胃口不开、不思饮食等症。

【应用】 用治脾胃虚弱，寒湿郁滞，不思饮食等，常与白术、砂仁、陈皮等同用。如治胃痛，可与木香、香附、延胡索等药同用。用于寒湿阻胃，气逆作呕，常与吴茱萸、半夏、生姜等同用。

【用量用法】 3～6g。入汤剂宜后下。

【使用注意】 阴虚有热者忌用。

【附方】

厚朴温中汤　厚朴、干姜、茯苓、木香、草豆蔻、陈皮、甘草，用于寒湿伤中、不思饮食。

【按】 草豆蔻与白豆蔻性味相同，都能理气，但白豆蔻偏于理胃气，草豆蔻偏于健脾燥湿。

诃子(诃黎勒)

【歌诀】 诃子味苦，涩肠止痢，痰嗽喘急，降火敛肺。

【译注】 诃子味苦酸，性平。苦能泄火，酸可收涩，有涩大肠、止久痢的作用，可治久泻不止、肛门下脱。又治肺虚有痰的久咳、气喘、失声，可起到敛肺下气止咳、清肺利咽开声的作用，但咳嗽和泻痢初起，外邪未清的不宜使用。

【应用】 用于久泻久痢，可根据证候的寒热不同而适当配伍。如用治痢疾腹痛偏热者，可与黄连、木香、甘草同用。而治虚寒久泻，或脱肛之证，可与干姜、罂粟壳、橘皮等同用。治疗失声不能言语者，可与桔梗、甘草同用。用治久咳，语言不出，可与杏仁、通草、煨姜同用。此外，还用于崩漏、带下、遗精、尿频之证，也取其固涩之性。

【用量用法】 3~10g，当去核。敛肺降火开声宜生用，涩肠止泻宜煨用。

【现代研究】 本品含大量鞣质、诃子酸、原诃子酸等。具有收敛、止泻、抑菌、强心、解除平滑肌痉挛等作用。

【附方】

1. 诃子散　诃子、黄连、木香、甘草，用于痢疾腹痛偏热者。

2. 诃子皮散　诃子、干姜、罂粟壳、橘皮，用于虚寒久泻。

3. 诃子汤　诃子、桔梗、甘草，用于失声不能言语者。

草　果

【歌诀】 草果味辛，消食除胀，截疟逐痰，解瘟辟瘴。

【译注】 草果味辛，性温。辛香燥烈，长于燥湿祛痰散寒，能治脾胃受寒湿引起的呕吐、食积不消和胀满等。对痰浊内伏，兼感寒湿，寒热头痛，脘痞苔腻的寒湿疟疾，有除痰截疟的功效。对感受山岚瘴气、暑湿秽浊之气，引起的憎寒壮热，胸闷头痛，苔厚浊腻，舌边尖红的瘟疫、瘴疟，又有解瘟辟瘴之效。

【应用】 用治痰浊伏遏，苔白厚浊腻、胸闷等症，或瘴疟、温疫具有上述症状者，可与槟榔、厚朴、黄芩等同用。用治寒湿阻滞中焦，脾胃不运所致的脘闷腹胀、疼痛食少之症，可与草豆蔻、厚朴、苍术等燥湿健脾药同用。

【用量】 3～6g。

【现代研究】 本品含挥发油，其水煎液对豚鼠离体肠腔有兴奋作用，并有镇咳、祛痰、平喘、镇痛、解热、抗感染、抗真菌等作用。

【附方】

1. 达原饮　草果、槟榔、厚朴、黄芩、知母、芍药、甘草，用于瘴疟温疫邪伏膜原。

2. 草果平胃散　草果、苍术、厚朴、陈皮、甘草，用于寒湿阻于中焦、脘闷腹胀。

【按】 草果与草豆蔻一类二种，外形也不同。草果辛热燥烈，偏于化脾胃湿浊；草豆蔻气味芳香，偏于温胃消食。

常　山

【歌诀】 常山苦寒，截疟除痰，解伤寒热，水胀能宽。

【译注】 常山味辛苦，性微寒，有小毒。辛开苦泄，善开痰结、宣通行水，主要功效是除痰、行水。古人有"无痰不成疟"的说法，所以本品能止疟。还能催吐、清热，又可以解除伤寒发热和痰水停留的胸中胀满。

【应用】 用治老痰积饮，胸膈胀满，欲吐不能吐者，常与甘草煎汤，加蜜温服，不吐更服。且适用于一切新久疟疾，如与草果、厚朴、槟榔等同用，治疗疟疾夹湿的病证，以增强祛邪燥湿止疟之功。如属邪热较甚者，可与知母、贝母、草果等同用以增强清热化湿止疟的作用。为防其引起恶心呕吐的副作用，临床应用本品时，常与半夏、陈皮、藿香等配伍，以减少其胃肠反应。

【用量用法】 5～9g。煎汤内服，或入丸、散。治疗疟疾应在寒热发作前服用为宜，并配伍陈皮、半夏，减轻其致呕的副作用。

【使用注意】 正气虚弱，久病体弱者忌服。

【现代研究】 本品主含常山碱甲、常山碱乙、常山碱丙，其次还含常山次碱及伞形花内酯等。所含生物碱对疟原虫有较强的抑制作用；还有抗阿米巴原虫和催吐的作用。

【附方】

截疟七宝饮　见槟榔条。用于一切新久疟疾。

【按】　催吐宜生用，截疟宜酒制。

【不良反应】　用量过大可致严重呕吐、胃肠道出血、心律不齐、血压下降、终因循环衰竭而死亡，临床应严格控制用量。

良姜　附：红豆蔻

【歌诀】　良姜性热，下气温中，转筋霍乱，酒食能攻。

【译注】　高良姜味辛，性热。有温胃下气止呕、散寒止痛消食的作用，善治胃寒痛、吐泻转筋和酒食不消等。

【应用】　常用治胃寒作痛及呕吐等症。古方多为单用，后世多配伍其他温胃行气药。用治寒邪伤中，气机不畅，胃脘冷痛，常与香附同用。用治胃寒气逆、呕吐清水等症，常与半夏、生姜同用。

【用量】　3～6g。

【使用注意】　肝胃火郁之胃痛、呕吐等忌用。

【现代研究】　本品含挥发油，主要成分为1,8-桉叶素、桂皮酸甲酯。此外，尚含高良姜素、高良姜酚等。对离体肠管有双向调节作用，并能镇痛、抗感染，抗动物实验性胃溃疡，抗血栓形成，对多种致病菌有不同程度的抑制作用。

【附方】

良附丸　高良姜、香附，用于寒邪伤中、胃脘冷痛。

【附】　本品的种子名"红豆蔻"，性味功用相同，善于散寒燥湿，消食解酒毒。

山　楂

【歌诀】　山楂味甘，磨消肉食，疗疝催疮，消膨健胃。

【译注】　山楂味酸甘，性微温。有消化食积的作用，尤其善消肉食积滞，能治肉食积滞不消，脘腹胀痛；生用有行气结、破瘀血

之功，并治男子疝气睾丸肿痛；又能散瘀血，使疮疹迅速外透。但以消胀满健胃的功用为主。

本品还适用于妇女产后瘀血不行，少腹作痛。炒炭又有止泻止痢之效，用治食积泻痢腹痛。

【应用】 用治肉食积滞、小儿乳积，可用一味山楂水煎服，亦可配入复方，多与木香、青皮同用。用治产后瘀阻腹痛、恶露不尽及血滞经痛等症，每与当归、川芎、益母草同用。治疝气偏坠胀痛，常与橘核、小茴香等配伍。近年单用本品或与其他活血化瘀止痛药同用，治疗冠心病心绞痛有效。此外，用治泻痢也有一定疗效，可单味煎服。

【用量】 9～12g。

【现代研究】 本品含柠檬酸、山楂酸、黄酮类、糖类及苷类等。有增加胃中消化酶的分泌，促进消化作用。还有扩张冠状动脉、增加冠状动脉血流量、保护心肌缺血缺氧、强心降压、抗心律失常、降血脂、抗动脉粥样硬化、抗血小板聚集、抗氧化、收缩子宫等作用。

【附方】

保和丸 半夏、陈皮、山楂、神曲、莱菔子、连翘、茯苓，用于食积气滞腹胀。

【按】 消肉食积滞用焦山楂，治瘀血不行用生山楂。

神　曲

【歌诀】 神曲味甘，开胃进食，破结逐痰，调中下气。

【译注】 神曲味辛甘，性温。能开胃口，增进食欲，适用于消化不良的食积胀满，还可除痰、调和脾胃、通畅气机，使消化功能正常。

【应用】 用治饮食积滞，消化不良，脘闷腹胀，常与麦芽、山楂、乌梅、木香等温中行气开胃消食之品配合应用。此外，丸剂中有矿石药品难于消化吸收者，可用本品糊丸以助消化。

【用量用法】 6～15g。宜炒焦用，称"焦神曲"。

【现代研究】 本品含酵母菌、维生素B复合体、酶类、蛋白质等。有促进消化，增进食欲的作用。

【附方】

1. 保和丸 见山楂条。用于食积不消、脘闷腹胀。
2. 枳实导滞丸 见枳实条。用于饮食积滞、湿热内生。

麦 芽

【歌诀】 麦芽甘温，能消宿食，心腹膨胀，行血散滞。

【译注】 麦芽味甘，性温。能消化停留在胃肠中的食物，适用于面食积滞和小儿乳积引起的胸腹胀满。还有行血和疏肝散滞的作用。又治产妇断乳、乳房胀痛等症。

【应用】 用治食积不化、脘腹胀闷，可与神曲、山楂等同用。如脾胃虚弱，食欲不振，宜与白术、党参等健脾补气药同用。至于消化不良症情较轻者，可单用本品煎服，或研粉用开水调服。回乳断奶，生麦芽或熟麦芽120g水煎服，每日1剂，连服有效，欲通乳消胀，生麦芽或熟麦芽60g水煎服，每日1剂，连服有效。

【用量用法】 10～15g。健脾养胃生用；行气消积炒用。此外，有麦芽生用通乳、熟用回乳之说，但临床生熟麦芽均有通乳、回乳作用。

【现代研究】 本品含淀粉、转化酶、维生素B、麦芽糖等。有助消化及促胃蛋白酶分泌的作用；小剂量催乳，大剂量回乳，并能降血糖、抗真菌。

【附方】

枳实消痞丸 见枳实条。用于脾胃虚弱、食欲不振、心下痞满。

【按】 生麦芽消食偏于胃中有热，兼能疏肝；炒麦芽消食偏于胃有寒湿；焦麦芽消食积之力较大。

苏子（紫苏子）

【歌诀】 苏子味辛，驱痰降气，止咳定喘，更润心肺。

【译注】 苏子味辛，性温。有除痰降气、止咳嗽、平气喘的作用，适宜于治疗咳嗽痰喘、胸闷气逆的病症。此外，还能润肺滑肠通便，治痰多气逆而大便不通的病症。

【应用】 用于痰壅气逆，咳嗽气喘。如治疗老年人食少痰多以致咳嗽气喘之证，可与莱菔子、白芥子同用。治疗痰涎壅盛，肺气上逆作喘之证，可与前胡、厚朴、半夏、陈皮等同用。用治肠燥大便秘结难解，可与麻仁共捣烂，水滤取汁，煮粥食之。

【用量】 3～10g。

【使用注意】 气虚久嗽、阴虚喘逆、脾虚便滑者，均不宜应用。

【现代研究】 本品含脂肪油（其中主要为亚油酸、亚麻酸）及维生素B$_1$、氨基酸等。紫苏油有降血脂作用。

【附方】

1. 三子养亲汤　苏子、白芥子、莱菔子，用于老年痰多、咳嗽喘逆。

2. 苏子降气汤　见厚朴条。用于痰涎壅盛、气逆作喘。

白芥子（芥子）

【歌诀】 白芥子辛，专化胁痰，疟蒸痞块，服之能安。

【译注】 白芥子又称芥子，味辛，性温。专化寒痰滞于胸胁的悬饮，并能消肿止痛，对于痰喘咳嗽或痰阻胸胁作痛，及疟疾经久不愈，胁下结成痞块等症，内服都很有效。

此外，本品又能通经络，适用于局部皮肤不红、微肿作痛的阴疽，并可外敷消疮肿，除痹痛。

【应用】 用于寒痰壅滞，胸胁支满、咳嗽上气等症，属老年气虚痰多胸闷痞满者，可与苏子、莱菔子同用。如用治痰饮积于胸胁，咳喘胸痛，不能转侧者，可与甘遂、大戟同用。用治痰饮流注肢体关节疼痛，麻木不利，可与木鳖子、没药、桂心、木香共研末为散，酒服。若治流注阴疽、鹤膝风等阴寒之证，可与熟地、鹿角胶、肉桂、麻黄等配伍。

【用量用法】 3～9g。外用适量，研末敷或作发疱用。

【使用注意】 久嗽肺虚、阴虚火亢者忌用；消化道溃疡、出血者及皮肤过敏者忌用。

【现代研究】 本品含芥子油苷、芥子苷、脂肪油、芥子碱、芥子酶及数种氨基酸。有恶心性祛痰作用，白芥油可致皮肤充血、发疱；白芥子粉能促使唾液分泌，小剂量刺激胃黏膜，增加胃液、胰液分泌，大量催吐，并能抑制皮肤真菌。

【附方】

1. 三子养亲汤　见苏子条。用于老人气虚、痰多喘逆。

2. 控涎丹　白芥子、甘遂、大戟，用于胁下支饮、咳喘胸痛。

3. 白芥子散　白芥子、木鳖子、没药、桂心、木香，用于痰饮流注关节、麻木不利。

4. 阳和汤　见麻黄条。用于阴疽流注。

甘　遂

【歌诀】　甘遂苦寒，破癥消痰，面浮蛊胀①，利水能安。

【译注】　甘遂味苦，性寒，有毒。苦寒大泄，是猛烈的峻下逐水药。功能通利二便，泻痰逐饮，消肿散结，可以破除腹部积滞结块，以及痰水停留的痰饮病。对于面目浮肿的水肿病和腹部胀满的蛊胀病而脉证属实的，应用本品有利水消肿的功效，自能安妥。

注：①蛊胀：蛊，音古（gǔ）。蛊胀，即肚腹胀大的一种病，有"血蛊"、"虫蛊"的区别。

【应用】　用治水湿壅滞、水肿胀满、口渴气粗、便秘脉实的阳实水肿证，常与槟榔、大黄、牵牛子等配伍。单用本品研末，炼蜜为丸服，还可治热结便秘，二便不通。用治痰饮积聚、胸满气喘、胁肋疼痛等症，常与大戟、芫花同用。若水饮与热邪结聚所致的水饮结胸，症见气逆喘促，可与大黄、芒硝同用。如用治痰迷癫痫发狂，可与朱砂研末吞服。此外，本品研末水调外敷，尚能治痈肿疮毒，有消肿散结之功。

【用量用法】　0.5～1.5g，入丸、散。内服醋制用，以减低毒性。外用研末调敷。

【使用注意】　反甘草。凡气虚、阴伤、脾胃虚弱者及孕妇均当忌服。

【现代研究】　本品含三萜类、柠檬酸、树脂等。能强烈刺激肠黏膜，引起炎症性充血和蠕动增加，造成峻泻。并能引产，抑制免疫功能。其毒副作用大，可引起呕吐、腹痛、呼吸困难、血压下降等。醋制后泻下作用和毒性均有减轻。

【附方】

1. 舟车丸　牵牛子、甘遂、大戟、芫花、轻粉、大黄、木香、槟榔、青皮、陈皮，用于阳实水肿证。

2. 十枣汤　甘遂、大戟、芫花，十枚大枣煎汤送服，用于痰饮积聚、胁满喘逆。

3. 大陷胸汤　甘遂、大黄、芒硝，用于水热互结的结胸证。

【按】　因本品有毒，用时宜以面糊包裹煨熟，能使毒性减低，可避免剧烈的吐泻等反应。

大　戟

【歌诀】　大戟甘寒，消水利便，腹胀癥坚，其功瞑眩①。

【译注】　大戟味苦，性寒，有毒，是猛烈的峻下逐水药。功能消水肿、通二便，可治腹胀和瘀血结聚成块；还适用于痰水停留的水肿胀满、痰饮积聚。功效虽好，但要注意用量。过量时会有剧烈头晕的反应。

此外，有消肿散结作用，可治痈肿疮毒、瘰疬痰核。

注：①瞑眩：瞑，音明（míng）。瞑眩，就是头目昏乱。一般服剧烈药性的药物过量后多会发生。

【应用】　用治水肿胀满、二便不通、水肿实证，常与甘遂、芫花、牵牛子等同用；也可用本品3g与牵牛子、木香共为末，以猪腰子1对，劈开掺药末入内，湿纸裹煨熟，空腹食之，治水肿腹大如鼓。用治痰饮积聚、胸膈胀满、胁肋隐痛，常与甘遂、白芥子同用。用治热毒壅滞所致的痈肿疮毒，以及痰火凝聚的瘰疬痰核，常与山慈菇、雄黄、麝香等配伍。

【用量用法】　1.5～3g。煎汤内服或入丸、散。外用适量，研末调敷。

【使用注意】　阴寒水肿及孕妇忌服，体虚者慎用。反甘草。

【现代研究】　本品含三萜成分、生物碱、树脂、树胶等。有剧泻、利水及抑菌作用。能扩张毛细血管，对抗肾上腺素的升压作用。

【附方】

1. 舟车丸　见甘遂条。用于阳实水肿证。

2. 控涎丹　见白芥子条。用于痰饮积聚、胸胁胀满隐痛。

3. 紫金锭　大戟、山慈菇、雄黄、麝香、五倍子、朱砂、千金子霜，用于痈疮或瘰疬属热毒壅滞者。

【按】　大戟有京大戟、红大戟之分，前者为大戟科植物大戟的干燥根，后者为茜草科植物红大戟的根，又叫红芽大戟。京大戟泻下逐水力强，红芽大戟消肿散结力胜。

芫　花

【歌诀】　芫花寒苦，能消胀蛊，利水泻湿，止咳痰吐。

【译注】　芫花味苦，性寒，有毒，是比较猛烈的峻下逐水药，功能通二便，逐痰水，祛痰止咳，杀虫疗疮。对腹部胀满的蛊胀实证，可以起到泻水消肿的功效。并能治痰饮停留在肺部引起的喘咳、胀满、痰多等症。

【应用】　用治水肿胀满、二便不通的阳实水肿证，常与甘遂、大戟、牵牛子同用。用治痰饮喘咳、痛引胸胁、形证俱实者，常与大戟、甘遂、大枣同用。而治虫积腹痛，常用醋炒芫花合雄黄研末服。又用芫花研末，猪油拌和，外涂治头癣。还可与甘草煎水外洗治冻疮。

【用量用法】　1.5～3g，煎汤内服，或入丸、散。外用适量，研末调敷或煎汤熏洗。

【使用注意】　反甘草。阴寒水肿及孕妇忌服，体虚者慎用。

【现代研究】　本品含芫花素、芹菜素等。有泻下、利尿、促进子宫收缩的作用，还有镇静、止咳、祛痰、抑菌等作用。

【附方】

1. 舟车丸　见甘遂条。用于阳实水肿证。

2. 十枣汤　见甘遂条。用于胸胁支饮、咳唾引痛。

商陆（赤商陆、白商陆）

【歌诀】　商陆苦寒，赤白各异，赤者消风，白利水气。

【译注】　商陆味苦，性寒，有毒。有红白两种。红的专供外

敷，能消除风湿疮疡肿毒；白的可内服，能泻水利尿，可退水肿胀满。

【应用】 用治水肿胀满、大便不通、小便不利等水肿实证，常与槟榔、泽泻、茯苓等同用。对于水肿，可与糯米煮粥，与鲤鱼同煎，有攻补兼施的含义。用治一切痈肿疮毒，可用生商陆根和盐少许捣敷，日再易之。

【用量用法】 3～9g，煎汤内服，或作丸、散。醋制以降低毒性。外用适量捣敷。

【使用注意】 脾虚水肿及孕妇忌服。

【现代研究】 本品含商陆碱、三萜皂苷、加利果酸、甾族化合物、生物碱和大量硝酸钾，有镇咳、祛痰、利尿、抑菌等作用。

【附方】

疏凿饮子 见槟榔条，用于水肿实证、二便不通。

海　藻

【歌诀】 海藻咸寒，消瘿散疬，除胀破癥，利水通闭。

【译注】 海藻味苦咸，性寒。有化痰软坚、清热利水的作用，能消瘿瘤、散瘰疬、除胀满、消腹部肿块，也治睾丸肿痛。此外，还有利尿通小便的功效。

【应用】 用治瘰疬结核，可与僵蚕共为末，白梅煎汤为丸。如治瘿瘤结肿，可与昆布、海蛤等药同用，或与夏枯草、连翘、玄参等配伍。用治脚气浮肿及水肿，可与泽泻等利水药相伍使用。

【用量】 6～12g。

【使用注意】 反甘草。

【现代研究】 本品含藻胶酸、甘露醇、钾、碘等。对缺碘引起的地方性甲状腺肿大有治疗作用；对甲状腺功能亢进、基础代谢率增高有暂时抑制作用；藻胶酸硫酸酯能降低血清胆固醇，减轻动脉粥样硬化，抗高血脂。还有抗凝、抗血栓、改善微循环、降压、抑菌等作用。

【附方】

海藻散坚丸 海藻、昆布、龙胆、小麦，用于瘰疬瘿瘤结肿。

牵牛子（黑丑、白丑）

【歌诀】 牵牛苦寒，利水消肿，蛊胀痃癖，散滞除壅。

【译注】 牵牛子味苦，性寒，有毒。苦寒泄降，有通二便、消浮肿、祛积、杀虫等作用，能治腹部胀满的蛊胀病和腹部积滞不消隐伏在脐旁及胁下的痃癖病，以及虫积腹痛等，可以起到散积滞、除壅塞的功效。

【应用】 用治水肿胀满、三焦气滞、二便不通的实证，可单用本品研末服；也可配茴香，研末姜汤送服；症情较重者，可配甘遂、大戟、大黄等。治疗大便秘结，可与桃仁同用。用治肺气壅滞、痰饮喘咳、面目浮肿者，常与葶苈子、杏仁、陈皮等配伍。用治虫积腹痛，常与槟榔同用，紫苏煎汤送下。

【用量用法】 3～6g，煎汤内服；丸、散剂1.5～3g。

【使用注意】 体虚慎用，孕妇忌服。不宜与巴豆同用。

【现代研究】 本品含牵牛苷，牵牛子酸钾，没食子酸等。有强烈的泻下作用，对人体有毒性，大量使用可引起呕吐、腹痛、腹泻、血便、血尿，严重者可出现语言障碍、昏迷等中毒反应。

【附方】

舟车丸 见甘遂条。用于水肿实证、二便不通。

【按】 本品外表呈棕黑色的为黑丑，呈淡棕色的为白丑，功用基本相同。

葶苈（葶苈子）

【歌诀】 葶苈辛苦，利水消肿，痰咳癥瘕①，治喘肺痈。

【译注】 葶苈子味辛苦，性寒。辛能开结行水，苦寒降泄，有利小便、消水肿、降气祛痰、止喘咳的作用。并能散腹中的瘀血停滞结块，可用于痰水壅塞、肺气不降的气喘和痰热郁结在肺部的咳嗽、胸痛的肺痈。

注：①癥瘕：音争假（zhēngjiǎ）。腹中积块，固定不移的为"癥"；或聚或散，不固定的为"瘕"，都是气血凝聚而成的积块。

【应用】 用于肺气壅实，痰饮壅塞，热咳喘满及面目浮肿、胸腹积水等。可用大枣辅佐，治痰饮咳喘不得卧，一般面目浮肿之证候。用治结胸证胸胁积水、大便不利而属实证者，可与防己、椒目、大黄同用。

【用量】 3～10g。包煎。

【使用注意】 凡肺虚喘促、脾虚肿满之证，均当忌用。

【现代研究】 北葶苈子含有强心作用的物质、芥子苷、脂肪油、蛋白质、糖类等；南葶苈子含挥发油（有异硫氰酸苄脂、异硫氰酸烯丙脂等）、脂肪油、强心苷等。两者均有强心利尿作用。大剂量可引起心律不齐等强心苷中毒症状。并有广谱抗菌作用。

【附方】

1. 葶苈大枣泻肺汤　葶苈子、大枣，用于痰饮壅塞、咳嗽喘满。

2. 大陷胸丸　大黄、芒硝、杏仁、葶苈子、甘遂、白蜜，用于大结胸证。

3. 己椒苈黄丸　见防己条。用于胸腹积水、小便不利的实证。

瞿　麦

【歌诀】 瞿麦苦寒，专治淋病^①，且能堕胎，通经立应。

【译注】 瞿麦味苦，性寒。苦能泄降，寒而清热，有清热利小便、破血通经的作用，是治疗淋证的常用药；且能堕胎。妇女瘀血停滞、月经不通，服之有通经之功效。

注：①淋病：指因湿热下注引起尿道涩痛、小便不利、淋沥不尽的一种疾病。

【应用】 用治小便淋沥热痛、短赤、血淋、砂淋等，可与萹蓄、栀子、滑石等配伍。用治血瘀经闭不通，常与活血祛瘀之品如丹参、赤芍、益母草、红花等同用。

【用量用法】 9～15g。外用适量。

【使用注意】 脾气虚及孕妇忌用。

【现代研究】 本品含维生素A样物质、皂苷、糖类。其煎剂口服有显著利尿作用，并增加氯化钠的排出。还有兴奋肠管、抑制心脏、降低血压、影响肾血容积的作用。对杆菌和葡萄球菌均有抑制作用。

【附方】

八正散　见栀子条。用于湿热下注、小便淋沥涩痛。

三棱（荆三棱）

【歌诀】 三棱味苦，利血消癖，气滞作痛，虚者当忌。

【译注】 荆三棱味苦辛，性平。苦泻辛散，能破瘀血，消腹中积聚，治妇女瘀血不行，月经停闭。又能行气止痛，治气血不得流通的疼痛。但由于本品药性攻散，能伤人的正气，所以体质虚弱者应当禁止使用。

【应用】 用治血瘀气结、癥瘕积聚、经闭腹痛，常与莪术、牛膝、延胡索、地龙等同用。现临床用治宫外孕，常与莪术、丹参、乳香、没药等配伍。用治肝脾肿大，可与郁金、鳖甲、莪术、丹参等同用，均取其破血消癥之功。而治食积停留，胸脘胀痛，又与青皮、麦芽、莪术等同用。

【用量用法】 3～10g。醋制可加强祛瘀止痛的作用。

【使用注意】 月经过多及孕妇忌服。

【现代研究】 本品含挥发油等。可抑制血小板聚集、降低血黏度、抑制血小板功能、抑制内外凝血功能、促进纤溶活性等，对体外血栓形成有抑制作用，并可兴奋子宫。

【附方】

1. 三棱丸　三棱、莪术、牛膝、延胡索、地龙、川芎、蒲黄、丹皮、芫花、白芷、当归、干姜、大黄，用于血瘀气结、经闭腹痛。

2. 三棱煎　三棱、莪术、青皮、麦芽、神曲、半夏，用于食积胀痛。

五 灵 脂

【歌诀】 五灵味甘，血滞腹痛，止血用炒，行血用生。

【译注】 五灵脂味甘，性温。它有行瘀血止痛的作用，可以治疗瘀血不行的痛经及产后的小腹痛，还可治胃痛。炒用有止血的效果，行血化瘀应当生用。

【应用】 用治气滞血瘀、胃脘胁肋刺痛，常与延胡索、香附、没药同用。如要治瘀血阻滞的经闭、痛经、产后瘀阻、血晕腹痛，常与蒲黄同用。近年来，用治冠心病心绞痛，多与瓜蒌、薤白、半夏及桃仁、红花、蒲黄等配伍。用治妇女崩漏经多，紫黑多块，少腹刺痛，可单用本品研末，当归煎汤送服，也可配生熟地、阿胶等凉血止崩药。此外，外用本品研末涂之，可治蜈蚣、蛇、蝎等毒虫伤。

【用量用法】 5～10g，煎服，包煎。行血宜生，止血宜炒。

【使用注意】 血虚无瘀及孕妇忌服。不宜与人参同用。

【现代研究】 本品含尿素、尿酸、维生素A类物质及多量树脂。可抑制血小板聚集、降低全血黏度，降低心肌细胞耗氧量，提高耐缺氧、耐寒、耐高温能力，增强机体免疫功能。能缓解平滑肌痉挛，有镇痛作用；对多种致病性皮肤真菌及结核杆菌有不同程度的抑制作用。

【附方】

1. 手拈散 五灵脂、延胡索、香附、没药，用于气滞血瘀、胁肋刺痛。

2. 失笑散 五灵脂、蒲黄，用于经闭痛经、瘀阻腹痛。

莪 术

【歌诀】 莪术温苦，善破痃癖，止痛消瘀，通经最宜。

【译注】 莪术味苦，性温。有行气散瘀血和消化食积的作用，善于治腹中食积不消和瘀血结块，也可用于妇女经闭不通、瘀血不行的腹痛，可以起到通经止痛的功效。

【应用】 用治气滞血瘀所致癥瘕积聚、血滞经闭、产后瘀血阻滞，常与三棱同用。现代用治宫外孕、肝脾肿大，也常与三棱共为破血削坚之主药。用治食积气滞，胸腹胀痛，较三棱作用为好。常与青皮、槟榔、黑白丑等同用。

【用量用法】 6～9g。外用适量。醋制可增强祛瘀止痛作用。

【使用注意】 孕妇忌用。

【现代研究】 本品含挥发油，其中主要为莪术酮、莪术烯、姜黄素等。有抗癌、抗血栓形成、抑制血小板聚集、抗感染、抗溃疡、兴奋胃肠平滑肌、抗早孕、抑菌及增强机体的特异性免疫功能等作用。

【附方】

1. 三棱丸 见三棱条。用于血滞经闭、癥瘕积聚等。

2. 莪术丸 莪术、香附、三棱、谷芽、丁香、荜澄茄，用于食积气滞、胸腹胀痛。

干　漆

【歌诀】　干漆辛温，通经破瘕，追积杀虫，效如奔马。

【译注】　干漆味辛，性温，有小毒。功能散瘀血、通月经和消积杀虫，对于瘀血不行的月经不通，或腹中结块及虫积腹痛等症，见效较快。

【应用】　用治瘀血阻滞的经闭、癥瘕等症，可与牛膝共为末，生地黄汁和丸。用治妇女血瘕，月水不通，脐下坚如杯，发热羸瘦，可与地黄汁煎煮和丸酒服；也可与当归、红花、桃仁、三棱、莪术等同用，以增强活血通经、祛瘀破癥的作用。用治虫积腹痛，常与其他杀虫健胃药同用。如与槟榔、龙胆配伍，可杀虫解热。目前临床用本品配雷丸、穿山甲、雄黄等分为丸，以治脑囊虫病有效。

【用量用法】　2~5g，入丸、散服。

【使用注意】　孕妇及体虚无瘀者慎服。

【附方】

万病丸　干漆、牛膝共为末，生地黄汁合丸，用于瘀阻经闭、癥瘕等。

【按】　本品须放在锅内炒至烟尽方可用。

蒲　黄

【歌诀】　蒲黄味甘，逐瘀止崩，止血须炒，破血用生。

【译注】　蒲黄味甘，性平。既能破瘀血，治经闭不通和产后瘀血腹痛；又能涩敛止血，治子宫大出血，以及吐血、鼻衄、便血等各种出血证。本品甘缓不峻，性平无寒热偏胜，生用化瘀止血无留瘀之弊，炒炭偏收涩止血。故止血要炒用（炒蒲黄），破血要生用（生蒲黄）。

此外，本品又能利尿通淋，可治血淋尿血。

【应用】　用治肺热衄血，可与青黛为散服或与血余炭为散，地黄汁送服。一般血热吐衄，又常配生地、白茅根、栀子、黄芩。用治妇女崩漏下血，可配栀子、血竭、京墨等分为末，合莲蓬炭、血余炭、黄绢炭、棕榈炭，共为散剂；也可配莲房炭为散服，体虚者可配党参、黄芪。用治外伤出血，可与乌贼骨等份共研细粉，加压包扎。用治瘀血经闭痛经，产后瘀阻腹痛，常用生蒲黄配五灵脂。用治产后血晕，可与干荷叶、牡丹皮、延胡索、生干地黄同用，加蜜煎服。用治跌打损伤瘀血肿痛，可用蒲黄末空心温酒服；也可配桃仁、当归、川芎、红花，水煎服。又本品单用研末（或加乌贼骨同研）搽敷，或配露蜂房、白鱼为散，用酒调敷，均可用治重舌、口疮、舌衄等症，也取其散瘀消肿止血之效。此外，用治血淋涩痛，常与冬葵子、生地同用。

【用量用法】 5~10g，包煎。冲服每次3g。止血多炒用，化瘀、利尿多生用。

【使用注意】 孕妇忌服。

【现代研究】 本品含黄酮、棕榈酸、异鼠李素、甾醇酚类等。有促进凝血作用，抑制血小板黏附和聚集，扩张血管，改善微循环；还能降血压，并降低血清胆固醇、抗动脉粥样硬化；能兴奋在体或离体子宫，调节免疫。

【附方】

1. 失笑散　蒲黄、五灵脂，用于瘀血经闭痛经或产后腹痛。
2. 蒲黄散　蒲黄、冬葵子、生地，用于血淋涩痛。

苏　木

【歌诀】 苏木甘咸，能行积血，产后血经，兼医扑跌。

【译注】 苏木味甘咸辛，性平。咸能入血、辛可走散，有活血通经、行瘀止痛、消肿疗伤之功。能治产后瘀血作痛、月经困难和瘀血不行、少腹作痛等症。兼治跌打损伤、瘀血作痛。

【应用】 用治血滞经闭痛经，常与当归、川芎、红花、牛膝等同用。用治产后血晕，胀闷欲死，可与乳香同用酒服，如用本品配荷叶、芍药、肉桂、鳖甲等，效果更佳。用治跌打损伤，瘀血肿痛，常与乳香、红花、血竭等配伍。

【用量】 3~9g。

【使用注意】 月经过多者及孕妇忌用。

【附方】

1. 通经丸　苏木、当归、川芎、红花、牛膝、赤芍、桃仁、生地、琥珀、五灵脂、香附，用于血滞经闭痛经。

2. 八厘散　苏木、乳香、红花、血竭、没药、自然铜、番木鳖、丁香、麝香，用于跌打损伤、瘀血肿痛。

桃 仁

【歌诀】　桃仁甘平，能润大肠，通经破瘀，血癥①堪尝。

【译注】　桃仁味苦甘，性平。苦能泄降导下以破瘀，甘而和畅气血以生新，故有活血通经、破瘀生新的作用。对月经停闭，腹中有瘀血结块的病可服用。其质润还能润燥滑肠，适用于大肠津液不足的便秘。尚能活血以消痈，可治肠痈、肺痈。并能降气止咳平喘。

注：①血癥：即腹内瘀血成块的一种病。

【应用】　用治闭经痛经、瘀血腹痛，常与红花、当归、赤芍等同用。用治产后瘀阻，可与当归、川芎、炮姜等同用。用治蓄血发狂，少腹硬满，常与水蛭、虻虫、大黄同用。用治跌打损伤，瘀血肿痛，常与红花、当归、穿山甲等同用。而治火毒壅盛，气滞血凝的肺痈、肠痈，可与苇茎、薏苡仁、大黄、牡丹皮等同用。用治阴虚血燥津亏便秘，常与杏仁、郁李仁等同用。此外，还用治气逆喘咳、胸膈痞满，可单用本品合粳米煮粥食。临床常与杏仁配伍以增强疗效。亦可根据寒热虚实之不同，适当配伍其他止咳平喘药。

【用量】　5~10g。

【使用注意】　本品走而不守，泻多补少，过用及用之不当，能使血流不止，损伤营血，故无瘀血之证及便溏者不宜用。咳血及孕妇忌服。

【现代研究】　本品含苦杏仁苷、苦杏仁酶等。可促进子宫收缩，改善血循环，增加脑血流量，延长出血、凝血时间；对呼吸中枢有镇静作用，还有润肠缓下、抗肝纤维化、镇痛、抗感染、抗菌、抗过敏等作用。

【附方】

1. 桃红四物汤　桃仁、红花、熟地、当归、川芎、赤芍，用于瘀血腹痛、经闭痛经。

2. 生化汤　全当归、川芎、桃仁、干姜、甘草，用于产后瘀阻。

3. 下瘀血汤　大黄、桃仁、土鳖虫，用于蓄血发狂。

4. 复元活血汤　见当归条。用于跌打损伤、瘀血肿痛。

5.《千金》苇茎汤　见薏苡仁条。用于肺痈胸痛。

6. 大黄牡丹汤　见大黄条。用于肠痈腹痛。

7. 五仁丸　见柏子仁条。用于津亏便秘。

姜　黄

【歌诀】　姜黄味辛，消痈破血，心腹结痛，下气最捷。

【译注】　姜黄味苦辛，性温。有破血行气止痛的作用，可以消痈肿、破瘀血，治气滞血瘀的胸腹作痛和月经停闭、腹中结块等症。姜黄的下气作用很快。本品辛散、苦泄、温通，内行气血、外散风寒，还有祛风除痹、通络止痛之功，故可用治风寒湿痹，尤以寒凝血滞经络不通所致肩臂疼痛用之为宜。

【应用】　用治血瘀气滞所致的胸胁刺痛，常与柴胡、白芍、香附、延胡索、郁金、川楝子等同用。用治寒凝气滞血瘀，心腹疼痛难忍者，常与当归、乌药、木香、吴茱萸同用。用治血滞经闭，月经不调，脐腹疼痛，常与莪术、川芎、当归等合用。用治跌打损伤，常与桃仁、苏木、乳香等配伍使用。治疗风湿肩臂疼痛，以寒凝血滞经络不通为宜，常与羌活、防风、当归等同用。用治风疹瘙痒，可与僵蚕、蝉蜕、大黄同用，也取本品有活血散风之效。

【用量】　3～10g。

【使用注意】　孕妇慎用。

【现代研究】　本品含姜黄素和挥发油，挥发油中含姜黄酮、姜黄烯等。有抑制血小板聚集、降低血浆及全血黏度，抗早孕、抗肿瘤、降血脂、抗感染、抑菌、利胆、降压、保护胃黏膜、保肝等作用。

【附方】

舒筋汤　姜黄、羌活、当归、海桐皮、芍药、白术、甘草，用于风湿肩臂疼痛。

郁金（广郁金、川郁金）

【歌诀】　郁金味苦，破血行气，血淋溺血，郁结能舒。

【译注】 郁金味辛苦，性寒。辛开苦泄、寒能清热，有破瘀血、行气滞、止疼痛的作用。能治血凝气滞的胸胁疼痛和妇女痛经；并治有瘀血的血淋和小便尿血，以及吐血、鼻衄等。此外，又能解肝气郁结，清心凉血，用于湿温痰浊蒙蔽清窍的神志不清、癫痫痴狂等。

本品还有疏肝解郁、利胆退黄之功，又可用于黄疸、胆石症等。

【应用】 用治气血瘀滞，胸胁疼痛，常与桂心、枳壳、陈皮等同用。用治肝郁不解，气血郁滞所致的经行腹痛、乳房胀痛，常与柴胡、白芍、当归、牡丹皮等同用；而气血郁滞的胸胁胀痛，瘀血痹阻心脉的胸痹疼痛，可与木香同用。近年来用于冠心病的治疗，常与瓜蒌、薤白、红花、丹参等同用。若用治瘀血所致的胁下积块，胀满疼痛，可与丹参、鳖甲、莪术、牡蛎等配伍，对肝脾肿大也有疗效。用治湿温病，浊邪蒙蔽清窍，胸脘痞闷，神志不清，常与菖蒲、竹沥、姜汁等同用。若治温热病、高热神昏谵语，又常与牛黄、黄连、栀子等同用。用治痰热内闭、烦躁郁闷、癫痫发狂，可与白矾相伍用，如加入息风止痉的蜈蚣，对止癫痫抽搐的发作更为有效。用治肝郁化火，血热有瘀的吐血、衄血、尿血及妇女倒经（代偿性月经），常与生地、牛膝、牡丹皮等同用。用治肝胆湿热蕴蒸，黄疸尿赤，常与茵陈、栀子、黄柏、金钱草等同用。目前用治肝炎、胆石症均有一定效果。

【用量】 3～10g。

【使用注意】 畏丁香。

【现代研究】 本品含挥发油、姜黄素、脂肪油等。能降低全血黏度，抑制血小板聚集，减轻高脂血症，明显防止动脉内膜斑块的形成，促进胆汁分泌和排泄，对肝损伤有保护作用。有镇痛、抗感染、抗早孕、抑菌等作用。

【附方】

1. 宣郁通经汤　柴胡、白芍、当归、牡丹皮、黄芩、郁金、栀子、白芥子、香附、生甘草，用于肝郁不解、经痛乳胀。

2. 菖蒲郁金汤　见菖蒲条。用于湿温浊邪蒙蔽清窍、神昏脘痞。

3. 白金丸　白矾、郁金，用于痰热内闭、烦躁癫狂。

【按】 本品分川、广两种，广郁金行气之力胜于行血，川郁金行血之力胜于行气。

金银花　附：忍冬藤

【歌诀】　金银花甘，疗痈无对[①]，未成则散，已成则溃。

【译注】　金银花味甘，性寒。有清热解毒的作用，对治疗痈肿疮毒有很好的疗效。痈肿疮毒初起未化脓时可以消肿；已成脓时则应托毒排脓，促使早日溃破。

此外，本品又能疏散风热，还可治风热感冒；炒炭入血分，凉血止痢，而疗血痢。

注：①无对：即"无双"；对，这里作比较解。无对，即强调某一东西好到没有其他东西可以与之相比较了。

【应用】　适用于热毒疮痈。如用治痈疽初起，可以金银花为主，配以甘草，水酒煎服。用治痈肿疔疮还可与蒲公英、紫花地丁、野菊花等同用。用治气血不足的乳痈，可与黄芪、当归、甘草同用。用治肠痈，可与地榆、黄芩、玄参等同用。而治热毒血痢，本品浓煎服，有凉血解毒止痢之效。用于外感风热或温病初起，常与连翘、荆芥、薄荷等宣散风热药同用。

【用量】　6~15g。

【现代研究】　本品含环己六醇、黄酮类、肌醇、皂苷、鞣质等。可抑菌、抗流感病毒及皮肤真菌、抗内毒素、抗休克、减少肠道对胆固醇吸收。还有抗感染、解热、促进白细胞吞噬等作用。

【附方】

1. 五味消毒饮　金银花、蒲公英、紫花地丁、野菊花、紫背天葵，用于痈肿疔疮。

2. 清肠饮　金银花、地榆、黄芩、玄参、麦冬、薏苡仁、当归、生甘草，用于肠痈。

3. 银翘散　见连翘条。用于风热外感或温病初起。

【附】　金银花，又名"忍冬花"。金银花的藤即"忍冬藤"，功效与花相同，兼清经络风热、止经络疼痛，常用治风湿热痹，一般用量15~30g。

漏　芦

【歌诀】 漏芦性寒，祛恶疮毒，补血排脓，生肌长肉。

【译注】 漏芦味苦，性寒。有清热解毒、消肿排脓的作用，适用于热毒较重的痈疽疮毒等外症。未化脓时，可以消肿；已成脓时，可以排脓生肌。

此外，还有下乳汁的作用，可治乳汁不下、乳房肿痛。

【应用】 用治痈疮红肿疼痛，多与连翘、大黄、蒲公英同用。用治乳房红肿胀痛，乳汁不下，欲成痈者，可同天花粉、浙贝母、牡丹皮等凉血解毒散结药配伍应用。与王不留行配合，还可用治气血郁滞，乳胀乳少，均取本品行血下乳之功。

【用量】 5～9g。

【现代研究】 本品含挥发油、牛蒡子醛、牛蒡子醇、棕榈酸、漏芦甾酮等。有抗氧化、抗动脉粥样硬化、抗衰老、提高细胞免疫功能等作用。

白　蒺　藜

【歌诀】 蒺藜味苦，疗疮瘙痒，白癜①头疮，翳除目朗。

【译注】 白蒺藜味苦辛，性微温。有散风止痒、疏肝解郁、祛风明目的作用，可治风热引起的疮疡瘙痒、白癜风和小儿头疮等皮肤病；并治目赤多泪、目生翳膜的眼病，能使翳膜消除，视物清楚。

此外，还能平肝疏肝，治肝经风热引起的头痛眩晕和肝气郁结的胸胁不舒或疼痛，以及气滞血瘀的乳闭不通等病症。

注： ①白癜：癜，音店（diàn）。即指白癜风，表现为皮肤上生白斑，是皮肤病的一种。

【应用】 用治肝风头痛眩晕，常与菊花、蔓荆子、钩藤、绿豆衣、苦丁茶等同用。用治目赤多泪，可与菊花、连翘、草决明、青葙子等同用。用治风疹瘙痒，可与蝉蜕、荆芥、地肤子等同用。用治胸胁不舒或疼痛，常与香附、木香、郁金、青皮、橘叶等配伍。用于经闭，可与当归同用。用治乳汁不下，乳房胀痛，可单用本品研末服。

【用量】6～10g。

【使用注意】气血虚弱及孕妇慎服。

【现代研究】本品含脂肪油及少量挥发油、鞣质、树脂、甾醇、钾盐、微量的生物碱等。具有降压、利尿、强心、提高免疫功能、强壮、抗衰老、降血糖、抗过敏、抑菌等作用。

【附方】

白蒺藜散　白蒺藜、菊花、连翘、草决明、蔓荆子、青葙子、炙甘草，用于赤涩多泪的目疾。

【按】本品即"刺蒺藜"。

白　及

【歌诀】白及味苦，功专收敛，肿毒疮疡，外科最善。

【译注】白及味苦甘涩，性平。涩而质黏有收敛止血、生肌消肿的作用，能治痈疽肿毒疮疡等症。外敷治痈肿，未成脓的可使之消散，已溃的可使之生肌收口。刀伤出血、烫火伤和手足皲裂等也可应用。它对外科疾病的疗效是很好的。

此外，本品内服尚有补益肺胃止血的作用，常用于肺胃损伤的咳血、吐血。

【应用】用治肺胃损伤引起的咳血、呕血、衄血，常单用本品研末，糯米汤调服即可。若与三七同用（2∶1）作散剂服，效果更好。用治劳嗽咳血，可与枇杷叶、藕节、蛤粉、阿胶等配伍使用。用于胃痛泛酸呕血，可与乌贼骨同用。现临床常用本品治疗肺结核空洞咳血、支气管扩张咳血，以及胃、十二指肠溃疡出血有效。用治痈肿疮毒初起未溃时，常与金银花、皂角刺、天花粉等同用。若痈疽已溃，久不收口，可单用本品研粉外敷，有吸湿生肌敛疮、加速疮口愈合的作用。与煅石膏同用，为末外敷，还可用治外伤出血；加油调成软膏，又能用于肛裂，且对手足皲裂也有效。

【用量用法】6～15g。研末服每次3～6g。外用适量，研末外敷或调涂。

【使用注意】反乌头，忌同用。

【现代研究】本品含黏液质，其中有多种聚糖，还有挥发油、淀粉。

有缩短出血和凝血时间及抑制纤溶作用，具有良好的局部止血作用。促进烧烫伤创面愈合。体外对结核杆菌有明显抑制作用。

【附方】

1. 白及枇杷丸　白及、枇杷叶、鲜生地汁、藕节、阿胶，用于劳嗽咳血。

2. 乌及散　白及、乌贼骨，用于胃痛泛酸呕血。

3. 内消散　白及、金银花、皂角刺、天花粉、贝母、穿山甲、乳香、半夏，用于痈疮初起未溃。

蛇 床 子

【歌诀】　蛇床辛苦，下气温中，恶疮疥癞，逐瘀祛风。

【译注】　蛇床子味辛苦，性温。有温肾助阳、祛风燥湿、杀虫止痒等作用，可治肾脏虚寒的阳痿和子宫寒冷的不孕症。外用可治疥癣湿疮、麻风等皮肤病，以及女子阴痒带下病。

【应用】　用治男子阳痿或妇女宫冷不孕，可与五味子、菟丝子等份研末蜜丸服。内服治寒湿带下，可与山茱萸、南五味子、车前子、香附、枯白矾等同用。用于湿痹腰痛，可配伍桑寄生、杜仲、牛膝、独活、秦艽等益肾祛风湿药。外用有燥湿杀虫止痒的功效。如单用本品水煎汤洗阴囊湿疹；以本品30g加白矾6g，煎汤熏洗治妇女阴痒。现用本品15g水煎，灌洗阴道，或用本品30g、黄柏10g，以甘油明胶为基质做成2g的栓剂，每日用1枚置放阴道内，治滴虫性阴道炎有效。

【用量用法】　内服3~10g，煎汤服或入丸、散；外用15~30g，水煎洗或研末敷，也可研末作为坐药（栓剂）。

【使用注意】　阴虚火旺或下焦有湿热者不宜内服。

【现代研究】　本品含香豆精类成分蛇床子素、二氢化山芹醇等。另含挥发油，有杀灭阴道滴虫的作用；并能抑菌、抗病毒。另有类似激素样作用，能增加小鼠子宫、卵巢、前列腺、精囊、肛提肌重量。还有抗心律失常、抗骨质疏松、延缓衰老等作用。

【附方】

1. 三子丸　蛇床子、五味子、菟丝子，用于阳痿或宫冷不孕。

2. 蛇床子散　蛇床子、白粉，用于妇人阴寒。

天　麻

【歌诀】　天麻味甘，能驱头眩，小儿惊痫，拘挛瘫痪。

【译注】　天麻味甘，性平。有平抑肝阳、平息肝风、解除痉挛、祛风通络的作用，可治疗肝风引起的头痛眩晕和小儿惊风，昏厥抽搐，以及四肢拘挛或麻木不能行动的瘫痪等症。

【应用】　用治肝阳上升，眩晕头痛，常与钩藤、生石决明、黄芩、栀子等药同用，痰多者当配伍半夏、白术、茯苓等药。用于惊痫抽搐，可配伍僵蚕、全蝎等药。此外，有用治风湿肩背作痛，肢体酸疼或麻木，以及中风瘫痪等症者，可与秦艽、羌活、当归、川芎、桑枝等祛风湿药同用。

【用量】　3～10g。

【现代研究】　本品含香荚兰醇、香荚兰醛、维生素A类物质、生物碱等。具有镇静、止痫、抗惊厥、降脂、降压、镇痛、增强免疫活性等作用。

【附方】

1. 天麻钩藤饮　天麻、钩藤、石决明、黄芩、栀子、川牛膝、杜仲、桑寄生、益母草、夜交藤、茯神，用于肝阳上亢，肝风内动，头痛眩晕，半身不遂等症。

2. 半夏白术天麻汤　见半夏条。用于肝阳上亢、风痰内扰的眩晕头痛等症。

3. 玉真散　见防风条。用于惊痫抽搐。

白　附　子

【歌诀】　白附辛温，治面百病，血痹①风疮，中风痰症。

【译注】　白附子味辛甘，性温，有毒。其辛散温通，性偏升散上行，功善祛风痰、散寒湿，能治疗各种面部疾病，还可治体虚风邪入侵，肢体麻木的血痹和疮疡等症。特别是对偏正头痛、口眼㖞斜、中风痰壅、破伤风等症，功效较好。

本品还有解毒消肿散结之功，可外敷或内服治毒蛇咬伤、瘰疬痰核等症。

注：①血痹：即气血痹闭不行，以致肢体麻痹不仁的一种病。

【应用】 适用于中风痰壅、口眼㖞斜、语言謇涩及偏正头痛等。如用治中风口眼㖞斜、半身不遂，可与全蝎、蜈蚣同用。治疗风痰壅盛，抽搐呕吐之症，可与南星、半夏、天麻、全蝎、蜈蚣等同用。用治破伤风，可与防风、南星、白芷、天麻等同用。用治痰厥头痛，则与南星、半夏等祛痰药配伍使用。如用于湿疹瘙痒，可与羌活、白蒺藜等祛风药同用。

【用量】 3～6g。

【使用注意】 阴虚有热动风及孕妇忌用。生品内服宜慎。

【现代研究】 本品主含β-谷甾醇及其葡萄糖苷、肌醇、黏液质、皂苷等。具有镇静、抗惊厥、镇痛、抗感染、降血清胆固醇、止咳祛痰、抗结核及抗癌等作用。

【附方】

1. 牵正散　白附子、全蝎、僵蚕，用于中风口眼㖞斜。

2. 玉真散　见防风条。用于破伤风四肢痉挛抽搐。

【按】 本品即天南星科植物"独角莲"，又叫禹白附；另有毛茛科植物黄花乌头的块根亦作白附子用，又叫关白附。均能祛风痰解痉，但禹白附毒性较小，又能解毒散结，现作正品使用；关白附毒性大，功偏散寒湿止痛，现已较少应用。

全　蝎

【歌诀】 全蝎味辛，祛风痰毒，口眼㖞斜，风痫发搐。

【译注】 全蝎味甘辛，性平，有毒。有祛除风痰、止痉挛抽搐的作用，善治中风引起的口眼㖞斜、半身不遂，以及小儿惊风、痫证等四肢抽搐。本品还有解疮毒、消痈肿、散痰结的作用，可治痔疮或疮肿发痒、瘰疬痰核诸症。

本品还能通络止痛，善于治疗偏正头痛、风湿痹痛等症。

【应用】 用治中风口眼㖞斜，可与僵蚕、白附子同用。用治惊痫抽搐、破伤风，可与蜈蚣、僵蚕、钩藤、朱砂、麝香同用。用于风寒湿痹疼痛较重者，可与乌梢蛇、地龙、川乌、草乌等药配伍。如用治瘰疬，可单用本品7枚，炮焦分2次黄酒下，连服3日。用治诸疮肿毒，可用本品7枚，栀子7个，麻油煎黑去渣，入黄蜡化成膏外敷。

【用量用法】 全蝎3～6g；蝎尾1～2g。入丸、散酌减。

【使用注意】 有毒，虚证及孕妇慎用。

【现代研究】 本品含蝎毒、三甲胺、牛黄酸、软脂酸、硬脂酸、胆固醇等。有抗惊厥、抗癫痫、降压、镇静、抗血栓形成、抗凝、抗癌等作用。蝎毒的主要危害是使呼吸麻痹。

【附方】

1. 牵正散　见白附子条。用于中风口眼㖞斜。

2. 五虎追风散　南星、僵蚕、全蝎、蝉蜕、天麻、朱砂，用于破伤风或惊风抽搐。

【按】 蝎尾功效较全蝎为大。

蝉　　蜕

【歌诀】 蝉蜕甘寒，消风定惊，杀疳除热，退翳侵睛。

【译注】 蝉蜕味甘，性寒。有凉散风热、清利头目、止惊风抽搐的作用，并可透疹。常用于风热感冒和温病初起的发热，小儿惊风或破伤风的抽搐，以及麻疹、风疹初起不易透发等。并治小儿形瘦肚大的疳积病和因风热而起的失声、音哑。此外，还可消退目生翳障，治疗翳膜遮睛、视力减退的眼病。

【应用】 用治外感风热或温病初起有表证者，常与薄荷、连翘、生石膏等同用。治疗风热郁肺，肺气失宣，咽痛音哑，可与胖大海同用。用治麻疹初期，透发不畅，常与牛蒡子、薄荷、葛根等配伍；如热盛疹出不畅，可与紫草、连翘等同用。对于风疹瘙痒之症，可配伍荆芥、防风、白蒺藜、蛇蜕等。用于风热目赤、翳膜遮睛，常与菊花同用。用治破伤风轻证，可单用研末以黄酒冲服（每服10g，日3次），重证可配伍天南星、天麻、僵蚕、全蝎等。用治小儿惊风或夜啼见惊惕不安者，可配伍钩藤、薄荷等。

【用量用法】 3～6g。水煎服或单味研末冲服。去头足。

【使用注意】 孕妇慎用。

【现代研究】 本品含大量甲壳质和蛋白质、氨基酸、有机酸等。有抗惊厥、镇静、解热等作用。

【附方】

1. 竹叶柳蒡汤　竹叶、柽柳、荆芥穗、玄参、蝉蜕、牛蒡子、薄荷、葛根、麦冬、知母、甘草，用于麻疹初期、透发不畅。

2. 蝉花散　蝉蜕、菊花、木贼、谷精草、羌活、蒺藜、草决明、防风、栀子、川芎、密蒙花、荆芥穗、蔓荆子、黄芩、甘草，用于风热目赤、翳膜遮睛。

3. 五虎追风散　见全蝎条。用于破伤风证。

僵　蚕

【歌诀】　僵蚕味咸，诸风惊痫，湿痰喉痹，疮毒瘢痕。

【译注】　僵蚕味咸辛，性平。有除风热、息肝风、止抽搐、化痰结的作用，可治惊风和痫证的四肢抽搐及风热头痛、齿痛、目痛、咽喉肿痛等症。此外，本品尚有除湿化痰消疮毒的作用，常用于瘰疬痰核和皮肤湿疮、丹毒等症。研末外敷又能灭诸疮瘢痕。

【应用】　用治风热头痛，可与桑叶、荆芥、细辛、木贼、旋覆花、甘草等同用。用治皮肤疮疹作痒，可与蝉蜕、白蒺藜、豨莶草、地肤子等配伍使用。用于中风口眼㖞斜，可配伍全蝎、白附子。对小儿惊风，痰喘发痉，可与全蝎、天麻、牛黄、朱砂、胆星、黄连、冰片等同用。用治外感风热，咽喉肿痛，可与荆芥、防风、桔梗、薄荷同用。用治瘰疬痰核，可配伍玄参、贝母、牡蛎、天花粉、夏枯草等散结消肿药。

【用量用法】　5～10g，煎服。研末吞服，每次1～2g。一般多制用，散风热宜生用。

【现代研究】　本品含蛋白质、脂肪、灰分、草酸铵等。有一定的催眠作用。另有抗惊厥、抗凝、降血糖、抑菌作用。

【附方】

1. 白僵蚕散　白僵蚕、旋覆花、木贼草、细辛、桑叶、荆芥、甘草，用于风热头痛。

2. 牵正散　见白附子条。用于中风口眼㖞斜。

3. 千金散　僵蚕、全蝎、天麻、牛黄、朱砂、胆星、黄连、冰片、甘草，用于小儿惊风、痰喘发痉。

蜈　蚣

【歌诀】　蜈蚣味辛，蛇虺①恶毒，镇惊止痉，堕胎逐瘀。

【译注】　蜈蚣味辛，性温，有毒。有解疮毒、蛇毒的作用，能治疗毒蛇咬伤和恶疮肿毒。还有除风邪、止痉挛的功效，可治小儿惊风和破伤风的痉挛抽搐、口不能张、项背强直等症。此外，又有祛恶血、堕胎的作用，孕妇忌用。

本品性善走窜，有良好的通络止痛作用，可治风湿顽痹和顽固性头痛。

注：①虺：音悔（huǐ）。毒蛇的意思。

【应用】　用治惊痫抽搐，其止痉作用较强，若与全蝎同用，则功效更佳；如有热者，可配生石膏、钩藤等药。用治破伤风，可与制南星、防风、鱼鳔同用。用治口眼㖞斜，可以本品研末，每服1g，每日3次，以防风、僵蚕各10g煎汤送服。用于治疗风湿痹痛之较重者，可以本品与甘草等份研末为丸，每服1～2g，每日3次。如用治瘰疬，可用本品与全蝎、土鳖虫等份研末，成人每次服10g，混入鸡蛋内捣匀煮熟食，每日3次，儿童酌减。也可以本品与茶为末，外敷瘰疬溃烂。用治毒蛇咬伤，可单用本品研末，每服1～3g，每日3次。此外，单用油浸外涂，可治烫伤。

【用量用法】　3～5g，煎服，入丸、散减半。外用适量，研末敷或油浸涂。

【使用注意】　虚证及孕妇忌用。

【现代研究】　本品含两种类似蜂毒的有毒成分，即组胺样物质及溶血性蛋白质。尚含有脂肪油、胆固醇、蚁酸及多种氨基酸。具有抗惊厥、抑菌、抗肿瘤、增强免疫、改善微循环、延长凝血时间、降低血黏度、镇痛、抗感染等作用。

【附方】

1. 止痉散　全蝎、蜈蚣，用于惊痫抽搐。

2. 不二散　蜈蚣、雄黄，用于外敷肿毒恶疮。

【按】　蜈蚣与全蝎均能息风止痉、解毒散结、通络止痛，多相须为用，以协同增效；蜈蚣力猛性燥，息风镇痉、攻毒散结、通痹止痛效佳。

木　鳖

【歌诀】　木鳖甘寒，能追疮毒，乳痈腰疼，消肿最速。

【译注】　木鳖子味甘，性寒，有毒。有清血热、解疮毒，散结消肿止痛的作用，对乳房肿痛的"乳痈"和跌打损伤的腰痛，消肿止痛的效果最快。

本品还能用于恶疮肿毒和瘰疬等症。亦能疏通经络而治痹证、瘫痪。

【应用】　用治跌仆损伤、骨折等瘀血肿痛，可与自然铜、骨碎补、土鳖虫、乳香等同用。用治痈疽肿痛，可与炮山甲、制僵蚕配合使用。

【用量用法】　0.9～1.2g。外用适量，研末调敷或煎汤熏洗。

【使用注意】　孕妇及体虚者忌服。

【现代研究】　本品含木鳖子皂苷、木鳖子酸、木鳖子素等。有抗感染及降血压等作用。

蜂房（露蜂房）

【歌诀】　蜂房味咸，惊痫瘛疭①，牙疼肿毒，瘰疬乳痈。

【译注】　蜂房味咸苦，性平，有毒。有除风解毒杀虫的作用，可治惊风癫痫、手足抽搐、蛀牙作痛和痈肿疮毒、瘰疬、乳房痈肿疼痛等症。

注：①瘛疭：音赤纵（chìzòng）。筋脉拘急曰瘛，筋脉弛张曰疭。

【应用】　用治龋齿疼痛，可单用或配川椒、细辛煎水含漱，或与全蝎同研擦牙。用治风疹瘙痒，可用本品煎汁溶入玄明粉外敷，或同蝉蜕为末酒调服。用治头上疮癣，可单用煎水洗，或研末猪油调涂。用治瘰疬，可与乳香、贝母、夏枯草等同用。如用治风痹，可与独头蒜、百草霜同用，捣敷患处。

【用量用法】　3～5g。外用适量。

【现代研究】　本品主含蜂蜡及树脂，又含有毒的露蜂房油。其醇、醚及丙酮浸出物皆有促进血液凝固的作用；并有抗感染、镇痛、利尿、强心、降压、驱蛔虫、驱绦虫、抗癌等作用。

【附方】

《圣惠方》蜂房膏　蜂房、玄参、黄芪、蛇蜕皮、杏仁、乱发、黄丹，用于瘰疬日久、脓水不干。

白花蛇（蕲蛇）

【歌诀】　花蛇温毒，瘫痪㖞斜，大风疥癞，诸毒称佳。

【译注】　白花蛇又名蕲蛇，味甘咸，性温，有毒。它有除风湿、通经络、定惊搐的作用，可治风湿引起的肢体筋脉拘挛疼痛，或麻木不能活动（左瘫右痪）和口眼㖞斜，以及小儿惊风抽搐等症。并治疥癣皮肤瘙痒和大麻风等病，又能祛风止痒。疗效都比较好。

【应用】　用治风湿痹痛，筋脉拘挛，或肌肉麻木，或口眼㖞斜、半身不遂等，可以本品为主药配伍天麻、羌活、防风、当归、五加皮等制酒剂服，再以药渣为丸服。用治麻风、疥癣，可与天麻、荆芥、薄荷，加蜜、酒熬膏服。用治小儿惊风抽搐、破伤风，项背强直、角弓反张，可用本品配伍乌梢蛇、蜈蚣共研细末，温酒服下。

【用量用法】　3～9g，煎服。研末吞服1～1.5g。

【使用注意】　血虚生风及阴虚内热者忌用。

【现代研究】　本品含毒蛋白、透明质酸酶、出血毒素等。有镇静、催眠、镇痛、降压、激活纤溶系统、增强巨噬细胞吞噬能力等作用。

【附方】

1. 白花蛇酒　白花蛇、羌活、天麻、防风、当归、五加皮、全蝎、独活、白芷、升麻、赤芍、甘草，酒，用于风湿痹痛、筋脉拘挛或口眼㖞斜、半身不遂。

2. 定命散　白花蛇、乌梢蛇、蜈蚣，用于破伤风及惊风抽搐。

蛇　蜕

【歌诀】　蛇蜕咸平，能除翳膜，肠痔蛊毒①，惊痫搐搦。

【译注】 蛇蜕味甘咸，性平。能退翳、消肿、祛风、杀虫、止抽搐，可治目生翳膜、痔疮肿痛、皮肤疥癣和各种虫毒，以及惊风、癫痫、抽搐等症。

注：①蛊毒：在这里泛指各种虫毒。

【应用】 用治目翳，常与瓜蒌配用。用治小儿受风惊痫高热抽搐，常与钩藤配用。用治咽喉肿痛，常与当归配伍。治疗疔疮肿毒，亦可烧灰调蛋清外敷患处。

【用量用法】 煎汤2～3g，亦可研粉，烧灰外敷局部。

【使用注意】 孕妇忌用。

槐 花

【歌诀】 槐花味苦，痔漏肠风，大肠热痢，更杀蛔虫。

【译注】 槐花味苦，性微寒。苦寒泄热，有清热凉血止血的作用，尤其善于清泻下焦血热，可治痔疮肛漏出血和大便下血，并且能治疗大肠有热的痢疾。此外，还有杀蛔虫的功效。

本品亦常用于吐血、衄血、子宫出血，并能清肝火，治肝热引起的头痛、目赤、眩晕等。

【应用】 适用于大肠火盛，湿热郁结引起的便血、痔血；偏于火盛者，可与栀子同用（或与黄连同用）；偏于风盛者，可与荆芥同用；偏于气滞者，可与枳壳配伍。临床常与侧柏叶、荆芥、枳壳合方使用。此外，还广泛用治多种血热出血证，如治吐血，可以本品配百草霜为末服；治衄血，可与蒲黄同用；用治赤白痢，又可与芍药、枳壳、甘草配伍，故为止血佳品。如用于肝热目赤，烦热胸闷，以及高血压，头痛目赤，肝火偏旺者，可单用水煎代茶饮或与黄芩、菊花、夏枯草等同用。

【用量】 5～10g。

【现代研究】 本品含芸香苷，槐花甲素、槐花乙素、槐花丙素，鞣质。能减少毛细血管的通透性及脆性，缩短出血和凝血时间；增加毛细血管的抵抗力，防治动脉硬化；有扩张冠状动脉血管，改善心肌循环、减少心肌耗氧量、保护心功能及抑菌等作用。

鼠粘子（牛蒡子、大力子）

【歌诀】 鼠粘子辛，能除疮毒，瘾疹①风热，咽疼可逐。

【译注】 鼠粘子即牛蒡子，味辛苦，性寒。辛散苦泄、寒能清热，有疏散风热、透疹、解毒、利咽和消肿等作用，可治疮痈肿毒和皮肤发疹瘙痒成片的瘾疹，以及风热感冒咽喉肿痛和麻疹不透等症。

注：①瘾疹：是热邪客于皮肤，又受风湿而发出的一种皮疹，遍身瘙痒如蚊虫叮咬一样。

【应用】 用治外感风热，咽喉肿痛，常与桔梗、金银花、连翘等同用。如属火毒盛者，可配大黄、黄芩、山豆根等同用。用治肺热咳嗽，咳痰不畅，可与桔梗、桑叶、贝母、甘草等同用。用治麻疹初期，透发不畅及风疹等症，可与蝉蜕、薄荷、葛根等同用。如用治腮腺红肿、咽喉肿痛及乳痈、丹毒诸疮，可与荆芥、防风、薄荷、生甘草、大黄同用。

【用量用法】 6~12g，炒用寒性略减，入汤剂宜捣碎。

【使用注意】 气虚便溏者慎用。

【现代研究】 本品含牛蒡子苷、脂肪油、维生素A、维生素B_1及生物碱等。有解热、利尿、降低血糖、抗肿瘤、抗肾脏病变等作用，对肺炎双球菌有显著抑菌作用，对多种皮肤真菌有不同程度的抑制作用。

【附方】

1. 牛蒡汤　牛蒡子、薄荷、荆芥、防风、大黄、甘草，用于外感风热、咽喉肿痛。

2. 竹叶牛蒡汤　见蝉蜕条。用于麻疹初期、透发不畅。

3. 瓜蒌牛蒡汤　瓜蒌、牛蒡子、天花粉、黄芩、栀子、连翘、皂角刺、金银花、陈皮、甘草、青皮、柴胡，用于乳痈肿痛。

茵　　陈

【歌诀】 茵陈味苦，退疸除黄，泻湿利水，清热为凉。

【译注】 茵陈味苦，性微寒，是治疗黄疸的主药。苦寒泄热、利湿退黄，对湿热引起的全身发黄，疗效较好，故具有良好的清热

利湿，利胆退黄的作用。

【应用】 用治湿热黄疸，身黄如橘子色，小便不利，腹微满之阳黄证，可与栀子、大黄等同用。用治黄疸色黄而晦黯之阴黄证，常配附子、干姜等温中化气行湿药。治疗湿热内蕴所致的湿疮、瘙痒或流水等症，可与黄柏、土茯苓等药同用。亦可单味煎汤外洗。

【用量用法】 内服6~15g；外用适量。

【使用注意】 蓄血发黄及血虚萎黄者慎用。

【现代研究】 本品含挥发油，其中主要成分为β-蒎烯、茵陈烃、茵陈酮及叶酸。有显著利胆作用，并能解热和降压；还有抗病毒作用。

【附方】

1. 茵陈蒿汤　茵陈、栀子、大黄，用于湿热黄疸。

2. 茵陈四逆汤　茵陈、附子、干姜、炙甘草，用于寒湿阴黄。

红花　附：藏红花

【歌诀】 红花辛温，最消瘀热，多则通经，少则养血。

【译注】 红花味辛，性温。辛散温通，有活血、行瘀血的作用，能消除因瘀血引起的发热。多用可以行瘀血、通月经，适用于因瘀血不行导致的经闭、难产或产后瘀阻腹痛及跌打损伤瘀血作痛等症。少用又起养血的作用。亦治斑疹紫黯见有瘀滞征象者。

【应用】 用治妇人腹中血气刺痛，可单用加酒煎服。用于血滞经闭腹痛，常与当归、苏木、莪术、肉桂等药同用以活血通经。用治产后瘀血阻逆之血晕，常与当归、牡丹皮、蒲黄、荷叶同用。治疗癥瘕痞块，又可与三棱、莪术、桃仁、没药、乳香等行瘀散结药同用。用治难产死胎，又常与川芎、当归、肉桂、牛膝、车前子同用。对于跌打损伤、瘀血肿痛，常配伍苏木、血竭、麝香等。用治痈疽肿毒，可与蒲公英、连翘、赤芍等清热解毒、消肿止痛之品同用。若治麻疹夹斑，透发不畅，色不红活者，也可配紫草、牛蒡子、葛根及大青叶、连翘、黄连等。

【用量】 3~10g。

【使用注意】 孕妇及月经过多者忌用。

【现代研究】 本品含红花黄素、红花苷、红花素、红花醌苷、新红花苷及红花油。有轻度兴奋心脏、增加冠状动脉血流量的作用，改善心肌缺血，减慢心率，对抗乌头碱所致心律失常；有降压、抑制血小板聚集和增加纤溶的作用；还有兴奋子宫、降低血脂、镇痛、镇静、抗惊厥、抗感染等作用。

【附方】

1. 通经丸 见苏木条。用于血滞经闭腹痛。

2. 红花汤 红花、当归、牡丹皮、蒲黄、荷叶，用于产后血晕。

3. 脱花煎 红花、川芎、当归、肉桂、牛膝、车前子，用于难产死胎。

4. 八厘散 见苏木条。用于跌打损伤、瘀血肿痛。

5. 当归红花饮 当归、红花、牛蒡子、葛根、连翘、甘草，用于麻疹夹斑、透发不畅。

【附】 藏红花，味甘性平，功效与红花相近，但力量较强，又兼能凉血解毒，尤宜于热郁血热、斑疹紫黯及温热病热入营血之证。一般用量1.5～3g。孕妇忌用。

蔓 荆 子

【歌诀】 蔓荆子苦，头疼能医，拘挛湿痹，泪眼堪除。

【译注】 蔓荆子味苦辛，性微寒。辛散苦降、微寒清热，故有疏散风热、清利头目的作用。善于治疗风热感冒头痛，并治风湿痹痛、四肢拘挛、不得屈伸。此外，用治目痛多泪的眼病疗效也较好。

【应用】 用治风热头痛或头风作痛，可与菊花、白蒺藜、川芎、薄荷等同用。治疗目赤肿痛，又与菊花、决明子、龙胆等配伍。用治胃火上炎、齿龈肿痛，常与生地、生石膏、黄连等同用。若治疗风湿痹痛，筋脉拘挛，多与羌活、独活、川芎、防风等配伍。

【用量】 5～10g。

【现代研究】 本品含挥发油，主要成分为蒎烯等。有镇静、止痛、退热、抗菌、抗病毒作用，并可增进外周和内脏微循环。

【附方】

1. 白蒺藜散 见白蒺藜条。用于虚热生风、目赤多泪。

2. 羌活胜湿汤 见羌活条。用于风湿痹痛、筋脉拘挛。

马兜铃 附：杜青木香

【歌诀】 兜铃苦寒，能熏痔漏，定喘消痰，肺热久嗽。

【译注】 马兜铃味苦，性寒。苦寒降逆泄热，善清肺与大肠之热，有降气化痰、止咳平喘的作用。外用熏洗痔漏，可起到消肿止痛的功效；内服可治痰多气喘和肺热久咳。

【应用】 用治肺气壅实，咳嗽气喘，可用马兜铃60g、炙甘草30g，共为末，每服3g，水煎温服。用治阴虚火盛，咳嗽喘急，痰少或痰中带血之症，可与阿胶、牛蒡子、炙甘草等同用，以阿胶之补益润肺、马兜铃之清肃肺火，共奏清金补肺之效。如用于痔漏下血及肛门肿痛，可内服，也可外用熏洗。

【用量用法】 3~9g，煎服。外用适量。止咳清热一般炙用；外用熏洗宜生用。

【使用注意】 虚寒咳喘及脾虚便溏者不宜用；胃弱者慎用。

【现代研究】 本品含马兜铃碱、木兰花碱、马兜铃酸、次马兜铃酸等。有止咳、祛痰、解痉、舒张支气管及抑制真菌的作用。

【附方】

补肺阿胶汤 阿胶、马兜铃、杏仁、牛蒡子、炙甘草、糯米，用于阴虚火盛、咳痰带血。

【附】 杜青木香，即马兜铃的根，味辛苦，性寒，有催吐、解毒、消肿的作用。可治食物中毒，毒蛇咬伤，以及热毒肿痛等症。内服用量4.5~9g；外用适量，研末敷患处。

【按】 马兜铃所含马兜铃酸可致急性肾衰竭，用药宜慎。杜青木香现临床已不再使用。

百 合

【歌诀】 百合味甘，安心定胆，止嗽消浮，痈疽可啖[①]。

【译注】 百合味甘，性微寒。甘能补心、微寒清热，故有清心、安神、定惊的作用，可治阴虚有热的心烦惊悸、神志不安，即所谓

的"安心定胆"。又有润肺、止咳、利尿的功用，可用于肺热咳嗽和面目虚浮。此外，本品清热消疮，内服可用治痈疽。

注：①啖：音淡（dàn），吃的意思。

【应用】 用治肺热久咳或痰中有血，可与款冬花等份研末蜜丸服。用治虚劳发热、咳嗽咽痛或咳血，可与熟地、生地、玄参、贝母、桔梗、甘草、麦冬、白芍、当归配伍使用。若治热病后，余热未清，出现虚烦惊悸、失眠多梦，可与知母、生地等药同用。

【用量用法】 6~12g。蜜炙可增强润肺作用。

【使用注意】 风寒咳嗽或中寒便溏者忌服。

【现代研究】 本品含秋水仙碱等多种生物碱及淀粉、蛋白质、脂肪等。其煎剂对氨水引起的小鼠咳嗽有镇咳、祛痰、强壮、镇静、抗过敏作用，并能对抗组胺引起的蟾蜍哮喘。此外尚有耐缺氧作用。

【附方】

1. 百合固金汤 百合、熟地、生地、玄参、贝母、桔梗、甘草、麦冬、白芍、当归，用于虚劳咳嗽、痰中带血。

2. 百合知母汤 百合、知母，用于虚烦惊悸、失眠多梦。

3. 百合地黄汤 百合、生地黄，用于虚烦失眠。

秦 艽

【歌诀】 秦艽微寒，除湿荣筋，肢节风痛，下血骨蒸。

【译注】 秦艽味苦辛，性微寒。其辛散苦泄，辛而不燥，质地滋润，药性平和，有散风除湿、舒筋和血、通痹止痛、清退虚热的作用。善治风湿痹痛，无论寒热之偏，四肢关节拘挛和痔疮肿痛、大便下血，以及虚劳骨蒸的发热等症。此外，本品还能清湿热，除疳热，兼治湿热黄疸，小儿疳热。

【应用】 用治风寒湿痹，可与羌活、独活、桂枝、海风藤等同用。用治湿热痹痛，可配伍防风、防己、牡丹皮、赤芍、忍冬藤等祛风清热除湿、通痹止痛之药。若治疗湿蒸热郁引起的骨蒸劳热，常与鳖甲、青蒿、地骨皮、柴胡、知母等同用。用治小儿疳积发热，可与胡黄连、使君子、槟榔、鸡内金等同用。与茵陈蒿、栀子、金钱草等配伍使用可退黄疸。

【用量】 3～10g。

【使用注意】 气血亏虚身疼发热，或虚寒疼痛，尿清便溏者忌服。

【现代研究】 本品含秦艽碱甲、秦艽碱乙、秦艽碱丙及挥发油、糖类。具有抗感染、镇静、镇痛、解热、升高血糖、降血压、保肝、抗菌抑菌和利尿等作用。

【附方】

1. 蠲痹汤 见羌活条。用于风寒湿痹、四肢挛痛。

2. 秦艽鳖甲汤 秦艽、鳖甲、青蒿、地骨皮、柴胡、知母、当归、乌梅，用于骨蒸劳热。

紫 菀

【歌诀】 紫菀苦辛，痰喘咳逆，肺痈吐脓，寒热并济。

【译注】 紫菀味苦辛，性温。辛开宣散、苦能降泄、温和柔润，故有润肺下气、化痰止咳的作用。既能治肺部有寒、肺气壅塞的痰喘咳嗽；又能治肺部有热、咳吐脓血的肺痈。本品温而不热，润而不燥，所以对肺寒、肺热都适宜。

【应用】 用治外感咳嗽，咳痰不爽者，可与荆芥、桔梗、百部、白前等同用。治疗阴虚劳热、痰中带血之症，可与知母、川贝、阿胶等配伍。对于久嗽不瘥者，又常与款冬花、百部合用。

【用量用法】 5～10g。外感暴咳生用，肺虚久咳蜜炙用。

【使用注意】 凡阴虚火旺的燥咳、咳血及实热咳嗽，均不宜单独应用。

【现代研究】 本品含紫菀皂苷、紫菀酮、槲皮素、挥发油等。有显著的祛痰镇咳作用；并有一定的抑菌、抗癌、利尿作用。

【附方】

1. 止嗽散 紫菀、荆芥、百部、白前、桔梗、陈皮、甘草，用于外感咳嗽。

2. 紫菀汤 紫菀、知母、阿胶、川贝、桔梗、人参、茯苓、五味子、甘草，用于阴虚劳嗽。

款 冬 花

【歌诀】 款花甘温，理肺消痰，肺痈喘咳，补劳除烦。

【译注】 款冬花味辛甘，性温。甘润而补、辛散温通，有润肺下气、消痰止咳的作用，可治咳嗽吐脓血的肺痈和肺部有寒的气喘咳嗽，并治疗虚劳烦热咳嗽。

【应用】 可用于多种咳嗽证。如用治寒饮咳喘，可与麻黄、射干、细辛等同用。用治咳嗽带血，可与百合配伍，共研末为丸。若治暴咳，可以本品为主，配伍杏仁、贝母、知母、桑白皮等。

【用量用法】 5～10g。一般煎服，也可烧烟吸之；外感咳嗽宜生用，内伤咳嗽宜炙用。

【使用注意】 肺痈咳吐脓血者慎用。

【现代研究】 本品含款冬二醇及其异体结构阿里二醇、芸香苷、金丝桃苷、三萜皂苷、挥发油及鞣质等。有镇咳、祛痰、扩张支气管、兴奋呼吸、升高血压等作用。

【附方】

1. 射干麻黄汤　射干、麻黄、细辛、紫菀、款冬花、生姜、半夏、五味子、大枣，用于寒饮咳喘。

2. 百花膏　百合、款冬花，用于咳嗽带血。

3. 款冬花汤　款冬花、杏仁、贝母、知母、桑白皮，用于暴咳。

【按】 款冬花与紫菀均能润肺下气、化痰止咳，但款冬花重在止咳，紫菀尤重祛痰。

金沸草　附：旋覆花

【歌诀】 金沸草温，消痰止嗽，明目祛风，逐水尤妙。

【译注】 金沸草味咸，性温。有消痰、止咳、降气的作用，能治痰壅气喘的咳嗽及肺部有寒的痰饮咳嗽气喘。此外，还有祛风明目和祛除痰水的功效。

本品不但能降气，并可止呕，所以又常用于嗳气呕吐等症。

【应用】 用治痰壅气逆，咳喘多痰等症，常与桔梗等同用。用治痰湿内阻，噫气、呕吐等症，常与代赭石、人参等同用。用治风湿痰饮上攻，头目眩胀，眼内分泌物增多，常与天麻、甘菊等同用。

【用量】 5~10g。

【使用注意】 大便溏泄者不宜用。

【现代研究】 本品含黄酮苷，旋覆花甾醇A、旋覆花甾醇B、旋覆花甾醇C及葡萄糖，槲皮素等。有镇咳、祛痰的作用。所含黄酮苷对组胺引起的动物支气管痉挛有缓解作用，并有较弱的利尿作用。

【附方】

1. 金沸草散　金沸草、生姜、半夏、细辛、前胡、荆芥、赤芍、甘草、大枣，用于寒痰咳喘兼表寒者。

2. 旋覆代赭汤　旋覆花、代赭石、半夏、生姜、人参、大枣、甘草，用于痰湿内阻、噫气呕吐。

【附】 茎叶名"金沸草"，花名"旋覆花"（此药有细毛，宜布包入汤煎），功用相同。

桑皮（桑白皮）

【歌诀】 桑皮甘辛，止嗽定喘，泻肺火邪，其功不浅。

【译注】 桑白皮味甘辛，性寒。善泻肺部热邪，有止咳平喘的作用。因此，对肺热的咳嗽气喘，功效很好。

此外，本品甘寒肃降肺气、通调水道，还有利小便、退水肿的作用，可用于小便不利的水肿。

【应用】 用治小儿肺热气急喘嗽证，可与地骨皮、甘草同用。用治肺气壅实之水饮停肺、胀满喘急，可与麻黄、桂枝、杏仁、细辛、干姜等同用。用治全身肌肤浮肿，小便不利，可与茯苓皮、大腹皮等同用。

【用量用法】 6~12g，煎服。行水宜生用，平喘止嗽宜炙用。

【使用注意】 肺虚无火、小便利及肺寒咳嗽不宜用。

【现代研究】 本品含多种黄酮衍生物、伞形花酯、东莨菪素、类似乙酰胆碱的降压成分及桑皮呋喃A等。有利尿降压及镇静、安定、抗惊厥、镇痛、降温作用；还能兴奋兔离体肠和子宫、抑菌、抗艾滋病病毒、抗癌。

【附方】

1. 泻白散　桑白皮、地骨皮、粳米、甘草，用于小儿肺热喘急咳嗽。

2. 五皮饮　桑白皮、茯苓皮、大腹皮、生姜皮、陈皮，用于肌肤浮肿、小便不利。

【按】　桑白皮与葶苈子均能泻肺平喘、利水消肿，治肺热及肺中水气、痰饮咳喘及水肿。但桑白皮药性较缓，长于清肺热、降肺火；葶苈子力峻，重在泻肺中水气，痰涎，利水作用也强。

杏仁（苦杏仁、甜杏仁）

【歌诀】　杏仁温苦，风寒喘嗽，大肠气闭，便难切要。

【译注】　杏仁味苦，性温，有小毒。苦而能降、温散寒邪，又为植物种仁，富含油脂，质润滑肠，故有止咳平喘、降气润肠的作用。善治外感风寒引起的气喘咳嗽，并治大肠气滞的大便闭结不通，以及老人、产妇等津亏肠燥，大便困难。

【应用】　用治风寒感冒，咳嗽痰多者，可与苏叶、半夏、茯苓等同用。若治喘促明显者，可与麻黄、甘草同用。用治老人或产后肠燥便秘之证，可与火麻仁、桃仁、当归、生地等同用。此外，治疗湿温初起，头痛身重，胸闷不饥，午后身热之证，常与白蔻仁、薏苡仁等同用，取其疏通肺气之性。

【用量】　5~10g。生品入煎剂后下。

【使用注意】　苦杏仁有毒，用量当控制。阴虚咳嗽及大便溏泄者不宜用。甜杏仁味甘性平，无毒，有润肺止咳平喘的作用，适宜于虚劳咳嗽。

【现代研究】　本品含苦杏仁苷及脂肪油、蛋白质、各种游离氨基酸。苦杏仁苷分解后产生少量氢氰酸，能抑制咳嗽中枢而起镇咳平喘作用。苦杏仁油对蛔虫、钩虫及伤寒杆菌、副伤寒杆菌有抑制作用，且有润滑通便作用。所含蛋白质成分有明显的抗感染及镇痛作用；苦杏仁苷有抗突变作用。

【附方】

1. 杏苏散　见桔梗条。用于外感寒燥、咳嗽咽干。

2. 三拗汤　见甘草条。用于风寒感冒、咳嗽喘促。

3. 麻子仁丸　火麻仁、大黄、枳实、杏仁、白芍、白蜜，用于肠燥便秘。

4. 三仁汤　见白豆蔻条。用于湿温初起、头痛身重。

乌　梅

【歌诀】　乌梅酸温，收敛肺气，止渴生津，能安泻痢。

【译注】　乌梅味酸，性温。酸性收敛、又可生津，故有收敛肺气、生津止渴的作用，能治肺气虚的久咳不止和津液不足的消渴；并能涩肠止泻，用于久泻久痢。

本品还有安蛔止痛、和胃止呕的作用，可治蛔虫厥逆的呕吐腹痛。外用擦牙，还治牙关紧闭、口不能张。

【应用】　用治肺虚久咳，可与罂粟壳、半夏、杏仁、阿胶等同用。用于久痢滑脱，可与肉豆蔻、诃子、罂粟壳、党参、茯苓、苍术、木香等同用。若治天行下利不能食者，可与黄连合用。对于蛔虫引起的腹痛、呕吐，常与黄连、川椒等同用。治疗大便下血不止，可单用本品烧存性，研末用醋糊丸。用治妇人崩漏不止，可以本品烧灰为末，以乌梅汤调下。用治虚热消渴，可单味煎水服或配入复方用之。如治虚热烦渴，可与天花粉、葛根、党参、麦冬、黄芪、甘草同用。

【用量用法】　6～12g。大剂量可用到30～60g；外用适量。止泻、止血宜炒炭。

【使用注意】　外有表邪及内有实热积滞者均不宜服。

【现代研究】　本品主含柠檬酸、苹果酸、琥珀酸、碳水化合物、谷甾醇及齐墩果酸样物质。具有抑菌、促进胆汁分泌、安蛔、增强免疫、抑制离体兔肠管运动等作用。

【附方】

1. 一服散　乌梅、半夏、杏仁、阿胶、苏叶、生姜、甘草，用于肺虚久咳。

2. 固肠丸　乌梅、肉豆蔻、诃子、罂粟壳、苍术、党参、茯苓、木香，用于久痢滑脱。

3. 乌梅丸　乌梅、黄连、川椒、细辛、当归、附子、桂枝、干姜、黄柏、人参，用于蛔厥腹痛。

4. 玉泉丸　见葛根条。用于内热消渴证。

天　花　粉

【歌诀】 天花粉寒，止渴祛烦，排脓消毒，善除热痰。

【译注】 天花粉味甘、微苦，性寒。甘寒能生津、苦寒能清热泻火，所以具有清热除烦、生津止渴的作用。善于治热病津伤的烦热口渴及消渴多饮；并能消肿解毒排脓，治疗痈肿疮毒。本品又能清化热痰，也可治肺部有热痰的咳嗽。

【应用】 用治热病津伤口渴，可与知母、鲜芦根同用。用治内热消渴证，可与葛根、山药、五味子等养阴生津药配伍使用。若治肺热燥咳，或肺燥咳血证，每与天冬、麦冬、生地同用，有清肺润燥止咳功效。而治疗痈肿疮毒之症，多与白芷、大黄、黄柏同用。

【用量】 10～15g。

【使用注意】 反乌头。孕妇忌服。

【现代研究】 本品含天花粉蛋白、皂苷及多量淀粉。天花粉蛋白为中期引产及治疗恶性葡萄胎和绒癌的有效成分。有时可引起变态反应。高剂量可引起肝、肾细胞变性坏死。天花粉亦能直接兴奋子宫，并使其对垂体后叶素的敏感性增加。还有降血糖、抗艾滋病病毒及抑菌作用。

【附方】

1. 玉液汤　见黄芪条。用于内热消渴证。

2. 滋燥饮　麦冬、天冬、生地、天花粉、白芍、秦艽，用于肺热燥咳。

3. 如意金黄散　天花粉、白芷、大黄、黄柏、姜黄、厚朴、陈皮、甘草、苍术、南星，用于一切疮痈肿毒之症。

【按】 本品即"瓜蒌根"。

瓜　蒌　仁

【歌诀】 瓜蒌仁寒，宁嗽化痰，伤寒结胸，解渴止烦。

【译注】 瓜蒌仁味甘，性寒。甘寒清润，故有清热润肺、化痰止咳、宽胸散结的功效，可治痰热咳嗽和伤寒病痰热结在胸部，按之作痛的"结胸"症；并可解除热病的烦渴。

本品乃植物种仁，质润性滑利，还有润肠通便的作用，可治肠液干燥的大便秘结。

【应用】 用治肺火痰热，燥咳痰黏，咽痛，消渴等，常单独使用或与海蛤壳同用。用治痰热互结，胸脘痞闷，按之则痛，吐痰黄稠，常与黄连、半夏等同用。用治肠燥便秘，常与火麻仁等配伍使用。

【用量用法】 9～15g，煎汤或入丸、散剂。

【使用注意】 反乌头，忌同用。脾虚便溏及寒痰、湿痰证患者忌用。

【现代研究】 瓜蒌含三萜皂苷，有机酸及盐类、树脂、糖类和色素。种子含脂肪油、皂苷等。瓜蒌皮含多种氨基酸及生物碱。有祛痰、抑菌作用；对豚鼠离体心脏有扩冠作用，保护大鼠心肌缺血细胞，并有降血脂作用。瓜蒌仁有致泻作用。

【附方】

1. 咳血方　海浮石、瓜蒌仁、青黛、诃子、栀子、姜汁，用于肝火犯肺、咳痰带血。

2. 小陷胸汤　见半夏条。用于痰热结胸。

【按】 本品为瓜蒌的种子，瓜蒌的果壳即"瓜蒌皮"，全用即"全瓜蒌"。瓜蒌皮甘寒，长于清化热痰，宽胸理气，用治痰热咳嗽，痰稠难咳；全瓜蒌既清热化痰，又能宽胸散结及润肠通便，用治痰热咳嗽、胸痹结胸、肺痈肠痈、肠燥便秘等。

密 蒙 花

【歌诀】 密蒙花甘，主能明目，虚翳青盲，服之效速。

【译注】 密蒙花味甘，性微寒，是眼科的专用药。它的主要作用是明目，既能清肝，又能养肝。肝开窍于目，因此对肝经有热及肝血虚引起的眼睛生翳膜和眼睛外观虽无变化但看不见东西的"青盲"症，疗效较好。

【应用】 用治风热或肝火上攻，目赤肿痛，多眵多泪，羞明翳障等症，常与木贼、菊花、蒺藜等药配伍。而治血虚肝旺，青盲翳障等症，多与枸杞子、菟丝子、桑椹等同用。

【用量】 3～9g。

【现代研究】 本品主含刺槐苷、密蒙花皂苷A、密蒙花皂苷B，梓苷、梓醇等。能降低血管的通透性及脆性，有解痉、轻度利胆及利尿作用。

【附方】

密蒙花散　密蒙花、木贼、菊花、蒺藜、羌活、石决明，用于目赤肿痛、羞明翳障。

菊花（黄菊花、白菊花、野菊花）

【歌诀】　菊花味甘，除热祛风，头晕目赤，收泪殊功。

【译注】　菊花味甘苦，性微寒。有散风热、清肝火、平肝阳、明目的功效，能治外感风热感冒，头晕目眩或目赤多泪等症。凡因风热、肝热或肝阳上升引起的头目诸病，用本品治疗，效果较好。

本品苦寒尚能清热解毒，用治疗疮肿毒，内服外敷均可。

【应用】　用治外感风热，发热头痛等，可与桑叶、薄荷、连翘等同用。治疗风热引起的目赤肿痛，常与蝉蜕、决明子等配伍；如用于肝阴不足之眼目昏花等，多与地黄、山茱萸、枸杞子等同用。用治肝阳上亢的头晕、目眩、头胀、头痛等症，常与生地、白芍、珍珠母、钩藤等同用。如用治疗疮肿毒，常与金银花或甘草配伍。

【用量】　5～10g。

【现代研究】　本品含挥发油、菊苷、腺嘌呤、胆碱等。有抗菌、抗感染、解热、扩张冠状动脉、降压等作用。

【附方】

1. 桑菊饮　见桔梗条。用于风热外感、头痛咳嗽。

2. 杞菊地黄丸　熟地、山茱萸、山药、牡丹皮、茯苓、泽泻、枸杞子、菊花，用于肝肾阴亏、眼目昏花。

3. 羚角钩藤汤　羚羊角、钩藤、生地、菊花、白芍、贝母、竹茹、茯神、生甘草，用于肝阳上亢、头晕目眩。

4. 甘菊汤　菊花、金银花、甘草，用于疔疮肿毒。

【按】　药用菊花，主要有"黄菊花"（杭菊花）、"白菊花"（滁菊花）、"野菊花"三种。黄菊花以产于浙江杭州的最好，所以又称杭菊花，其功效偏于散风热，常用治风热感冒、头痛、目赤等。白菊花以产于安徽滁县的最好，所以又称滁菊花，其功效偏于平肝阳，常治肝阳上亢的头晕、目眩等症。野菊花的功效偏重于解毒，常用于疔疮肿毒；又能外敷疗疔疮。

木　贼

【歌诀】　木贼味甘，祛风退翳，能止月经，更消积聚。

【译注】　木贼味甘苦，性平。有疏散风热、明目退翳的功效，可治疗风热引起的目赤多泪和翳膜遮睛等目疾。此外，本品还有止血化瘀的作用，既能治月经过多，又能消瘀血积聚。

【应用】　用治目昏多泪，常与苍术同用。用治翳膜属风热者，常与菊花配伍。治疗目赤，常与谷精草、石决明同用。

【用量】　3～9g。

【使用注意】　本品一般不作发表药用，而专用于目疾，或兼有风热表证者。血虚目疾不宜用之。

【现代研究】　本品含挥发油、黄酮等。有扩张血管、降压、增加冠状动脉血流量、抑制中枢神经、抗感染、收敛及利尿等作用。

【附方】

神消散　木贼、蝉蜕、谷精草、黄芩、蛇蜕、炙甘草、苍术，用于风热目赤翳障。

决 明 子

【歌诀】　决明子甘，能祛肝热，目疼收泪，仍止鼻血。

【译注】　决明子味甘苦，性微寒。甘寒滋润、苦寒泻火，故有清肝火、明目的作用，常用于目赤肿痛和多泪不收的眼睛疾病。又可止肝热犯肺的鼻出血。

本品质润滑利，还有润肠通便的功效，能治疗大便秘结不通。并能平肝，治肝阳上亢的头痛眩晕。

【应用】　用治肝胆郁热而致目赤涩痛、羞明多泪，可单用本品内服，也可与菊花、黄芩、石决明等同用。治疗肝肾阴亏、目暗不明者，常配枸杞子、沙苑子、女贞子等。如用治内热肠燥大便秘结，或习惯性便秘，可单用本品煎服。

【用量用法】　9～15g。用于通便不宜久煎。

【现代研究】　本品新鲜种子含大黄酚、大黄素、决明素、橙黄决明素等，尚含维生素A等。水浸剂和乙醇浸剂有降压作用，并能降低总胆固醇和甘油三酯水平，增强吞噬细胞功能，大剂量可致泻。醇提取物体外有抑菌作用。

【附方】

羚羊角散　羚羊角、龙胆、栀子、黄芩、决明子、车前子、升麻、甘草，用于肝火目赤、头痛眩晕。

犀角（已禁用）　附：水牛角

【歌诀】 犀角酸寒，化毒辟邪，解热止血，消肿毒蛇。

【译注】 犀角味苦酸微咸，性寒。咸入血分、苦寒清热，有清热解毒、凉血止血的作用，能治温热病邪入于血分，出现的神昏谵语、惊痫发狂、发斑发疹和热盛迫血妄行的吐血、鼻衄、便血等出血证。此外，亦常用于疔疮肿毒或毒蛇咬伤，毒邪内陷，出现神志昏迷等。

【应用】 用治外感热病，热入营血，高热神昏，心烦不寐，舌绛口干，常与黄连、生地、丹参等同用。若热盛火炽，内灼心肝，神昏谵语，惊厥抽搐，又常与羚羊角、磁石、石膏、麝香等镇痉开窍、清热解毒之品同用。用治热入营血，血热伤络，迫血妄行所致的斑疹发黄，吐衄下血，可与生地、牡丹皮、赤芍同用。若气血两燔、高热神昏、斑疹吐衄，又可与石膏、知母、玄参或大青叶、栀子等配伍使用。此外，在临床上严重感染所引起的中毒性肺炎并发中毒性肝炎，由于火毒亢盛，邪热内炽，耗营动血，灼肝扰神而致高热、大渴、舌绛、斑疹、黄疸、吐血、衄血、烦躁神昏、动风抽搐、舌卷、肢厥者，常在抢救休克的同时，配合以犀角为重要成分的安宫牛黄丸、紫雪丹、至宝丹等，均取其凉血解毒、清心定惊之功。

【用量用法】 1~3g，磨汁或锉末冲服为佳。因犀牛属禁猎珍稀保护动物，现用水牛角或玳瑁代之。水牛角用量一般为犀角的5~10倍。玳瑁用量为10~15g。

【使用注意】 畏川乌、草乌，不宜同用。非实热证不宜用，孕妇慎用。

【附方】

1. 清营汤　见生地条。用于热入营分、高热神昏、舌绛口干。

2. 犀角地黄汤　犀角（水牛角代）、地黄、牡丹皮、赤芍，用于血分热毒、斑疹吐衄。

【按】　水牛角为牛科动物水牛的双角。性味咸寒，功能清热、凉血、解毒。用于热病壮热神昏，斑疹吐衄等症。功效与犀角相似，而药力稍弱。犀牛为保护动物，故现以本品为犀角代用品。入煎剂10~30g；研粉服，每次2.5~3g。

羚 羊 角

【歌诀】　羚羊角寒，明目清肝，祛惊解毒，神志能安。

【译注】　羚羊角味咸，性寒。咸而入血、性寒清热，肝藏血，又为风木之脏，故本品是清肝火、息肝风的主药。肝开窍于目，所以又能明目，治肝火过盛的目赤肿痛、羞明怕光等症。此外，还有解毒的作用，善治温热病高热神昏痉挛和小儿惊风四肢抽搐等症。

【应用】　用治肝火上升、目赤翳障、头痛眩晕，可与龙胆、栀子、黄芩、决明子、车前子等药同用。用治热甚风动、神昏痉厥或惊痫抽搐，可与钩藤、鲜生地、生白芍、桑叶、菊花、茯神、川贝、竹茹、甘草同用。治疗子痫，可与防风、独活、川芎、当归、杏仁、薏苡仁、甘草等配伍。对于温热病壮热神昏谵语、斑疹不透，可以本品配合水牛角加入白虎汤中。用治痈肿疮毒血热毒盛者，可与清热解毒药同用。

【用量用法】　水煎1~3g；为散或磨汁冲服0.3~0.6g。

【使用注意】　无火热之证忌服。

【现代研究】　本品含磷酸钙、角蛋白及不溶性无机盐等。具有镇痛、镇静、抗惊厥、解热等作用；大剂量可致心脏传导阻滞、心率减慢，甚至心跳停止。

【附方】

1. 羚羊角散　见决明子条。用于肝火头眩、目赤翳障。

2. 羚羊钩藤汤　见菊花条。用于热甚风动、神昏痉厥。

3. 羚犀白虎汤　羚羊角、犀角（水牛角代）、石膏、知母、粳米、甘草，用于神昏谵语、斑疹不透。

龟甲　附：龟甲胶

【歌诀】　龟甲味甘，滋阴补肾，止血续筋，更医颅囟①。

【译注】　龟甲味咸甘，性寒。咸而入血入肾、甘寒润养清补，主要有滋阴补肾的作用，并能强筋健骨、潜阳息风。可治阴虚发热或阴虚风动和肾虚的筋骨不健，腰腿软弱无力，以及小儿的囟门不合等症。

此外，本品咸寒潜降，尚可滋阴降火、凉血止血，能治阴虚火旺、血热妄行的崩漏出血。并能养心血、宁心神。

注：①颅囟：音卢信（lúxìn），即囟门。

【应用】　用治阴虚发热、骨蒸劳热，咳嗽咳血、盗汗遗精，可与熟地、知母、黄柏等同用。用治肾阴不足、肝阳上亢的头晕目眩，可与生地、枸杞子、白芍、石决明、牡蛎、菊花等同用。用治热邪伤阴，虚风内动，头昏目眩，心烦，甚则痉厥，常配阿胶、麦冬、生地、白芍、牡蛎、鳖甲、麻仁、甘草。治疗肾虚筋骨痿弱无力，小儿囟门不合，可与熟地、白芍、知母、黄柏、锁阳、干姜、陈皮、狗骨同用。用治阴虚有热的崩漏或月经过多，可与黄芩、黄柏、白芍、香附、椿根白皮同用，有滋阴清热、止血固经的功效。如用治心虚惊悸、失眠、健忘，可与龙骨、远志、菖蒲同用。

【用量用法】　9～24g。打碎先煎。经砂炒醋淬后，更易煎出有效成分，并可祛除腥味。

【使用注意】　只适用于阴虚有热之证，脾胃虚寒者忌服；孕妇禁用。

【现代研究】　本品含胶质、脂肪及钙、磷等。有增强免疫功能、解热、镇静、补血、抗凝、提高耐缺氧能力、升高白细胞、兴奋子宫等作用。

【附方】

1. 大补阴丸　熟地、知母、黄柏、龟甲、猪脊髓、蜂蜜，用于阴虚劳热、盗汗遗精。

2. 虎潜丸　熟地、白芍、知母、黄柏、锁阳、干姜、龟甲、陈皮、虎骨（狗骨代），用于骨痿无力、囟门迟闭。

3. 固经丸　黄芩、黄柏、白芍、香附、椿根白皮、龟甲，用于阴虚有热、崩漏经多。

【附】　龟甲熬成胶为"龟甲胶"，其滋阴止血功效更为显著，并能补血。用量3～9g。

鳖　　甲

【歌诀】　鳖甲咸平，劳嗽骨蒸，散瘀消肿，去痞除癥。

【译注】　鳖甲味咸，性平。咸入阴分，性能潜降，有滋阴潜阳、清热除蒸、通利血脉、软坚散结、消痞除癥的作用。善治阴虚火旺、肝风内动或虚劳咳嗽、骨蒸盗汗和瘀血停滞的月经不通、痞块癥瘕等。尤其长于治疗阴虚有热之证。此外，还能消肿，对痈肿而有瘀血者有效。

【应用】　用治热病伤阴、夜热早凉，形瘦脉数，舌红少苔，可与青蒿、生地、牡丹皮、知母同用。治疗骨蒸劳热，可与银柴胡、秦艽、青蒿、地骨皮、胡黄连、知母等同用。用于热病后期，阴伤虚风内动，脉沉数，舌干齿黑，手指蠕动，甚则瘛疭，可与牡蛎、生地、阿胶、麦冬、麻仁、白芍、炙甘草同用。用治久疟、疟母、肝脾肿大，胁肋疼痛，可与柴胡、黄芩、桃仁、大黄、土鳖虫、牡丹皮等配伍。而治经闭、癥瘕，则与鳖甲、大黄、琥珀同用。

【用量用法】　9～24g，先煎。滋阴潜阳宜生用，软坚散结宜醋炙用。

【使用注意】　脾胃虚寒，食少便溏及孕妇均忌服。

【现代研究】　本品含动物胶、角蛋白、碘质及维生素D等。能抑制肝、脾结缔组织增生，提高血浆蛋白水平，还有增强免疫功能、抗肿瘤、促进造血功能、镇静等作用。

【附方】

1. 青蒿鳖甲汤　见生地条。用于热病伤阴、夜热早凉。

2. 二甲复脉汤　鳖甲、牡蛎、生地、阿胶、麦冬、麻仁、白芍、炙甘草，用于阴虚风动、手足瘛疭。

【按】　鳖甲与龟甲均能滋养肝肾之阴、平肝潜阳，但鳖甲长于退虚热、兼能软坚散结；龟甲长于滋肾，并有健骨、补血、养心、固经止血等作用。

桑 寄 生

【歌诀】 桑上寄生，风湿腰痛，止漏安胎，疮疡亦用。

【译注】 本品是桑寄生属的寄生植物，味苦性平。有补肝肾、强筋骨、除风湿、安胎的作用，可治风湿性关节疼痛，特别是对因肝肾虚亏而引起的腰膝酸痛，疗效较好。又治孕妇胎动不安、漏胎（妊娠期子宫出血）。此外，还可用于刀伤、痈肿等外症。

【应用】 用治因肝肾不足、气血亏虚而感风寒湿邪引起的腰膝酸疼、筋骨无力之症，可与独活、秦艽、防风、细辛、桂枝、熟地、当归、白芍、川芎、党参、茯苓、甘草、杜仲、牛膝等同用。对于胎动不安、胎漏下血、习惯性流产，可与菟丝子、续断、阿胶等安胎止血药配伍使用。

【用量】 9～15g。

【现代研究】 本品含广寄生苷等黄酮类、齐墩果酸等三萜类成分、肌醇等。具有降压、镇静、利尿、扩张冠状动脉、抑制病毒等作用。

【附方】

1. 独活寄生汤　见独活条。用于肝肾不足、气血亏虚的风湿痹痛。
2. 寿胎丸　桑寄生、菟丝子、续断、阿胶，用于胎动不安、胎漏下血。

火 麻 仁

【歌诀】 火麻味甘，下乳催生，润肠通结，小水能行。

【译注】 火麻仁味甘，性平。其性质甘润滑利，能下乳催生，可治乳少难产。又因滑润大肠的作用较著，兼能补虚，适用于老人、产后和热性病后血亏津液少的肠燥、大便秘结等症。此外，还有通利小便的作用。《日华子本草》载本品有下乳催生的功效，但现代临床很少使用。

【应用】 用治老人、虚人、妇女产后所致的血虚津枯、大便秘结，常与当归、熟地、杏仁等养血滋阴润燥之品同用。如用治邪热伤阴或素体火旺，大便秘结以及痔疮便秘或习惯性便秘等，可与润肠养血的杏仁、白芍和泄热通肠的大黄、芒硝、厚朴配伍使用。

【用量用法】 10~15g，打碎煎服。或入丸、散。

【现代研究】 本品含脂肪油、植物钙、挥发油等。有降压、阻止血脂上升、滑润性缓泻等作用。

【附方】

1. 益血润肠丸　见当归条。用于血虚津枯、肠燥便秘。

2. 麻子仁丸　见杏仁条。用于阴虚肠燥、大便秘结。

山 豆 根

【歌诀】 山豆根苦，疗咽肿痛，敷蛇虫伤，可救急用。

【译注】 山豆根味苦，性寒。苦能泄降、寒清火热，有清热解毒、利咽消肿止痛的作用，善治热毒引起的咽喉肿痛和龈肿牙痛；并可外敷蛇虫咬伤，用来急救。

【应用】 适用于肺胃火毒炽盛的咽喉肿痛、齿龈肿痛等症，可单用。如治喉中发痈，以本品磨醋嘬之，追涎即愈。病势严重不能言语者，多与射干、玄参、板蓝根等解毒、利咽的药物同用。用治龈肿齿痛，可单用煎汤漱口，也可与石膏、黄连、牡丹皮等药配伍。

【用量】 3~6g。

【使用注意】 脾虚便溏者忌服。

【现代研究】 本品含苦参碱、氧化苦参碱、臭豆碱等。广豆根有抗癌作用；山豆根对白血病细胞有抑制作用，可抑制胃酸分泌，对实验性溃疡有明显的修复作用，还有抑菌、升高白细胞、抗心律失常、抗病毒、平喘、保肝等作用。

益母草　附：茺蔚子

【歌诀】 益母草苦，女科为主，产后胎前，生新去瘀。

【译注】 益母草味辛苦，性寒。辛散苦泄、寒而清热，有活血调经之功，是妇科要药。适用于月经不调，以及产后瘀血不行的腹痛、头目眩晕等症。不论胎前、产后都可应用，能起到生新血、祛瘀血的功效。

此外，本品还有利小便、退水肿的作用。

【应用】 用治妇女血热有瘀、经行不畅，痛经经闭，产后瘀阻，可单用本品加赤砂糖（10∶4）熬膏冲服，或与当归、赤芍、木香同用；若难产胞衣不下，可与麝香、当归、川芎、乳香、没药、黑荆芥同用。如用治跌打损伤，可单用本品，或服或敷，或合其他化瘀止痛药使用。对于浮肿、小便不利，常与白茅根、车前子、桑白皮以及白术、茯苓等同用。目前用于治疗肾炎水肿，取得一定疗效。如用治乳痈、疔肿，常单用鲜品捣汁内服，渣敷患处。

【用量用法】 9～30g。外用适量。

【使用注意】 凡血虚无瘀者不宜服。

【现代研究】 本品含益母草碱、水苏碱、益母草定等。能兴奋子宫，增加冠状动脉血流量，减慢心率，改善微循环。能抑制血栓形成，扩张外周血管，降低血压、强心、抗心肌缺血和心律失常；并有利尿及抑制皮肤真菌的作用。

【附】 益母草子名"茺蔚子"，活血调经的功效与益母草相同，兼有明目的作用，能治肝热目赤肿痛。用量4.5～9g。

紫　草

【歌诀】 紫草咸寒，能通九窍，利水消膨，痘疹最要。

【译注】 紫草味咸甘，性寒。能滑肠通大便和利水消水肿，即有通窍的作用。但更主要的作用是凉血解毒透疹；最适用于血分有热的斑疹痘毒；并可用于预防麻疹。

【应用】 用治血热毒盛，痘疹欲出不透，或斑疹因血热毒盛而色不红活等症，可与大青叶、牛蒡子、连翘、黄连、葛根、红花等凉血解毒、活血透疹药同用。用于痈肿溃疡、火伤、冻伤等症，可与当归、白芷、血竭等配伍，熬膏外敷。

【用量用法】 5～10g，外用适量，熬膏外敷。

【使用注意】 便溏者忌服。

【现代研究】 本品含乙酰紫草醌、紫草醌等。对心脏小剂量兴奋，大剂量呈抑制作用；有解热、抑菌、避孕、抗感染、抗肿瘤等作用。

【附方】

1. 紫草快斑汤　紫草、蝉蜕、赤芍、甘草、木通，用于痘疹血热、欲出不透。

2. 生肌玉红膏　紫草、当归、白芷、血竭、白蜡、轻粉、甘草、麻油，用于痈疮溃疡、火伤冻伤。

【按】　预防麻疹的用量：6个月～1岁3g，2～3岁6g，4～6岁9g，7～12岁12g。水煎分3次服，连服3天。

紫葳（凌霄花）

【歌诀】　紫葳味酸，调经止痛，崩中带下，癥瘕通用。

【译注】　紫葳味酸，性微寒。有活血通经、行瘀止痛的作用，可治妇女瘀血不行，经闭腹痛。对于妇女子宫出血、瘀血不尽、腹部刺痛、带下，以及瘀血结聚成块的癥瘕都可应用。

现代本草书籍多载本品味辛行散、性寒清热，更符合其性能、功效与应用。

【应用】　用治瘀血阻滞，月经闭止，发热腹胀等症，以血热血瘀月经不调为宜，常与赤芍、牡丹皮、红花等同用。用治久疟、疟母，肝脾肿大，可与土鳖虫、鳖甲、大黄等同用。对于血热风盛的周身痒症，可单用本品煎服，或制散剂，以酒调服。治疗风疹瘙痒，疹块发红，遇热痒甚，以及皮肤湿癣等症，前者可与生地、赤芍、归尾及白鲜皮、荆芥、防风等凉血活血散风之品同用；后者宜配伍雄黄、白矾、黄连、天南星等解毒散结之品。

【用量】　5～9g。

【使用注意】　孕妇忌服。

【现代研究】　本品含芹菜素、β-谷甾醇。有抑菌、解痉、抗溃疡、降胆固醇、止咳、抗癌、抗感染等作用。

【附方】

1. 紫葳散　紫葳、当归、延胡索、刘寄奴、肉桂、白芷、牡丹皮、赤芍、红花，用于瘀阻经闭、发热腹胀。

2. 凌霄花散　凌霄花、雄黄、白矾、黄连、天南星、羊蹄根，生姜汁调服，用于风湿热癣。

地 肤 子

【歌诀】 地肤子寒，去膀胱热，皮肤瘙痒，除热甚捷。

【译注】 地肤子味甘苦，性寒。苦能燥湿降泄、寒可清热，故有清除膀胱湿热、通利小便的作用。善治由湿热引起的小便不利、尿道热痛的淋证；外洗可治皮肤疥癣湿疮瘙痒。本品清除皮肤湿热且止痒的疗效是较快的。

【应用】 治疗湿热引起的皮肤湿疮，周身瘙痒，或小便不利等症，常与白鲜皮、滑石、通草、黄柏等配合使用。以之与白矾煎汤外洗，也可用于治疗皮肤湿疮。

【用量用法】 9～15g。外用适量。

【现代研究】 本品含三萜皂苷、脂肪油、维生素A类物质。其水浸剂(1：3) 对许多皮肤真菌均有不同程度的抑制作用，并抑制单核-吞噬细胞系统的吞噬功能和迟发型超敏反应。

楝根皮（苦楝根皮）

【歌诀】 楝根性寒，能追诸虫，疼痛立止，积聚立通。

【译注】 苦楝根皮味苦，性寒，有小毒。有毒，能杀虫。虫证腹痛用它可以止痛；虫积用它可以通利。

本品主要有杀蛔虫、钩虫的作用，可用于蛔虫或钩虫引起的腹痛。外用煎汤洗或研末敷，能治疥癣等皮肤病，可以杀虫止痒、燥湿疗癣。

【应用】 用治蛔虫腹痛者，可独用本品，如《本草纲目》附方，单用楝木皮削去苍皮，水煮，量儿大小饮之，治疗小儿蛔虫；《简便方》以本品制成膏滋，每次用温酒服1匙；亦可配伍其他杀虫药以增强疗效，如用本品与芜荑，水煎服。又治钩虫病，用苦楝根皮24g，槟榔15g，水煎后兑入少量蜂蜜，于睡前一次服完，连服2次，小儿酌减。本品与百部、乌梅浓煎，每晚灌肠1次，连用2～4晚，治蛲虫病亦良。

此外，用治头癣、疥疮，可用本品煎汤浴洗或研末合醋调涂患处。

【用量用法】 干品：每次 3 ~ 6g。外用适量，研末，用猪脂调敷患处。有效成分难溶于水，需文火久煎。

【使用注意】 不宜持续或过量服用。

【现代研究】 本品含苦楝素、苦楝萜酮内酯等。有驱虫、杀虫作用。对真菌有抑制作用。

【不良反应】 有毒成分为川楝素和异川楝素。用量过大、用法不当或体质因素可致中毒。表现为恶心呕吐、腹痛腹泻、头晕头痛、视力模糊、全身麻木、心律不齐、血压下降、呼吸困难、神志恍惚、狂躁或委靡、震颤或惊厥，最后因呼吸和循环衰竭可致死。应及时洗胃、催吐、导泻、补液并对症治疗，积极抢救。轻者可用绿豆 120g、龙眼肉 60g、甘草 15g，煎水频服。

樗 根 白 皮

【歌诀】 樗[①]根味苦，泻痢带崩，肠风痔漏，燥湿涩精。

【译注】 樗根白皮味苦涩，性寒。功能清热燥湿，涩肠止泻，收敛止血。能治久泻久痢、白带、子宫大出血、大便下血、痔漏出血等症，可以起到清热燥湿、收敛止血、止带止泻的作用。并可涩精，治遗精滑精。

注：①樗：音初（chū）。即"臭椿树"。

【应用】 对于久泻久痢及湿热泻痢都可应用，如以本品配伍诃子、母丁香，治休息痢；以之与滑石并用，可治湿热下痢、大便下血、白带等。用治湿热带下或赤白带下，可与黄柏等配伍。用于月经过多、漏下不止，常与黄柏、黄芩、白芍、龟甲、香附同用。治痔漏下血，单用本品研末，醋糊为丸服之。

【用量】 3 ~ 10g。

【附方】

樗树根丸 樗根白皮、黄柏、白芍、高良姜，用于湿热带下或赤白带下。

【按】 本品与"椿根白皮"功效相近。

泽 兰

【歌诀】 泽兰甘苦，痈肿能消，打扑伤损，肢体虚浮。

【译注】 泽兰味甘苦，性微温。有行瘀血的作用，性较温和。可治月经不通或产后瘀阻腹痛；并能散瘀滞、消痈肿，治跌打损伤、瘀血作痛等。此外，还能利小便，消浮肿病。

【应用】 用治血滞经闭、痛经，常与当归、丹参、益母草等合用。治跌打损伤、瘀血肿痛，宜配伍川芎、赤芍、乳香之类。对于痈肿疼痛，可与蒲公英、连翘之类的清热解毒药并用。而治产后小便不利，身面浮肿，多与黄芪、防己等药同用。

【用量】 6～12g。

【现代研究】 本品含挥发油和鞣质。水煎剂能对抗体外血栓形成，有轻度抑制凝血系统及增强纤溶活性的作用。地瓜儿苗全草（泽兰）制剂有强心作用。

【附方】

泽兰汤 泽兰、当归、益母草、芍药、熟地、牛膝、柏子仁，用于血滞经闭、痛经。

牙皂（皂荚）

【歌诀】 牙皂味辛，通关利窍，敷肿痛消，吐风痰妙。

【译注】 牙皂味辛咸，性温，有小毒。辛窜行散温通，有祛痰开窍的作用，可以作为催嚏药，并作为催吐药，能吐风热痰涎，治突然昏迷、痰涎上涌，或中风痰多、神昏不语等症，可研末吹鼻取嚏或温水调灌取吐。此外，本品研末外敷，有消痈肿止痛的功效。以其祛痰之功，可治顽痰阻肺、咳喘痰多。

【应用】 治猝然昏迷，口噤不开，属实闭证者，以之配伍细辛、天南星等研末，吹鼻取嚏，以促使苏醒。对于湿痰壅滞，咳吐不爽，胸闷喘咳者，可单用本品为末，用红枣煮汤调服；也可与半夏、莱菔子等同用。此外，皂角熬膏涂疮肿（未溃者）有消肿作用。

【用量】 1.5～3g。

【使用注意】 内服本品剂量不宜过大，过量则易引起呕吐及腹泻。

【现代研究】 本品含三萜类皂苷、鞣质、蜡醇、廿九烷、豆甾醇等。有祛痰、催吐、致泻等作用。

【附方】

通关散　牙皂、细辛，用于中恶实闭、口噤不开。

【按】 本品形状像猪牙，所以又名"猪牙皂"，功用与普通大皂角一样。

【不良反应】 所含皂荚苷有毒，故用量过大，误食种子或豆荚，以及注射用药均可致毒性反应。初感咽干、腹胀，继而恶心呕吐、烦躁不安、水样腹泻。并有溶血现象，出现面色苍白、黄疸、腰痛、血红蛋白尿及缺氧症状，同时有头痛头晕、衰弱无力，严重者脱水、休克、呼吸麻痹、肾衰竭而致死。中毒早期应立即催吐、洗胃，并口服牛奶、蛋清以保护胃黏膜，必要时导泻；补液，维持水、电解质及酸碱平衡；有溶血征象者，应以碳酸氢钠碱化尿液，严重者输血、给氧、酌用激素，并做对症处理。中药以生姜 9g、香薷 9g、赤芍 9g、乌药 9g、羌活 9g、大腹皮 12g，水煎服。

芜 荑

【歌诀】 芜荑味辛，驱邪杀虫，痔瘘癣疥，化食除风。

【译注】 芜荑味辛，性平。有除内脏风冷和杀虫（蛔虫、绦虫、蛲虫）的作用，可治虫积腹痛。外敷治痔疮或瘘管和疥癣等皮肤病；内服还有消食和散皮肤风湿的功效。目前主要用于杀虫。

【应用】 治疗蛔虫腹痛，可单用本品为末，米饮送服。又杀诸虫（指蛔虫、绦虫），以生芜荑、生槟榔为末，蒸饼丸服。

【用量】 3～10g。

【现代研究】 本品含鞣酸等。有杀虫、抗疟及抑制皮肤真菌等作用。

雷 丸

【歌诀】 雷丸味苦，善杀诸虫，癫痫蛊毒，治儿有功。

【译注】 雷丸味苦，性寒，有小毒。它的主要作用是杀虫，可治多种虫积腹痛，如绦虫、钩虫、蛔虫等。此外，还能治因虫而致的癫痫和多种虫毒而致的形瘦腹大、便血等蛊毒症。本品对小儿的

虫证、疳积治疗效果较好。

【应用】　用治绦虫病，单用雷丸，水浸去皮，切碎研为末，五更初以稀粥饮服3g。治一切虫，用雷丸配伍槟榔、牵牛子、木香、苦楝根皮等药以加强驱虫效力。

【用量用法】　15～21g，不宜入煎剂，一般研末服，一次5～7g，饭后温开水调服，一日3次，连服3天。

【使用注意】　本品驱虫的有效成分雷丸素，是一种蛋白酶，受热（60℃左右）和酸的作用易于失效，而在碱性溶液中作用最强。有虫积而脾胃虚寒者慎用。

【现代研究】　本品含雷丸素，为驱杀绦虫的有效成分。有杀虫、抗感染、提高免疫功能及一定的抗癌作用。

胡麻仁（黑芝麻）

【歌诀】　胡麻仁甘，疗肿恶疮，熟补虚损，筋壮力强。

【译注】　胡麻仁味甘，性平。生用外敷肿毒恶疮，熟用内服有补肝肾、益精血的作用，能治肝肾不足，腰膝酸软，可使筋骨坚强而有力。

此外，本品质润滑利，又有润滑大肠的作用，可用于老人、产后及病后肠液枯燥的大便秘结。

【应用】　用治精血亏损，须发早白，头晕眼花，可单用本品炒香研末服，也可用枣膏或蜂蜜为丸服，也可配入复方应用，如以本品与桑叶等份研末，白蜜为丸。用于老人、产后及病后肠燥便秘者，可与当归、肉苁蓉、杏仁、柏子仁等并用。

【用量用法】　9～15g。宜炒熟服。

【使用注意】　①大便溏泄者忌服。②胡麻即脂麻，一名巨胜子，有黑白两种，入药以黑色为良，故又名黑脂麻。今商品误以亚麻子作胡麻用，亚麻子一名壁虱胡麻，苏颂说："甘，微温，无毒。主治大风疮癣。"有祛风解毒的作用，而无补益功效，应当纠正。又，三角胡麻乃茺蔚子的别名，不可与胡麻混为一物，亦当注意。

【现代研究】　本品含脂肪油、植物蛋白、木脂素、烟酸等。有抗衰老、降低胆固醇、抗动脉硬化、降血糖及通便等作用。

【附方】

桑麻丸　桑叶、胡麻仁，白蜜为丸，用于精血亏损、须发早白、头晕眼花。

苍耳子

【歌诀】　苍耳子苦，疥癣细疮，驱风湿痹，瘙痒堪尝。

【译注】　苍耳子味辛苦，性温，有毒。辛善发散、苦燥湿浊、性温通达，故有发汗祛风湿的作用，善治疥癣和细小的湿疹、湿疮以及麻风等皮肤病；又治风湿性关节痹痛。对于皮肤病的瘙痒，内服疗效较好。

本品药性偏升散，有"诸子皆降，苍耳独升"之说，又散风寒、通鼻窍，能治风寒头痛和风湿上攻引起的鼻流浊涕而有腥臭味的"鼻渊"。

【应用】　治风寒头痛、鼻渊流浊涕等症，常配伍白芷、辛夷、薄荷等药。如配伍白蒺藜、蝉蜕、地肤子、白鲜皮、荆芥等可用于皮肤湿疹湿疮瘙痒。配伍防风、羌活、秦艽、威灵仙、川芎、当归等治风湿痹痛、筋脉拘挛。

【用量】　3～10g。

【现代研究】　本品含苍耳苷、脂肪油、苍耳醇、生物碱。有显著的降血糖作用，可镇咳、兴奋呼吸，使心率减慢、收缩力减弱，并有一定的抑菌、抗真菌作用。

【附方】

苍耳子散　见白芷条。用于风寒头痛、鼻渊流浊涕等。

【不良反应】　用量过大（一次超过30g）和炮制不当可致中毒。中毒主要为肝肾损害，继发脑水肿，引起强直性痉挛，最后致死。早期应静脉补液解毒，在12小时以内以1∶2000高锰酸钾溶液洗胃，催吐，温盐水高位结肠灌肠导泻。防心力衰竭、防休克，保肝。

蕤　仁

【歌诀】　蕤仁味甘，风肿烂弦，热胀弩肉，眼泪立痊。

【译注】蕤仁味甘，性寒。有祛风散热明目的作用，善治风热引起的目赤肿痛、眼睛边缘赤烂、眼球热胀、胬肉遮睛和多泪等眼病。

【应用】治肝经不足，内受风热，上攻眼目，昏暗痒痛，隐涩难开，昏眩赤肿，怕光羞明，不能远视，迎风有泪，多见黑花者，用蕤仁（去皮壳，压去油）60g、冰片（研）8g。上用生蜜20g将冰片、蕤仁同搜和，每用少许点之（《局方》春雪膏）。治赤烂眼，以蕤仁、杏仁各60g，去皮研匀，入腻粉少许为丸，每用热汤化洗。

【用量】4～10g。

青 葙 子

【歌诀】青葙子苦，肝脏热毒，暴发赤障，青盲可服。

【译注】青葙子味苦，性微寒。苦寒清降，功专泻肝经实火而明目退翳，是眼科常用药。善治肝火热毒引起的眼睛突然红肿作痛，或眼生翳障，视物不见的"青盲"症，也可内服。也可用治肝火头痛、烦躁不寐。

【应用】治疗肝热目赤翳障，视物昏暗，常与决明子、菊花、密蒙花同用。近年来以之同玄明粉、酸枣仁、决明子等组成青葙子汤，治慢性葡萄膜炎，视物模糊，眼前有黑影浮动者，可控制炎症并改善视力。

【用量】9～15g。

【使用注意】本品有散瞳作用，青光眼忌用。

【现代研究】本品含青葙子油脂、烟酸和丰富的硝酸钾。有扩瞳、降低血压的作用。

谷 精 草

【歌诀】谷精草辛，牙齿风痛，口疮咽痹，眼翳通用。

【译注】谷精草味辛，性平。其性偏轻浮升散，有散风热、清头目的作用，对于风热引起的头痛、牙疼、口舌生疮、咽喉肿痛和眼生翳膜等，都可应用。

【应用】用治目赤翳障，头风，齿痛，可与龙胆、赤芍、生地黄、牛蒡子、荆芥等散风清肝、凉血药配伍。

【用量】 5~10g。

【使用注意】 阴血亏虚之眼疾不宜使用。

【附方】

谷精龙胆散 谷精草、龙胆、赤芍、生地黄、牛蒡子、荆芥、红花、木通、甘草、白茯苓、灯心，用于目赤翳障。

白　薇

【歌诀】 白薇大寒，疗风治疟，人事不知，昏厥堪却。

【译注】 白薇味苦咸，性寒。苦寒清热、咸入血分，最能清解血分热邪，善治温热病热邪入于营分，舌红口干，午后热盛和夜热早凉的阴虚发热，以及疟疾经久不愈，身热不退等症。又治妇人血虚，阳气偏胜发生昏迷、人事不知的"血厥"证。此外，还有利尿通淋、解毒疗疮的作用，可治热淋、血淋及热毒疮痈、咽喉肿痛等。

【应用】 用治热病邪入营分，身热经久不退，宜与生地、赤芍、青蒿等配伍。若治阴虚发热，骨蒸盗汗，多与地骨皮、牡丹皮等并用。而治妇人产后虚烦呕逆者，可配伍石膏、竹茹、甘草等药。此外，用治胎前产后的热淋、血淋，以之与白芍同用，等份研末冲服；亦可配伍淡竹叶、生地、滑石、白茅根煎服。

【用量】 5~10g。

【使用注意】 脾胃虚寒、食少便溏者不宜服用。

【现代研究】 本品含挥发油、强心苷等。有加强心肌收缩的作用；并有解热利尿的作用。

【附方】

白薇汤 白薇、人参、当归、甘草，用于产后血虚发热、昏厥。

白　蔹

【歌诀】 白蔹微寒，儿疟惊痫，女阴肿痛，痈疔可啖。

【译注】 白蔹味苦辛，性微寒。苦寒清泄、辛散消肿，故有清火解毒、消肿止痛的作用。可治疗小儿疟疾和因热引起的惊痫，并

治妇女阴部肿痛及痈肿疔疮等外症，都可以内服，发挥解毒散结、敛疮生肌的作用。

本品主要用于痈肿疮疡，红肿疼痛，不但可以内服，外敷的效果也很好。

【应用】 用治疮痈火毒，可单用本品。如治发背初起，单用白蔹研末，水调涂之；甄权用其治一切痈肿，配伍赤小豆等为末，以鸡子白调涂。《滇南本草》记载：肿毒红肿不出头者，用白蔹水煮内服，有脓则出头，无脓则消散。疮疡溃后不敛者，可与白及、络石藤共为末，外敷有生肌敛疮之效。此外，用于水火烫伤，亦可用本品研末外敷。

【用量】 5~10g。

【使用注意】 本品反乌头，不能同用。

【现代研究】 本品含黏液质和淀粉等。有抑制细菌、真菌、抗肝毒素及抗脂质过氧化等作用。

【附方】

白蔹散　白蔹、白及、络石藤，外敷用于疮疡即溃不敛者。

青　蒿

【歌诀】 青蒿气寒，童便熬膏，虚热盗汗，除骨蒸劳。

【译注】 青蒿味苦辛，性寒。苦寒清热、辛香透达，长于清透伏热，使热邪由阴分透出阳分，更善退虚热。用男孩尿液的中段尿与青蒿同熬成膏，可治夜热早凉的阴虚发热、盗汗，以及骨蒸劳热等，能起到清除阴分虚热的作用。

此外，本品芳香辛散，又有清解暑热及截疟的功效，常治伤暑的发热和热重寒轻的疟疾。青蒿素系列制剂治疗疟疾，疗效显著。

【应用】 用治温病后期，夜热早凉，热退无汗之症，或阴虚发热，如骨蒸劳热、日晡潮热，或不明原因的持续低热等，常以之与鳖甲、牡丹皮、生地、知母等药配合使用。以鲜青蒿与绿豆、西瓜翠衣、荷叶并用，可治暑热外感，发热无汗，有清解暑热功效。用于治疗疟疾，有控制发热和抑制疟原虫发育的双重作用，单用较大剂量的鲜品，加水捣汁服即有较好效果。

【用量用法】 6~12g。治疟疾用20~40g。不宜久煎。

【使用注意】 脾胃虚弱、肠滑泄泻者忌服。

【现代研究】 本品主要含挥发油等，其抗疟成分为青蒿素。可抑制疟原虫发育而直接杀灭疟原虫。有一定降压解热及抑制皮肤真菌的作用，对小鼠血吸虫成虫有明显杀灭作用。挥发油有镇咳、祛痰、平喘的作用。

【附方】

1. 青蒿鳖甲汤 青蒿、鳖甲、生地、牡丹皮、知母，用于阴虚发热、骨蒸劳热等。

2. 止疟方 青蒿、桂心，用于疟疾寒热。

【不良反应】 青蒿浸膏片治疟疾，少数病例出现恶心、呕吐、腹痛腹泻；青蒿素水混悬液肌内注射有轻度疼痛；青蒿素注射液偶可引起变态反应，应予注意。

茅根（白茅根） 附：白茅花

【歌诀】 茅根味甘，通关逐瘀，止吐衄①血，客热可去。

【译注】 茅根味甘，性寒。功能通关窍、利小便、清血热、消瘀血，善治热性病引起的吐血、鼻衄、尿血，以及小便不利等症。此外，其甘寒清热又能养阴、并生津止渴，对于肺胃有热、烦渴引饮，亦可祛除。

注：①衄（nù）：鼻出血。

【应用】 用治血热吐衄等症。如治吐血、鼻衄、尿血，单用本品即效。临床多配入复方使用，如配伍小蓟、蒲黄、旱莲草治尿血；以鲜茅根配合鲜小蓟、鲜藕节治咳血；也常与侧柏叶、栀子、牡丹皮同用，用于治疗多种热性出血证。以本品配伍西瓜皮、玉米须、瞿麦、竹叶等，可治热淋小便不利，有利尿通淋功效。

此外，本品与葛根并用，又治热病呕哕；配伍桑白皮，可治肺热喘咳。

【用量】 9~30g。

【现代研究】 本品含白茅素、芦竹素、5-羟色胺、钾、钙等。煎剂有利尿、促凝血作用；对宋内痢疾杆菌、弗氏痢疾杆菌有轻度抑制作用；并有解热作用。

【附方】

十灰散 见栀子条。用于血热吐衄等。

【附】 白茅花止血作用与白茅根相同，亦用于吐血、衄血。用量3~6g。

大小蓟（大蓟、小蓟）

【歌诀】 大小蓟[①]苦，消肿破血，吐衄咯唾，崩漏可啜。

【译注】 大蓟、小蓟味甘、苦，性凉，有清血热、消肿毒、破血行瘀的作用。生用可以消痈肿疮毒，炒炭可止各种出血，如吐血、鼻衄、咳痰或唾液中带血，以及子宫出血等症。凡是血分有热的出血证，都可以内服。

此外，小蓟凉血泄热，兼可利尿，尤善用于膀胱有热的尿血、血淋。

【应用】 用治血热夹瘀的吐血、咳血、衄血、尿血以及崩漏下血，可单用大小蓟鲜品捣汁服；也可加入复方使用，如用鲜小蓟、鲜生地共捣汁，与白术煎液合并服之，治崩中下血。用大蓟、小蓟配伍侧柏叶、牡丹皮、白茅根、茜草根等以治疗血热妄行引起的多种出血证。大小蓟捣烂外敷，可治外伤出血。用治痈肿疮毒，可用大小蓟鲜品捣汁内服，并以药渣外敷有良效。

【用量】 9~15g；鲜品30~60g。

【现代研究】 大蓟全草含生物碱、挥发油、苦味质等；小蓟含生物碱、皂苷、刺槐素、7-鼠李葡萄糖苷、芸香苷、原儿茶酸、咖啡酸及氯化钾等。二者均可使出血时间缩短；还有一定的抑菌作用。

【附方】

1. 十灰散 见栀子条。用于血热妄行引起的出血证。

2. 小蓟饮子 小蓟、蒲黄、藕节、生地、木通、滑石、淡竹叶、当归、栀子、炙甘草，用于膀胱有热、血淋尿血。

【按】 大蓟、小蓟为不同品种的菊科植物，均能清热凉血止血，散瘀解毒消痈，但小蓟力缓，兼能利尿，故以治血淋、血尿为佳；大蓟散瘀消痈力强，止血作用广泛。

枇 杷 叶

【歌诀】 枇杷叶苦，偏理肺脏，吐哕不止，解酒清上。

【译注】 枇杷叶味苦，性凉。味苦能降，性凉能清，有清肺止咳化痰、清胃降逆止呕的作用，可治肺部有痰热的咳嗽和胃热的恶心呕吐。此外，还可以解酒毒，止口渴。

【应用】 用治肺热久嗽，身热如炙，以本品配伍紫菀、款冬花、杏仁、桑白皮、大黄等药。配伍沙参、桑白皮、栀子等，可治肺热喘咳，痰黄而稠，口燥咽干之症。而治胃热呕吐、恶心，宜与芦根、石膏、竹茹、生姜并用。

【用量用法】 6～10g。止咳宜炙用；止呕宜生用。

【现代研究】 本品含挥发油（主要为橙花椒醇和金合欢醇）以及皂苷，熊果酸，齐墩果酸，苦杏仁苷，鞣质，维生素B，维生素C，山梨醇等。有止咳、平喘作用及轻度祛痰、抑菌作用；熊果酸有抗感染作用。

射 干

【歌诀】 射干味苦，逐瘀通经，喉痹口臭，痈毒堪凭。

【译注】 射干味苦，性寒，有毒。苦寒清火降泄，有逐瘀血、通经闭和清火解毒、降气消痰利咽等作用，可治妇女瘀血不行，月经不通和痰热上壅的咽喉肿痛、口臭以及咳嗽、痰鸣气喘等症。此外，本品外敷又能消痈肿疮毒。

【应用】 用治热结血瘀，痰火壅盛的咽喉肿痛，可单用本品，如治喉痹不通方，即以射干鲜品捣汁咽下；亦可与黄芩、甘草、桔梗等并用。而治风寒咳嗽、痰鸣气喘，常与麻黄、黄芩、紫菀、款冬花等药配伍。

【用量】 3～10g。

【使用注意】 本品易致泻，脾虚者不宜服之。孕妇忌用或慎用。

【现代研究】 本品含射干定、鸢尾苷、鸢尾黄酮苷等。对常见致病性真菌有较强的抑制作用，对外感及咽喉疾患中的某些病毒也有抑制作用，并有抗感染、解热、止痛及利尿作用。

【附方】

1. 射干汤 射干、升麻、马勃、芒硝，用于痰火壅盛、咽喉肿痛。

2. 射干麻黄汤 射干、麻黄、紫菀、款冬花、生姜、细辛、五味子、半夏、大枣，用于风寒喘嗽。

鬼 箭 羽

【歌诀】 鬼箭羽苦，通经堕胎，杀虫祛结，驱邪除乖。

【译注】 鬼箭羽味苦，性寒。有破瘀血、通月经和散风邪的作用，可以堕胎和除瘀血结聚，能治妇女瘀血不行的月经不通。此外，还有杀虫和治风湿性关节痛的功效。

【应用】 用治妇女瘀血不行的月经不通或行经腹痛者，宜以本品配伍川芎、当归等活血通经之品。若治产后败血不散，儿枕块硬，疼痛时作以及新产乘虚风寒内搏，恶露不尽，脐腹坚胀疼痛者，用鬼箭羽、红花、当归各30g，锉为粗散，每服10g，酒一大盏，煎至七分，去渣，粥食前温服。

【用量】 3～10g。

【使用注意】 孕妇忌用。

夏 枯 草

【歌诀】 夏枯草苦，瘰疬瘿瘤①，破癥散结，湿痹能疗。

【译注】 夏枯草味苦辛，性寒。辛能散结、苦寒泻火，有清肝火、散郁结的作用，善于消散因肝火和气郁引起的瘰疬和瘿瘤。此外，还能消散癥瘕结块，治疗风湿痹痛。

本品还适用于肝火上炎的目珠疼痛、头痛头晕以及肝火郁结的乳痈肿痛等。

注：①瘿瘤：瘿，音影（yǐng）。生在脖子上的一种囊状的瘤子，小的为"瘿"，大的为"瘤"。

【应用】 用治肝火上炎，头痛眩晕、目赤肿痛，可与牛膝、龙胆、羚羊角等同用。用治肝郁血虚，目珠作痛，至夜尤甚者，宜与香附、生地、枸杞子等养血疏郁药配伍。而治瘰疬，不问已溃未溃，或日久成漏者，单用夏枯草熬膏内服，并以膏外涂患处；虚者则兼以十全大补汤加香附、贝母投之。用治瘿瘤，多与海藻、昆布、玄参等软坚散结之品合用。

【用量用法】 9～15g，或以大量熬膏内服、外涂。

【现代研究】 本品全草含三萜皂苷及咖啡酸、生物碱和水溶性盐类。本品有降压、抗肿瘤、抗感染的作用，对多种细菌有不同程度的抑制作用。

卷　柏

【歌诀】 卷柏味辛，癥瘕血闭，风眩痿躄，更驱鬼疰①。

【译注】 卷柏味辛，性平。生用有破血的作用，可以消腹中瘀血积聚的"癥瘕"和治经闭；并治肝风头目眩晕，两足软弱、不能行走的"痿躄"，以及肺结核等。

本品焙成炭用，有止血之效，善治大便下血。

注：①鬼疰：疰，音住（zhù），是指一种能互相传染的病。鬼疰，即肺结核的一种。

【应用】 用治妇人血闭成癥瘕，寒热往来，子嗣不育者，用卷柏配伍当归、白术、牡丹皮、川芎、白芍煎服，或炼蜜为丸服之。以鲜卷柏30g，水煎服，治跌打损伤、瘀血肿痛。又卷柏、侧柏、棕榈等份，烧存性为末，每服10g，酒送下可治大便下血。

【用量】 5～10g。

马 鞭 草

【歌诀】 马鞭草苦，破血通经，癥瘕痞块，服之最灵。

【译注】 马鞭草味苦，性微寒。有破瘀血、通月经的作用，对腹中瘀血积聚的"癥瘕"痞块，煎汤内服，效果颇好。

本品尚有清热解毒、利水消肿和截疟的功效，可治痈肿疮毒和咽喉肿痛，并可用治黄疸水肿以及疟疾寒热。

【应用】 用治妇女瘀血阻滞、经闭痛经，可配合益母草、香附等药同用。用于癥瘕积聚，可配伍三棱、莪术等。若治关节酸痛、跌打损伤、瘀血肿痛，常与红花、落得打、乳香诸药并用。对于痈肿火毒，宜配蒲公英、连翘、赤芍等药。此外，单用本品30g，在疟疾发作前两三小时煎服，有一定的截疟作用。

【用量】 5～10g。

【现代研究】 本品含马鞭草苷、鞣质及挥发油等。有消炎止痛、止血及抑菌等作用。

鹤　虱

【歌诀】 鹤虱味苦，杀虫追毒，心腹卒痛，蛔虫堪逐。

【译注】 鹤虱味苦辛，性平，有小毒。它的作用主要是杀虫，并可外敷消疮毒。善治脘腹部因虫积引起的疼痛，有驱蛔虫的功效。

【应用】 治疗蛔虫腹痛时作时止，口吐清水者，宜用本品配伍楝实、槟榔、白矾等药。用治绦虫病，可与牵牛子、槟榔合用水煎服。

【用量】 5～10g。

【使用注意】 本品有小毒，可致头晕耳鸣、恶心、腹痛，严重者引起阵发性痉挛、抽搐。故孕妇、腹泻者忌用。

【现代研究】 本品主含挥发油、正己酸、缬草酸、豆甾醇等。有驱蛔、驱绦、抗早孕、中晚期引产等作用。

【附方】

安虫散　鹤虱、川楝子、槟榔、白矾，用于虫积腹痛。

白　头　翁

【歌诀】 白头翁寒，散癥逐血，瘿疬疝瘕，止痛百节[①]。

【译注】 白头翁味苦，性寒。苦寒清热，有消癥瘕、逐瘀血的作用，可治颈项的瘿瘤和瘰疬，以及先热后寒、热多寒少的"温疟"，并止疝气腹痛和关节痛。

本品主要功能是清热解毒、凉血止痢，为治热毒赤痢的要药。又治妇女阴痒带下。

注：①百节：在这里指周身关节而言。

【应用】 用于热痢下重或热毒血痢，以之配伍黄连、黄柏、秦皮。现代研究认为白头翁治疗阿米巴痢疾也有良好效果。

【用量用法】 9～15g。若单用，30g浓煎服之；或30～60g，制成100ml煎液，保留灌肠。

【使用注意】 虚寒泻痢忌服。

【现代研究】 本品含原白头翁素、皂苷等。有明显的抗菌作用，能抗阿米巴原虫及杀灭阴道滴虫。本品还有一定的镇静、镇痛及强心作用，其地上部分有强心作用。

【附方】

白头翁汤　白头翁、黄连、黄柏、秦皮，用于湿热泻痢，热毒血痢。

【不良反应】 使用鲜白头翁全草捣烂后原白头翁素渗出对皮肤黏膜有强烈的刺激作用；接触眼部可引起流泪；吸入可引起喷嚏、咳嗽；内服引起流涎、胃肠炎症、肾炎、血尿、心力衰竭及呼吸衰竭而死亡。干燥久贮则局部刺激作用大为降低。

旱莲草（墨旱莲）

【歌诀】 旱莲草甘，生须黑发，赤痢堪止，血流可截。

【译注】 旱莲草味甘酸，性寒。甘酸养阴、寒能清热，功能补肾滋阴、生须黑发，可治肾阴不足，须发脱落和须发早白。又能清热凉血止血，可止赤痢和便血。治阴虚血热的出血证较为适宜。

【应用】 用治肝肾阴亏，头晕目眩、腰膝酸痛、须发早白等症，常与女贞子同用；亦可配入黑芝麻、桑椹、枸杞子等滋补肝肾之品。若治血热吐衄，可与生地、白茅根、大小蓟、藕节并用。以鲜旱莲草、鲜车前草捣汁服，又治尿血。若配伍生地、白芍、阿胶、蒲黄、茜草，可用于血热崩漏。用于止外伤出血，可以鲜品捣烂敷之。

【用量用法】 6～12g，外用适量。

【现代研究】 本品含皂苷、烟碱、鞣质、维生素A及多种噻吩化合物等。有增强免疫、抗突变、保肝、镇静、镇痛、促进毛发生长、促头发变黑、止血、抗菌、抗癌等作用。

【附方】

二至丸　女贞子、旱莲草，用于肝肾阴虚，头晕目眩，须发早白等。

慈菰（山慈菇）

【歌诀】 慈菰①辛苦，疗肿痈疽，恶疮瘾疹，蛇虺并施。

【译注】 山慈菇味辛苦，性寒。辛能散结、苦寒清泄，有清热解毒、消肿散结的作用。凡疗疮肿毒、痈疽恶疮和皮肤风疹以及毒蛇咬伤等，外敷内服均有效。

注：①菰：音姑（gū），同菇。

【应用】 用治痈疽发背、疗肿恶疮，宜以本品配伍雄黄、红芽大戟、千金子、麝香等药。近年来本品广泛用于多种肿瘤疾病，如配土鳖虫、穿山甲、蝼蛄制成复方山慈菇片，用治肝硬化；配蚤休、丹参、焦栀子、浙贝母、柴胡、夏枯草制成复方山慈菇煎剂，对甲状腺瘤有明显疗效。

【用量用法】 3~9g。外用适量。

【使用注意】 本品大量久服可引起胃肠道不良反应。

【现代研究】 本品含有秋水仙碱等多种生物碱，是抗癌有效物质；并有镇静催眠协同作用。

【附方】

紫金锭　见大戟条。用于疗疮肿毒及痈疽肿痛。

【不良反应】 其中光慈菇毒性较强，过量可引起中毒，久服引起胃肠道不适、多发性神经炎、白细胞减少及中枢神经系统抑制，大剂量可引起死亡。

榆　白　皮

【歌诀】 榆皮味甘，通水除淋，能利关节，敷肿痛定。

【译注】 榆白皮味甘，性平。能通利小便，可治小便短少热痛的淋证和小便不利的浮肿病；并能通利关节而治关节肿痛。外敷又能消肿止痛。

【应用】 用治小便出血，水道中涩痛，以榆白皮为主药，配伍滑石、冬葵子、石韦、瞿麦、生地黄水煎服。本品与冬葵子并用可治妊娠小便不利。以榆皮捣粉，合米作粥食则小便利，治水肿胀满。用于痈疽发背，可单用鲜榆白皮捣烂如泥，和香油敷之；将愈，则以鲜桑叶捣烂贴之，口合乃止。

【用量用法】 6～12g。外用适量。

钩　　藤

【歌诀】 钩藤微寒，疗儿惊痫，手足瘛疭，抽搐口眼。

【译注】 钩藤味甘，性微寒。有清热和平息肝风的作用，善治小儿发高热，肝风内动的惊痫，手足口眼抽搐等痉挛现象；并治成人肝风上扰的头目眩晕。

【应用】 用于肝热风动，手足抽搐，常以本品与羚羊角、菊花、鲜生地、白芍、桑叶等平肝息风药并用。以本品配天麻、全蝎等药，可治小儿急惊风。若治肝火上炎，头目晕眩，多配伍黄芩、菊花、石决明、草决明等。其有效成分钩藤碱制剂，用治高血压，疗效确切。

【用量用法】 3～12g。入汤剂宜后下。

【现代研究】 本品含钩藤碱、异钩藤碱等。具有明显的降压、镇静、抗惊厥、降低皮质兴奋、抗心律失常、抗血栓、降血脂、抑制离体肠管、兴奋离体子宫等作用。

【附方】

1. 羚角钩藤汤　见菊花条。用于肝热风动、手足抽搐。

2. 钩藤饮　钩藤、羚羊角、天麻、全蝎、犀角（水牛角代）、人参、炙甘草，用于小儿急惊风。

3. 天麻钩藤饮　见天麻条。用于肝火上升，头目晕眩。

【不良反应】 个别患者服用治疗量的钩藤总碱，可出现心动过缓、头晕、皮疹、月经量减少等症状，但可自行消除。

豨　莶　草

【歌诀】 豨莶草苦，追风除湿，聪耳明目，乌须黑发。

【译注】 豨莶草味苦，性寒。苦能燥湿、寒可清热，有祛风湿、通经络、利关节的作用，尤善化湿热之邪。可治因风湿引起

的四肢肌肤麻木和筋骨酸痛、腰膝无力，以及风疹、湿疮瘙痒等。此外，又能聪耳明目和乌须黑发，用治耳聋、两目视物模糊及须发早白等。

【应用】 用于四肢麻痹、筋骨疼痛、腰膝无力、中风瘫痪等症，可单用本品拌酒蒸熟，或制蜜丸服。以本品250g，配伍臭梧桐500g，研末制蜜丸；或配秦艽、威灵仙等药，也用于上述诸症。传统认为本品酒蒸后药性转温，于祛风湿中寓有补肝肾、强筋骨之功。若阴虚血燥者，又可与生地、甘草熬膏服用。对于皮肤风疹及湿疮作痒，多以之与白蒺藜、地肤子、苍耳子、白鲜皮等药同用。

【用量】 9～12g。

【现代研究】 本品含生物碱、酚性成分、苷类、氨基酸、糖类、苦味质等。有抗感染，镇痛，抑制细胞、体液及非特异性免疫，降压，扩血管，抑制疟原虫，抗菌等作用。

【附方】

豨桐丸 豨莶草、臭梧桐，用于风湿痹痛、筋骨无力等。

辛 夷

【歌诀】 辛夷味辛，鼻塞流涕，香臭不闻，通窍之剂。

【译注】 辛夷味辛，性温。辛香升散、温而去寒，有散上部风寒的作用，善治因风寒引起的鼻塞流涕、不闻香臭等症，有通鼻窍的功效。现代临床用作治疗鼻炎、鼻窦炎的常用药。

【应用】 用治风寒头痛鼻塞，或鼻渊涕浊腥秽者，常与白芷、苍耳子配伍；若属风热者，则宜与金银花、黄芩、菊花等疏风清热之品合用。

【用量用法】 3～10g。本品有毛，易刺激咽喉，入汤剂宜包煎。

【现代研究】 本品含挥发油。有保护鼻黏膜、促进黏膜分泌物的吸收、减轻炎症的作用；还有浸润麻醉、降压、抑菌、镇静、镇痛、抗过敏作用，并能兴奋子宫平滑肌，亢奋肠运动。

【附方】

苍耳子散 见白芷条。用于风寒感冒、鼻渊涕浊。

续随子（千金子）

【歌诀】 续随子辛，恶疮蛊毒，通经消积，不可过服。

【译注】 续随子味辛，性温，有毒。辛能散结、药性峻烈，有较强的泻水消肿和通月经、消散瘀血的作用。适用于水肿胀满或多种虫病引起的腹水、大便不利的实证。又适用于妇人瘀血不行的月经停闭，或瘀血结块等症。外敷能治疗疥癣恶疮。但本品药性猛烈，并有毒，内服用量不可过大。

【应用】 用治水肿胀满，二便不利者，可单用本品压去油，取霜服用；或配伍大黄末，以水酒为丸服；也可与槟榔、防己、葶苈子等并用。若治妇女瘀血经闭或积聚痞块，可与川芎、红花、三棱、莪术等破血化瘀之品同用。用于恶疮肿毒，常与大戟、麝香、山慈菇等配伍，内服外敷均可。

【用量用法】 1~2g。一般去壳取仁，去油用霜，即千金子霜。

【使用注意】 身体虚弱者及孕妇均忌服用。

【现代研究】 本品脂肪油中分离出千金子甾醇等含萜脂类化合物，对胃肠有刺激，可产生峻泻。

【附方】

续随子丸　续随子、轻粉、青黛，以糯米饭黏合成丸，用于周身肿满、喘促气闷。

海 桐 皮

【歌诀】 海桐皮苦，霍乱久痢，疳匿①疥癣，牙疼亦治。

【译注】 海桐皮味苦辛，性平。辛散行气、苦燥湿浊，故能治霍乱吐泻，痢疾经久不止。本品主要有祛风湿、通经络、杀虫止痒的作用，可治小儿形瘦腹大、消化不良的虫积疳疾，以及疥癣等皮肤风湿病。也可止风虫牙痛。

本品祛风湿、通经络，且有较好的止痛效果，善治风湿关节痛。

注：①疳匿：匿，音匿（nì），小虫。疳即虫积。

【应用】 用治风湿痹痛，肢体麻木，可用本品配伍牛膝、川芎、羌活、五加皮、地骨皮、生地、薏苡仁、甘草等浸酒服之。若疗疥癣瘙痒，以本品与蛇床子等分研末，猪脂或凡士林调涂。用治风虫牙痛，宜单用海桐皮煎水漱之。

【用量用法】 6～12g。外用适量，煎水浴洗，浸酒涂搽或研末外敷。

【现代研究】 本品含刺桐灵碱等生物碱。具有抑菌、抗感染、镇痛、镇静作用；能麻痹和松弛横纹肌；大剂量能引起心律失常及低血压。

石 楠 叶

【歌诀】 石楠味辛，肾衰脚弱，风淫湿痹，堪为妙药。

【译注】 石楠叶味辛苦，性平。有补肝肾、强腰膝和除风湿的作用，是治疗肾虚腰膝软弱和风湿痹痛的好药。

【应用】 用于肾虚而兼有风湿麻木，腰背酸痛，脚弱乏力者，宜用本品配伍白术、黄芪、鹿茸、桂枝、牛膝、木瓜、防风、枸杞子等药。以之与川芎、白芷等同用，可治头风头痛。

【用量】 10～15g。

【现代研究】 本品含氰苷。有镇静、降温、镇痛、抗感染及抗癌的作用；可杀死日本血吸虫尾蚴；抑制离体蛙心，收缩离体兔耳血管，抑制离体肠管，降低麻醉犬血压。

大 青 叶

【歌诀】 大青气寒，伤寒热毒，黄汗黄疸，时疫宜服。

【译注】 大青叶味苦，性寒。有清热凉血解毒的作用，善解心胃火毒。能治疗伤寒病，心胃热毒的发斑发疹和汗出染衣色黄的黄汗，以及面目皮肤发黄的黄疸病；并治咽喉肿痛和皮肤红肿作痛的丹毒等。此外，还适用于瘟疫。

【应用】 用治热毒喉痹、丹毒、痈肿、口疮，常与黄芩、黄连、栀子、玄参、牡丹皮等凉血解毒之品并用。若用于外感热病，邪入营血，高热神昏，温病发斑等，多配伍紫草、赤芍、牡丹皮等凉血清心解毒化斑药。

【用量用法】 干品9～15g，鲜品20～30g。外用适量。鲜品可捣烂敷痈肿。

【使用注意】 脾胃虚寒者忌服。

【现代研究】 本品含色氨酸、靛红烷B、靛苷、黄色素、鞣质、山大青苷等。有抗菌、抗病毒、解热、抗感染和增强免疫的作用。

【附方】

清热大青汤 犀角（水牛角代）、大青叶、栀子、淡豆豉，用于热入营血、温毒发斑。

【不良反应】 大青叶的大剂量长期毒性实验可使肝脏发生肝窦扩张瘀血、肝细胞普遍萎缩和肝细胞肿胀变性两种形式的变化。

侧 柏 叶

【歌诀】 侧柏叶苦，吐衄崩痢，能生须眉，除湿之剂。

【译注】 侧柏叶味苦涩，性微寒。苦善燥湿、涩能收敛、微寒清热，故有凉血、止血、清血分湿热的作用。可治因血热引起的吐血、鼻血、子宫大出血、血痢等出血证；因能凉血并能去头面湿热，故可使因血热及湿热脱落的须眉重生。

此外，本品还能清肺化痰止咳，治肺热咳嗽；尚可清热燥湿止带，用治湿热下注，白带过多；又水火烫伤，可用鲜侧柏叶捣烂敷患处，有止痛灭瘢痕的功效。

【应用】 多用治热性出血证。如以之与槐花共研细粉吹鼻，治鼻衄；制丸服可治便血；与黄连等份为末服，又治尿血；与鲜生地、鲜荷叶、鲜艾叶、鲜茅根并用，善治多种热性出血证。以其细粉涂敷小面积烧伤、烫伤，有收敛止痛作用；鲜品打汁涂斑秃有效。若久病体虚，肝肾不足，须发早白，常以本品配伍生地、制首乌、女贞子、旱莲草等药。此外，用治湿热带下，常配椿根皮、黄连、黄柏等。本品尚有止咳作用，配伍黄芩、知母，治肺热干咳效果较好。

【用量用法】 6～12g。外用适量。

【现代研究】 本品含挥发油、黄酮类、槲皮苷、鞣质、维生素C、异海松酸等。能明显缩短出凝血时间；有镇咳、祛痰、平喘作用；还有抗菌和抗结核作用；有一定的镇静及轻度降压作用。

【附方】

四生丸　鲜生地、鲜侧柏叶、鲜艾叶、鲜荷叶，用于各种血热出血证。

槐实（槐角）

【歌诀】　槐实味苦，阴疮湿痒，五痔①肿痛，止血极莽②。

【译注】　槐实味苦，性寒。寒而清热、苦降燥湿，有清热、凉血、燥湿、润肠的作用，可治前阴生疮流黄水瘙痒；并治五种痔疮肿痛便血等症。本品有较强的止血功能。

注：①五痔：即内痔、外痔、举痔、虫痔、脱肛。
②莽：音蟒（mǎng），粗鲁的意思，这里借作"大"或"强"解。

【应用】　用治大肠火盛引起的便血与痔疮肿痛，多以之与栀子并用，亦可加入黄连、黄柏。本品也广泛用于血热妄行所致的多种出血证，如配百草霜为末服，以治吐血；配蒲黄，治鼻衄；配芍药、枳壳、甘草，治血痢；配白茅根、大小蓟，治疗尿血。

此外，本品还能清泻肝火，治肝火上炎的头痛目赤眩晕，宜与黄芩、菊花、夏枯草等同用。

【用量】　6～9g。

【附方】

槐角丸　槐实、枳壳、当归、地榆、防风、黄芩，用于肠风便血或血痢。

【按】　槐花功效与槐实相近，但止血作用较强，而槐实清降泄热之力较强，兼能润肠，尤多用于痔疮肿痛出血之证。

瓦　楞　子

【歌诀】　瓦楞子咸，妇人血块，男子痰癖，癥痕可瘥。

【译注】　瓦楞子味咸，性平。咸能入血，又善软坚散结，有散瘀血、消痰积的作用。凡瘀血不行、癥痕和痰聚胸胁的痰癖证，以及痰火凝结之瘿瘤痰核等，用它都有效。

此外，瓦楞子还能制酸止痛，对胃酸过多的胃病有效。

【应用】　用于顽痰结聚，稠黏难咳者，常用本品配伍贝母、瓜

蒌、海浮石、硇砂等。与海藻、昆布等同用，又治瘿瘤痰核。用治
妇人血块积聚，可单用本品火煅醋淬，研末制丸服。若以之配伍香
附、桃仁、牡丹皮、川芎、大黄、红花、当归，可治妇女经前阵痛
血滞不行，按之少腹硬满者。

今以本品与乌贼骨、陈皮为末服，可治胃痛、吐酸、嗳气，有
较好效果。

【用量用法】 9~15g。制酸止痛宜煅后研末用。

【现代研究】 本品主含碳酸钙，能中和胃酸，减轻溃疡疼痛。

【附方】

1. 含化丸 海藻、昆布、海蛤、海带、瓦楞子、文蛤、诃子、五灵脂，
用于痰火凝结、瘿瘤痰核。

2. 瓦楞子丸 瓦楞子、醋，用于一切气血癥瘕。

棕榈子（棕榈炭）

【歌诀】 棕榈子苦，禁泄涩痢，带下崩中，肠风堪治。

【译注】 棕榈子味苦涩，性平。涩善收敛，药性平和，无寒热
之偏，有涩肠止泻痢和止血的作用。可治久泻久痢、白带过多或子
宫出血不止，以及肠风下血等症。

【应用】 治鼻衄不止，用棕榈炭、刺蓟、桦皮、龙骨等份，为
细末，每服6g，米饮调下。用治血崩不止，以棕榈炭、煅牡蛎研
粉，入麝香少许拌匀，米饮调下。而治久泻久痢，可用棕榈炭配伍
诃子、炮附子、炮姜等药。

【用量】 5~10g。

【使用注意】 出血兼有瘀滞，湿热下痢初起者慎用。

【现代研究】 本品含大量纤维素及鞣质。其醇提取物能收缩子宫，并
有一定的凝血作用。

【附方】

1. 黑散子 棕榈炭、莲蓬、血余炭，用于诸窍出血。

2. 固冲汤 黄芪、白术、海螵蛸、茜草、棕榈炭、龙骨、牡蛎、山茱
萸、杭白芍、五倍子，用于冲任不固、崩漏经多。

【按】 棕榈子临床应用较少，一般多用棕榈皮，煅炭入药，称"棕榈

炭"。有收敛止血作用，治多种出血证。用量5～10g。

冬 葵 子

【歌诀】 冬葵子寒，滑胎易产，癃利小便，善通乳难。

【译注】 冬葵子味苦，性寒。有滑利通窍的作用，能滑胎，可治难产；又能通利小便，治小便不通的癃闭、淋证及水肿。并能催乳，治乳汁不通。此外，还有滑肠之功，可治大便困难。

【应用】 用于小便不利、淋沥涩痛、水肿等症，常与车前子、海金沙、茯苓等同用。治乳汁不通、乳房胀痛，如《妇人大全良方》以本品与砂仁等份为末，热酒送服。对于肠燥便秘，可配伍火麻仁、杏仁、生首乌等药。

【用量】 3～9g。

【使用注意】 本品寒润滑利，脾虚便溏者及孕妇慎用。

淫羊藿（仙灵脾）

【歌诀】 淫羊藿辛，阴起阳兴，坚筋益骨，志强力增。

【译注】 淫羊藿味辛甘，性温。甘温主补，有补肾益精、壮阳起痿的作用，能治疗肾虚精亏的阳痿和子宫寒冷的不孕症，这就是阴起阳兴的意义。并能强筋骨、祛风湿，可治腰膝无力、筋骨酸痛或四肢拘挛、麻木不仁。此外，还有强志治健忘的功效。

【应用】 用治肾虚阳痿，可单用泡酒服；一般治肾阳不足诸证，多配伍仙茅、肉苁蓉、巴戟天等壮阳药。用治风湿痹痛，四肢麻木，拘挛，或见筋骨痿软，下肢瘫痪等症，常与川芎、威灵仙、杜仲、巴戟天、桑寄生等祛风湿、强筋骨药并用。

此外，本品与巴戟天、仙茅、当归、知母、黄柏等同用，治阴阳两虚的月经不调及妇女围绝经期高血压也有良效。

【用量】 6～10g。

【使用注意】 阴虚火旺者不宜服。

【现代研究】 本品主要有效成分为淫羊藿总黄酮、淫羊藿苷及多糖。此外，尚含生物碱、甾醇、维生素E等。能促进核酸、蛋白质合成，并具有雄性激素样作用；能提高机体免疫功能；扩张外周血管，改善微循环，增加血流量，降低外周阻力，增加冠状动脉血流量；还有抗缺氧、抗病毒、镇静、抗惊厥及镇咳、祛痰作用。

【附方】

1. 赞育丸　淫羊藿、仙茅、肉苁蓉、巴戟天、熟地、附子、枸杞子，用于肾阳不足的阳痿诸证。

2. 仙灵脾散　淫羊藿、苍耳子、桂心、川芎、威灵仙，用于行痹疼痛或肢体麻木。

松脂（松香）

【歌诀】　松脂味甘，滋阴补阳，驱风安脏，膏可贴疮。

【译注】　松脂味苦甘，性温。有滋阴补阳、燥湿祛风、安五脏的作用，内服可以强壮身体。熬膏外贴，可治痈肿疮毒和疥癣等皮肤病，能起到生肌止痛、收湿止痒等作用。

【应用】　用治痈疽肿毒溃破，脓水淋漓者，用松香30g，乳香、没药各15g，樟脑3g，共研细末，掺入疮内。对于疥癣湿疮，可以本品细研，加入少许轻粉，令匀，油调涂敷。又可与煅石膏、枯矾、雄黄、冰片同研细末，凡士林调膏外涂，以治小儿湿疹。

【用量用法】　外用适量，研末撒或油调敷。

【使用注意】　本品多熬膏外用，不作内服。

覆盆子

【歌诀】　覆盆子甘，肾损精竭，黑须明眸，补虚续绝。

【译注】　覆盆子味甘酸，性微温。甘温而补、酸以收敛，故有补肝肾、固精的作用。能治肾虚精关不固的遗精、滑精，并能明目、黑须发，是补肾虚的有效药。

此外，还能固肾缩尿以治肾虚小便频数。

【应用】　用于肾虚不能摄纳所致的小便频数、遗精滑精，或遗尿等症。单用作较弱，故多与桑螵蛸、益智仁、莲须等收涩药同用。本品配伍楮实子、菟丝子、枸杞子等滋阴明目药，治肝肾阴亏之视物不清，有改善视力的作用。

【用量】 6～12g。

【现代研究】 本品主含枸橼酸、苹果酸等有机酸及糖类和维生素C。有类似雌激素样作用。

【附方】

五子衍宗丸 菟丝子、枸杞子、车前子、覆盆子、五味子，用于肾虚遗精。

合欢皮 附：合欢花

【歌诀】 合欢味甘，利人心志，安脏明目，快乐无虑。

【译注】 合欢皮味甘，性平。有解除郁闷、安和五脏、明目的作用，可治精神忧郁引起的失眠及两目昏暗。

本品还有续筋接骨、消肿止痛的功效，能治筋骨折伤和痈肿等症。

【应用】 用于七情所伤而致的忿怒忧郁、烦躁不安、健忘失眠等症，可单用本品，亦可配伍夜交藤、柏子仁、郁金、百合等养心安神解郁之品合用。治疗仆打损伤、骨折肿痛等瘀血证，常与川芎、当归、赤芍合用以增强活血散瘀止痛之力。用治痈肿疔疮，可配伍蒲公英、野菊花、连翘等清热解毒药。

【用量】 6～12g。

【现代研究】 本品含皂苷、鞣质等。有镇静作用；能增强妊娠子宫的节律性收缩，并有抗早孕、增强免疫功能及抗肿瘤等作用。

【附方】

合欢饮 合欢皮、白蔹，用于肺痈久不敛口。

【附】 合欢花与合欢皮同出一源，二者性味功用相同，有解郁安神作用，可治虚烦不眠。

金樱子 附：金樱花

【歌诀】 金樱子涩，梦遗精滑，禁止遗尿，寸白虫杀。

【译注】 金樱子味酸涩，性平。有固精缩尿止带的作用，善治肾虚精关不固的梦遗滑精和肾虚遗尿或小便频数、白带等症。

本品还有涩肠止泻之功，可用治久泻久痢。

【应用】　用治肾气不固而致的遗精、遗尿、小便频数，可与芡实同用，也可熬膏持续服用；临床多配伍枸杞子、熟地、菟丝子之类补肝肾药。如治久痢不止，可以其花、叶、果肉同罂粟壳配伍。治脾肾两虚的白带，多与芡实、银杏、乌贼骨合用。

【用量】　6~12g。

【现代研究】　本品含柠檬酸、苹果酸、鞣质等。有收敛、止泻、降血脂、抑菌等作用。

【附方】

1. 水陆二仙丹　金樱子、芡实，用于肾虚遗精、遗尿、尿频。

2. 秘元煎　金樱子、炒远志、炒山药、炒芡实、炒酸枣仁、炒白术、茯苓、人参、五味子、甘草，用于遗精带浊或久泻久痢。

【附】　金樱花味酸涩，性平。有杀寸白虫和止痢作用。

楮实（楮实子）

【歌诀】　楮实味甘，壮筋明目，益气补虚，阳痿当服。

【译注】　楮实味甘，性平。甘而善补，有补肝肾、壮筋骨、明目的作用，可治肾虚筋骨软弱、腰膝无力，以及两目昏花、视物模糊不清等症。由于本品有益气补虚的作用，肾虚阳痿亦可服用。

本品尚有利水作用，可治肾虚、气虚的水肿。

【应用】　用于肝肾虚损的腰膝酸软、阳痿，常与杜仲、肉苁蓉、枸杞子、淫羊藿合用。用治肝肾不足的头昏眼花，多与白芍、玄参、枸杞子配伍。此外，治疗水肿、小便不利，可与赤小豆、茯苓、泽泻等药并用。

【用量】　6~12g。

【现代研究】　本品含皂苷、维生素B和油脂。对毛发癣菌有抑制作用。

郁　李　仁

【歌诀】　郁李仁酸，破血润燥，消肿利便，关格[①]通导。

【译注】　郁李仁味辛苦酸，性平。质润性降，辛散苦泄滑利，

有润燥滑肠、利水消肿的作用。并能破血，可治大便燥结不通和小便不利、水肿胀满等症。可以使关格通利。

注：①关格：是一种病名，症状为食入即吐，大便不通或大小便都不通。

【应用】 用治大肠气滞、肠燥便秘，多与火麻仁、柏子仁同用。而治水肿小便不利，腹满喘促及脚气浮肿，可与薏苡仁、茯苓、冬瓜皮、黄芪等配伍。

【用量】 6～10g。

【现代研究】 本品含苦杏仁苷、脂肪油、挥发性有机酸、蛋白、皂苷等，有润滑性缓泻作用，郁李仁酊剂对实验动物有显著降压作用。

【附方】

1. 五仁丸 见柏子仁条。用于肠燥便秘。

2. 郁李仁汤 郁李仁、桑白皮、赤小豆、白茅根、陈皮、紫苏，用于水肿胸满气急。

密 陀 僧

【歌诀】 密陀僧咸，止痢医痔，能除白癜，诸疮可治。

【译注】 密陀僧味咸辛，性平，有小毒。有收敛的作用。内服可治久痢；外用可疗痔疮、白癜风，以及疥癣湿疮，瘙痒流水等。

【应用】 用治多骨疽，不时出细骨者，以本品研末，桐油调匀涂之。治血风臁疮，以密陀僧细粉，香油调敷。对于湿疹，用密陀僧10g、黄柏5g、冰片0.5g，共研细末，香油调涂。而治脚丫湿烂，以本品30g、轻粉3g、石膏6g、枯矾6g，为末干敷。

【用量用法】 外用适量。

【使用注意】 本品有毒，现在临床极少内服。

伏龙肝（灶心土）

【歌诀】 伏龙肝温，治疫安胎，吐血咳逆，心烦妙哉。

【译注】 伏龙肝味辛，性温。辛温散寒，有温中、止呕、止血、安胎的作用。能治妊娠恶阻呕吐不止，并止各种虚寒性的吐血、鼻衄、便血、子宫出血等。此外，又可治瘟疫吐泻。心烦、反胃、脘

腹冷痛等症，用它也很有效。

【应用】 用治虚寒性胃肠道出血，如吐血、便血，常配伍生地、阿胶、附子，以温中止血。而治脾胃虚寒呕吐，可单用煎服，或与半夏、生姜同用。治妊娠恶阻，呕吐不食，可与苏梗、陈皮、砂仁同用。对于脾虚久泻不止，常配伍附子、干姜、白术、煨肉豆蔻等益气温中止泻药。

【用量用法】 15~30g，包煎。或60~120g，煎汤代水。

【现代研究】 本品主要含硅酸、氧化铅、氧化铁等。能缩短凝血时间，动物实验能减轻洋地黄酊引起的呕吐。

石　灰

【歌诀】 石灰味辛，性烈有毒，辟虫立死，堕胎甚速。

【译注】 石灰味辛，性温，作用猛烈而且有毒。用它杀虫，可使虫立即死亡；用于堕胎效果也很快。

本品现不内服，只作外用。水泡澄清去水，油调涂疗烫火伤；又研末敷，可治湿疮和刀伤出血，能起到燥湿、收敛、止血的功效。

【应用】 治疗外伤出血，即以陈石灰、生大黄同炒，至石灰呈桃红色，去大黄，将石灰研末外掺。

此外，石灰有较强的腐蚀作用，古方腐蚀赘疣多用本品，如以桑柴灰煎水淋生石灰，取汁熬膏，局部涂敷。

【用量用法】 外用适量。

穿　山　甲

【歌诀】 穿山甲毒，痔癣恶疮，吹奶①肿痛，通络散风。

【译注】 穿山甲味咸，性微寒，有毒。其性善走窜，功专行散，内通脏腑，外透经络，有破血消肿、排脓、下乳汁的作用。可治痔疮肿痛和痈疽疮毒；并治哺乳期因吹奶引起的乳汁不通，乳房肿痛生痈等。凡痈肿初起，可使消散；已成脓时，可以促使早溃。此外，还可治疗风寒湿痹的肢体拘挛或强直，疼痛不得屈伸的病症。

注：①吹奶：古人认为哺乳时小儿含乳头入睡，将气吹入乳房，因而引起乳房

结块成痈肿，叫吹奶。实则多因乳汁瘀滞，又复感染而引起。

【应用】用治瘀血经闭、产后乳汁不通，可单用，研末酒调服；也可与王不留行、当归、通草等并用。治癥瘕痞块，常配伍三棱、莪术、丹参、鳖甲等药。用治瘰疬，多配伍香附、贝母、夏枯草等消痰行气之品。对于痈肿初起，未成脓者，与金银花、赤芍、皂角刺并用以促其消散；配伍皂角刺、当归、黄芪等活血药则治痈肿脓成未溃者，可促使其速溃，排出脓毒。此外，用于风湿痹痛，肢体拘挛或强直者，常配伍地龙、全蝎、乌蛇肉、防风等祛风活络之品。

【用量】5~10g。

【使用注意】孕妇慎用，痈肿已溃者忌用。

【现代研究】本品有延长凝血时间、降低血液黏度、扩张血管、升高白细胞等作用。

【附方】

1. 仙方活命饮　见甘草条。用于痈肿初起未成脓者。

2. 透脓散　见黄芪条。用于痈肿成脓未溃者。

【不良反应】个别患者在无适应证情况下，自行服炮穿山甲15~20g，几分钟后出现腹胀纳呆，次日出现目黄、身黄、肝功能异常。

蚯蚓（地龙）

【歌诀】蚯蚓气寒，伤寒温病，大热狂言，投之立应。

【译注】蚯蚓味咸，性寒。本品咸能入血、性寒清热，善走窜搜风。有清热镇痉息风的作用，能治伤寒病或温热病发高热、惊狂乱语和小儿惊风抽搐等，奏效很快。

本品又能通经络、利小便、平喘，可治热痹及中风的肢体屈伸不利、热结膀胱的小便不通和肺热哮喘。

【应用】用治高热惊痫、抽搐等，可单用。如治热狂癫痫，即以本品同食盐拌和化为水，饮服之。近年以鲜地龙洗净，加白糖化为水饮服，治疗实热型的精神分裂症。临床用治壮热惊痫抽搐之症多与钩藤、僵蚕、七叶一枝花、牛黄等清热息风之品配合使用。

用治热痹，关节红肿热痛，屈伸不利者，每与忍冬藤、桑枝、赤芍、首乌藤并用；而治寒湿痹痛，则常和川乌、草乌、南星等同用。对于气虚血滞的半身不遂，常配伍黄芪、当归、红花等。

对于热结膀胱，小便不利，有清热利尿作用，可单用或配合其他利尿清热药。如治小便不通，以本品捣烂，浸水，滤取浓汁饮服，也可与木通、车前子、淡竹叶、茅根并用。

此外，本品有清肺平喘功效，用治肺热多痰，喘息不已，不能平卧者，可研末单用，或配伍麻黄、杏仁、石膏、黄芩同用。以鲜地龙捣泥，涂敷急性腮腺炎、慢性下肢溃疡、烫伤均有一定疗效。

【用量用法】 5～10g，鲜品15～20g。研粉吞服，每次1～2g。外用适量。

【现代研究】 本品含蚯蚓解热碱、蚯蚓素、蚯蚓毒素、胆碱、氨基酸等。具有缓慢而持久的降压作用；还有舒张支气管、兴奋子宫、解热、镇静、抗惊厥等作用。

【附方】

1. 小活络丹　见川乌条。用于寒湿痹痛。

2. 补阳还五汤　见黄芪条。用于气虚血滞的半身不遂。

【不良反应】 口服地龙用量过大可致中毒。表现为头痛头昏、血压先升后降，腹痛、胃肠道有时有出血，心悸、呼吸困难。又复方地龙注射液肌内注射可引起过敏性休克。故使用时当注意：①掌握用量；②注意炮制；③过敏体质及低血压者禁用。中毒救治：属过敏时按变态反应处理；中医疗法：①中毒后立即服盐水1杯；②葱3根，甘草15g，水煎服。

蟾蜍　附：蟾酥

【歌诀】 蟾蜍气凉，杀疳蚀癖，瘟疫能辟，疮毒可祛。

【译注】 蟾蜍味辛，性凉。内服有消积杀虫的作用，可治小儿形瘦腹大、消化不良的疳积虫积病。外用能消肿解毒，可治恶疮肿毒。又有辟秽恶疫毒的作用，可治瘟疫。

【应用】 用治小儿疳疾，面黄肌瘦，好食泥土，不思乳食，用大干蟾蜍1枚烧存性，皂角3g烧存性，蛤粉10g，麝香3g，共为末，糊丸粟米大，每服二三十丸，日2服。而治一切疮肿、痈疽瘰疬等经月不瘥，将作冷瘘者，用蟾蜍、硫黄、乳香、木香、肉桂、露蜂房各研细末，加清油调匀，隔水加热，不住手搅，令成膏，贴敷患处。

【用量】 3～6g。

【现代研究】 本品主要含甾族化合物，总名叫蟾蜍二烯内酯，有中枢性呼吸兴奋作用，以及镇静、祛痰、抗感染、抗肿瘤等作用。蟾蜍毒有洋地黄样作用。

【附方】

金蟾散 蟾酥、夜明砂、桃白皮、樗根皮、地榆、黄柏、诃子皮、百合、人参、大黄、芫荑、铅粉、槟榔、丁香，用于小儿疳积。

【附】 蟾酥是蟾蜍皮肤腺体的分泌毒液经加工而成。味甘辛，性温，有毒。有拔毒散肿、止痛、开窍作用。内服0.015～0.03g，治霍乱吐泻腹痛和中恶昏迷；外用适量，研末涂患处，可治痈疽疔毒。

【不良反应】 静脉或腹腔注射蟾酥后小鼠出现呼吸急促、肌肉痉挛、惊厥、心律不齐，最后麻痹而死亡。

刺 猬 皮

【歌诀】 刺猬皮苦，主医五痔，阴肿疝痛，能开胃气。

【译注】 刺猬皮味苦，性平。苦以降泄，主要医治各种痔疮肿痛、便血和睾丸肿痛连及少腹的疝气痛，可以起到行气散瘀血的作用。并有开胃的功效，可治胃气痛。

炒后有收敛之性，能固涩下焦，治遗精、尿频等症。

【应用】 用治痔疮肿痛、便血，常与槐花、地榆同用，能散瘀止血。而治胃脘疼痛，可单用刺猬皮焙干，研末服；亦可配合香附、香橼、白术、木香等药以增强行气止痛功效。

【用量用法】 3～10g。研末吞服每次1～2g。

【现代研究】 本品含角蛋白、胶原和脂肪等。有收敛、止血作用。

【附方】

猬皮丸 刺猬皮、当归、槐角、黄连、地骨皮、核桃、乳香、甘草，用于痔疮肿痛及便血等。

蛤 蚧

【歌诀】 蛤蚧味咸，肺痿血咯，传尸劳疰①，服之可却。

【译注】 蛤蚧味咸，性平。有补益肺肾、定喘止嗽的作用，善治肺痿气喘咳嗽和痰中带血等症。尤其对于肺肾两虚、肾不纳气的虚喘特别有效。治疗肺结核病，功效也好。

本品有补肾助阳、益精养血之功，还可治肾虚阳痿、遗精滑泄等症。

注：①传尸劳瘵：即肺结核病。

【应用】 用治肺虚咳嗽，肾虚作喘及虚劳喘咳，多配伍人参、杏仁、炙甘草、知母、贝母、桑白皮等药。若与人参、鹿茸、淫羊藿、巴戟天配合，可用于治疗阳痿、滑精等症。

【用量用法】 用尾1对，用身3～6g。尾部疗效较好，用身当去头足。

【使用注意】 风寒或实热咳喘忌服。

【现代研究】 本品含蛋白质、脂肪、丰富的微量元素和氨基酸，还有一定的胆固醇、正交硫、硫酸钙等。其提取液具雄激素样作用；能增强机体免疫功能，并解痉平喘、抗感染、降低血糖；有一定抗衰老作用。

【附方】

1. 人参蛤蚧散　见人参条。用于肺虚咳嗽、肾虚作喘。

2. 蛤蚧丸　蛤蚧、紫菀、杏仁、贝母、鳖甲、皂荚、桑白皮，用于虚劳咳嗽。

蝼 蛄

【歌诀】 蝼蛄味咸，治十水肿，上下左右，效不旋踵。

【译注】 蝼蛄味咸，性寒。有利水消肿的作用，能治小便不利的水肿病。古人虽有将蝼蛄分成上下左右四截，上部肿用上部，下部肿用下部，左边肿用左部，右边肿用右部，功效都很快的说法，但临床实际应用都以整个蝼蛄，去翅与足，炒用。

此外，蝼蛄捣烂外敷，或煎汤洗患处，可治痈肿、风疹、脚气肿，还能使肉中竹刺、木刺、针刺外出。

【应用】 用于水病肿满喘促，不得眠卧，以本品5枚，晒干研末，食前以温开水调下1.5～3g，小便通利为效。又用本品1枚，轻粉少许，共研细末，每用少许置鼻中，其黄水尽从鼻中出，治面浮水肿。

【用量用法】 3～4.5g，入丸、散剂。外用适量。

【使用注意】 本品下行，通利之功较强，气虚体弱者及孕妇忌用。

桑 螵 蛸

【歌诀】 桑螵蛸咸，淋浊精泄，除疝腰疼，虚损莫缺。

【译注】 桑螵蛸味咸甘，性平。有补肾助阳、固精缩尿的作用，可治肾虚引起的小便频数、遗尿、淋浊和白带经久不止、梦遗滑精等；并治疝气腰痛。是治疗肝肾虚损不可缺少的药物。

【应用】 用于肾虚阳痿、遗精遗尿、尿频及带下等，可单用或配入复方中使用。如单用桑螵蛸，捣为散，用米汤送服，治妊娠小便数不禁。用本品配伍龙骨为末，盐汤送服，治遗精白浊、盗汗虚劳。以本品为主，配伍远志、菖蒲、龙骨、人参、茯神等，可治肾虚遗尿白浊、小便频数、遗精滑泄、心神恍惚等。

【用量用法】 5～10g。

【使用注意】 本品助阳固涩，故阴虚多火，膀胱有热而小便短数者忌用。

【现代研究】 本品含蛋白质、脂肪、铁、钙、胡萝卜素类色素。有抗利尿及敛汗作用。

【附方】

1. 桑螵蛸丸 桑螵蛸、五味子、龙骨、附子，用于肾虚阳痿、遗精尿频。

2. 桑螵蛸散 桑螵蛸、远志、菖蒲、龙骨、人参、茯神、龟甲、当归，用于心肾两虚、尿频遗尿。

田 螺

【歌诀】 田螺性冷，利大小便，消肿除热，醒酒立见。

【译注】 田螺味甘，性大寒。有清热、通利大小便的作用，适用于热结的小便不通和大便秘结。外用取汁点眼，可治目赤肿痛；外敷治痔疮肿痛。此外，还可止渴，用于酒醉不醒。

【应用】 用治小便不通，腹胀如鼓，以田螺2枚，盐半匙，生捣敷脐下1.3寸。用于水肿，以田螺不拘多少，水漂，加油1盏于水内，其涎自然吐出，取晒干为末，每服不过0.9g，酒调下，水自小便下，气自大便出，肿即消。对于痔疮肿痛，用大田螺1个，以冰片掺其中，仰放盏内，少顷水流出，取搽患处。

【用量用法】 4～10枚。外用适量。

水　　蛭

【歌诀】 水蛭味咸，除积瘀坚，通经堕产，折伤可痊。

【译注】 水蛭味咸苦，性平，有毒。咸能走血分、散结软坚，苦善降泄，有破血逐瘀、通经闭的作用。适用于瘀血积聚、腹中成块、月经不通等；并能堕胎。跌打损伤、瘀血作痛，均可治愈。

此外，将活水蛭洗净，放患处吸血，可消痈肿丹毒。

【应用】 用治瘀血经闭、癥瘕积聚及外伤瘀血肿痛等，常与桃仁、当归、三棱、莪术等配伍。若体质虚弱，则当加入黄芪、党参、制首乌等补气血之品以扶助正气。

【用量用法】 1～3g，入丸、散剂服。

【使用注意】 孕妇及月经期忌服。

【现代研究】 新鲜水蛭唾液腺中含水蛭素、肝素、抗血栓素、蛋白质等。有抗凝血作用，对细菌内毒素引起的大鼠血栓形成有预防作用。还有降血脂、促进血肿吸收、降低血清尿素氮和肌酐、抑制肿瘤细胞和终止妊娠等作用。

【附方】

1. 抵当汤　水蛭、虻虫、桃仁、大黄，用于蓄血发狂、少腹硬满。
2. 夺命散　大黄、水蛭、黑丑，用于跌打损伤、瘀血肿痛、二便不通。

贝子（紫贝齿）

【歌诀】 贝子味咸，解肌散结，利水消肿，目翳清洁。

【译注】 贝子味咸，性平，有毒。有清热散结、清肝明目的作用，能散结热，又利小便、退水肿和消除目生翳膜等功用。

本品质重善潜降，又有平肝潜阳、镇惊安神之效，可用于肝阳上亢的头痛眩晕、惊悸失眠等症。

【应用】 用治热结成淋，小便引痛，或时尿血，或如豆汁，用贝齿、葵子、滑石、石燕共研为细末，食前以葱汤调下3g。而治目风热赤，生肤翳，可用贝子、珍珠、冰片研为极细末，点翳膜上。

【用量用法】 10~15g。外用适量。

【现代研究】 本品含碳酸钙、有机质及少量镁、铁、硅酸盐、磷酸盐、硫酸盐和氯化物。

【按】 本品有"紫贝齿"和"白贝齿"两种，功效相同。

海螵蛸（乌贼骨）

【歌诀】 海螵蛸咸，漏下赤白，癥瘕疝气，阴肿可得。

【译注】 海螵蛸味咸涩，性温。咸能入血、温涩收敛，有收敛止血、固精止带、制酸止痛的作用。善治妇女子宫出血和吐血、鼻衄、便血、赤白带下，以及胃痛吐酸水和胃溃疡等。

此外，还能通血脉、祛寒湿，可治腹中血块、疝气腹痛及阴部肿痛等症。外用又有收湿敛疮之功，可治湿疮湿疹、溃疡不愈等症。

【应用】 用于猝然吐血，单用研末，米饮调服；治阴虚火动的咳血，以本品与茜草根加入六味地黄汤中。而治血淋及大便下血，用本品与茜草根、山药、阿胶等配伍。对于血崩，常与黄芪、白术、茜草根等并用。本品与白果、白芷合用，可治白带过多。与甘草、浙贝母共研细末服，又治胃痛吐酸水。

【用量】 5~10g。

【现代研究】 本品主要含碳酸钙、壳角质、黏液质及少量盐等。具有中和胃酸、抗溃疡、抗肿瘤、抗放射及接骨等作用。

【附方】

1. 乌贝散 海螵蛸（去壳）、浙贝母、陈皮油，用于肺胃出血。

2. 固冲汤 见棕榈子条。用于冲任虚寒、崩漏下血。

3. 白芷散 乌贼骨、白芷、血余炭，用于白带过多。

青 礞 石

【歌诀】 青礞石寒，硝煅金色，坠痰消食，疗效莫测。

【译注】 青礞石味甘咸，性微寒。其咸能软坚化痰、质重沉降，有下痰消食、平肝镇惊的作用。应用时和硝石放在一起煅成金黄色，善治痰积不消引起的咳喘痰壅难咳、惊风、癫痫等症；也可治食积不消，疗效是不错的。

【应用】 用于顽痰、老痰浓稠胶结，气逆喘咳的实证，常与沉香、黄芩、大黄等苦寒沉降之品配伍。而治热痰壅塞、惊风抽搐，以煅礞石为末，用薄荷汁和白蜜调服。

【用量用法】 多入丸、散服，3～6g；煎汤，10～15g，布包先煎。

【使用注意】 脾胃虚弱及孕妇慎用。

【附方】

礞石滚痰丸　青礞石、大黄、黄芩、沉香，用于实热顽痰、咳喘胸痞。

磁 石

【歌诀】 磁石味咸，专杀铁毒，若误吞针，系线即出。

【译注】 磁石味咸辛，性寒。它能吸铁，所以能杀铁的毒。古人曾说可用真磁石来吸出误吞的金属针，但这种方法实际上是办不到的，目前已无人应用。

本品在临床应用方面，取其能纳气潜阳、聪耳明目和镇惊安神的作用，适用于肾不纳气的虚喘和肝阳上亢的头晕目眩、耳鸣耳聋，以及心神不安的惊悸失眠等症。

【应用】 用治肝阳上亢的烦躁不宁、心悸、失眠、头晕头痛，常与朱砂配伍；亦可与石决明、白芍、生地等补阴平肝药同用。治肝肾阴虚的耳鸣耳聋，可与熟地、山茱萸、五味子等合用。对于肾虚摄纳无权、气逆作喘之证，能纳气平喘，宜与代赭石、五味子、胡桃肉等配伍使用。

【用量用法】 9～30g，先煎。入丸、散，每次1～3g。

【现代研究】 本品为四氧化二铁与氧化铁之混合物，主要含三氧化三铁及醋酸铁等。有镇静、抗惊厥的作用，对缺铁性贫血有补血作用。

【附方】

1. 磁朱丸　磁石、朱砂、神曲，用于肝阳上亢、烦躁不宁、心悸失眠。

2. 耳聋左慈丸　磁石、熟地、山茱萸、山药、牡丹皮、泽泻、茯苓、柴胡，用于肝肾阴虚、耳鸣耳聋。

花　蕊　石

【歌诀】　花蕊石寒，善止诸血，金疮血流，产后血涌。

【译注】　花蕊石味酸涩，性平。本品酸涩收敛，又能行血散瘀，有化瘀止血的作用，善止一切出血，如吐血、衄血、便血、血崩及产后大出血等。外敷又能止刀伤出血。

【应用】　用治吐血、咳血及产后瘀血所致的血晕等症，以之合童便，用酒或醋调服。又与三七、血余炭配合，共制为散剂，可治咳血、吐血。用于外伤出血，可直接以本品外敷。

【用量用法】　4.5～9g。外用适量。本品需煅透研细，水飞，晒干用。入煎剂，宜先煎。

【现代研究】　本品主含钙、镁的碳酸盐，还有少量铁盐、铅盐及锌、铜等元素。有防止渗血、促进凝血、抗惊厥等作用。

【附方】

1. 化血丹　花蕊石、三七、血余炭，用于吐血、咳血及产后血晕等均由瘀血所致者。

2. 花蕊石散　煅花蕊石、童便，用于咳血。

代赭石（赭石）

【歌诀】　代赭石寒，下胎崩带，儿疳泻痢，惊痫呕噫。

【译注】　代赭石味苦，性寒。质重善降逆气，可治难产胞衣不下；色赤性寒入血分，有凉血、止血作用，可用于子宫出血和赤白带下，以及小儿疳积泻痢；并能镇惊，治疗小儿惊痫。

由于本品能降逆气，发挥重镇降逆、平肝潜阳的作用，所以又善治气向上逆的呕吐、噫气、吐血、鼻衄，以及肝阳上亢的头目眩晕和肺肾不足、纳气无权的虚喘等。

【应用】 用于肝阳上亢、头痛眩晕，多与龙骨、牡蛎、白芍等配伍。用治嗳气、呃逆、呕吐，常与旋覆花、半夏、生姜合用。若治肺肾两虚，气逆喘息，可与党参、山茱萸、五味子等补肺肾之品配伍。对于血热吐血、衄血，有凉血止血作用，配伍小蓟、白茅根、竹茹等效果较好。若用于崩漏日久，头晕眼花，可与禹余粮、赤石脂、五灵脂等配伍。

【用量用法】 9～30g，入汤剂宜打碎先煎。

【使用注意】 孕妇慎用。

【现代研究】 本品主含三氧化二铁，并含杂质镁、铝、硅等。有促进红细胞及血红蛋白新生、兴奋肠道、镇静中枢神经等作用。

【附方】

1. 镇肝熄风汤 生赭石、生牡蛎、生龙骨、生杭芍、怀牛膝、生龟甲、玄参、天冬、川楝子、生麦芽、茵陈、甘草，用于肝阳上亢、头目眩晕。

2. 旋覆代赭汤 见金沸草条。用于嗳气、呃逆、呕吐等。

3. 参赭镇气汤 党参、代赭石、山茱萸、五味子、生芡实、苏子、山药、龙骨、牡蛎、杭白芍，用于肺肾两虚、气逆喘息。

4. 寒降汤 代赭石、小蓟、白茅根、竹茹、生杭芍、牛蒡子、清半夏、瓜蒌仁、粉甘草，用于血热吐血、衄血。

5. 震灵丹 代赭石、禹余粮、赤石脂、五灵脂、紫石英、朱砂、乳香、没药，用于崩漏日久、头晕眼花。

【按】 代赭石与磁石均能平肝潜阳、降逆平喘。然代赭石主入肝经，偏重于平肝潜阳、凉血止血、降肺胃逆气；磁石主入肾经，偏重于益肾阴而镇浮阳、纳气平喘、镇惊安神、聪耳明目。

黑铅（黑锡）

【歌诀】 黑铅味甘，止呕反胃，瘰疬外敷，安神定志。

【译注】 黑铅味甘，性寒，有毒。有镇逆止呕的作用，可治气逆的呕吐和食入即吐的反胃病。锉末外敷，可消瘰疬。此外，还可安神定志，治心神不宁。

【应用】 用治肾虚火衰、精冷早泄，古人用之与附子、肉豆蔻、阳起石、补骨脂等温肾壮阳之品制丹服用。但本品有毒，现代临床极少用作内服剂。

【用量用法】 入丸、散剂，每次 0.4 ~ 2g。外用适量。

【使用注意】 本品有毒，不可持续服用，以防蓄积中毒。

【附方】

黑锡丹　见沉香条。用于肾虚火衰、阳痿精冷。

狗脊（金毛狗脊）

【歌诀】 狗脊味甘，酒蒸入剂，腰背膝疼，风寒湿痹。

【译注】 金毛狗脊味苦甘，性温。甘温主补，用酒蒸后入药，有补肝肾、强腰膝、除风湿的作用，善治肝肾不足、腰背足膝酸痛无力，以及关节酸痛的风湿痹证。

此外，其温补固摄，还有缩尿止带之功，能治下焦虚寒、尿频带下。

【应用】 用于腰背强痛，俯仰不利，筋骨无力，膝软脚弱等症，多与杜仲、续断、牛膝、木瓜、熟地、桂枝等配伍。以本品配木瓜、五加皮、杜仲，可疗腰痛、小便过多，有温补固摄之功。

【用量】 6 ~ 12g。

【使用注意】 肾虚有热、小便不利或短涩黄赤者慎服。

【现代研究】 本品含淀粉类和鞣质类成分。

骨碎补（申姜）

【歌诀】 骨碎补温，折伤骨节，风血积疼，最能破血。

【译注】 骨碎补味苦，性温。善治跌仆筋骨损伤，瘀血停积疼痛。这是因为本品能破除瘀血、疗伤止痛的缘故。

本品还有滋补肝肾、强筋健骨、聪耳固齿之效，可治肾虚久泻、耳鸣、齿痛等症。

【应用】 用于肾虚腰痛、耳鸣、耳聋、牙痛及久泻。如以本品30g、补骨脂90g、桂心45g、牛膝30g、槟榔60g、安息香60g，入胡桃仁捣匀，蜜丸如梧桐子大，每服20丸治肾虚腰脚疼痛不止。又以骨碎补120g，熟地、山茱萸、茯苓各60g，牡丹皮45g，泽泻25g，研末制蜜丸，每服15g治肾虚耳鸣、耳聋及牙痛。《本草纲目》方单用骨碎补研末，入猪肾中煨熟食，用于肾虚久泻。

用于跌仆闪挫或金疮，损伤筋骨。如骨碎补、自然铜、炙龟甲各15g，没药30g研末，每服3g，日服三四次，治疗金疮伤筋断骨痛不可忍。以骨碎补120g，浸酒500ml，分10次服，日服2次，另用骨碎补晒干研末外敷，可治跌仆损伤。

此外，还可用于斑秃。用鲜骨碎补15g、斑蝥5只、烧酒150ml，浸12天，过滤擦患处，日两三次。

【用量用法】 内服3～9g，煎汤或入丸、散。外用适量，捣烂或晒干研末敷。

【现代研究】 本品含橙皮苷、骨碎补双氢黄酮苷、骨碎补酸等。能促进骨对钙的吸收，有利于骨折的愈合；有一定的改善软骨细胞功能，推迟细胞退行性变的作用，对小鼠有明显的镇痛和镇静作用。

茜草（血见愁）

【歌诀】 茜草味苦，便衄吐血，经带崩漏，损伤虚热。

【译注】 茜草味苦，性寒。炒炭有止血作用，既能化瘀止血，又能凉血止血。宜治血热夹瘀的吐血、便血、鼻衄和月经过多、带下不止、崩漏等。生用能行瘀血，可治瘀滞经闭、跌打损伤、瘀血作痛及发热等。

【应用】 本品炒炭用于各种热性出血及外伤出血，尤以血热崩漏较多用。如以之与大蓟、小蓟、牡丹皮等凉血止血药配伍，可用治各种热性出血证。而虚损所致的出血，则以之与补益、收涩药合用。用本品同山茱萸、黄芪、乌贼骨等配伍，治冲任损伤之崩漏。对于外伤出血，可用之研末外敷。

生用有活血祛瘀作用，用治瘀血经闭、跌打损伤及痹证关节肿痛等，且多与赤芍、牡丹皮、当归、红花等并用。

【用量用法】 6～10g。外用适量。

【现代研究】 本品含蒽醌类物质，如茜素、茜草素、黑茜草素等。能缩短家兔凝血时间，有一定的止血、抗凝血、兴奋子宫、升白细胞、抗肿瘤及抑菌作用。

【附方】

1. 十灰散　见栀子条。用于各种热性出血证。
2. 固冲汤　见棕榈子条。用于冲任虚损、崩漏经多。

王不留行

【歌诀】　王不留行，调经催产，除风痹痛，乳痈当啖。

【译注】　王不留行味甘苦，性平。苦而泄降，主入血分，行而不住，走而不守，有行血通经、催生下乳的作用，并可消肿止痛。可治妇女瘀血不行的月经不通、难产、风湿痹痛、痈肿等。对乳汁不通而成的乳痈，服之效果亦好。

【应用】　用治血滞经闭或痛经，常与川芎、当归、红花同用。对产后乳脉不通、乳汁不下，常与穿山甲、通草配伍；如属气血不足，则重用黄芪、党参、当归等补益气血之品，而王不留行只宜作辅药使用。用治乳痈肿痛，多配伍瓜蒌根、蒲公英等解毒消肿药。

此外，本品配伍金钱草、海金沙、萹蓄、车前草等治小便淋沥不尽，有利尿通淋作用。也是贴耳廓穴位的原料。

【用量】　5～10g。

【现代研究】　本品含多种皂苷，主要为王不留行皂苷，并含王不留行黄酮苷、生物碱及香豆素类化合物。具有兴奋子宫、抗着床、抗早孕的作用；并能促进乳汁分泌；对小鼠有镇痛作用；对艾氏腹水瘤、人体肺癌有抑制作用。

【不良反应】　有报道内服王不留行致光敏性皮炎，日光下引起面部、眼睛及双手水肿性皮炎，经对症处理后恢复。

狼　毒

【歌诀】　狼毒味辛，破积癥瘕，恶疮鼠瘘[①]，止心腹疼。

【译注】　狼毒味辛，性平，有大毒。功能行血破积、消痰杀虫，可消除腹中瘀血积聚成块的癥瘕和不易治愈的恶疮及鼠瘘。此外，本品又能治心腹作痛和咳嗽气喘。

注：①鼠瘘：即瘰疬。

【应用】 治卒心腹坚，两胁下有气结者，用狼毒60g、旋覆花30g、炮附子60g，捣筛蜜和丸如梧桐子大，服2丸，稍加至3丸。以绵大戟为末，米糊为丸，如马料豆大，每服7丸，以利为度，治一切食积、痰积、虫积、气积，癖块疼痛，胸膈肚腹膨胀，饮食不消，面黄肌瘦。治淋巴结结核，无论溃与未溃，皆可以狼毒煮制成膏外敷；以狼毒、蒲公英各60g煎膏外敷，能促进淋巴结结核伤口愈合。

治疗慢性气管炎，以狼毒制成煎剂或丸剂，每次剂量相当于干品0.5g，每日3次饭后服，有较好的平喘、化痰及消炎作用。

【用量用法】 外用适量。不宜与密陀僧同用。

【使用注意】 本品有毒，体虚及孕妇服之宜慎。

藜　芦

【歌诀】 藜芦味辛，最能发吐，肠澼泻痢，杀虫消蛊。

【译注】 藜芦味辛苦，性寒，有毒。本品辛苦宣泄，能催吐，可治中风痰涎上涌和因痰涎闭塞而成的癫痫病；又能杀虫，可治各种虫毒引起的泻痢，大便脓血。

本品催吐功效很强，毒性较大，所以很少内服。外敷又能治疥癣疮疡。

【应用】 本品毒性很大。一次口服干品不足30mg，半小时左右即出现明显的血压下降、呼吸抑制，但无呕吐现象。一次口服70mg，即出现口角发麻、咀嚼困难、剧烈吐泻、胸闷、直至昏倒。足见其涌吐作用，实际是其引起的严重中毒表现之一。若内服3～5分（即0.93～1.56g），足可引起严重中毒，甚至危及生命，故今很少用作内服药。

用治秃疮，以本品研极细末，猪脂调涂之；治癣疮，藜芦15g、轻粉7.5g，各为末，和匀，水调，涂患处。

【用量用法】 外用适量。

【使用注意】 本品反芍药、细辛、人参、沙参、玄参、苦参、丹参，不能与之同用。本品有毒，体虚及孕妇忌内服。

南方治血吸虫病的"黄花菜根"，别名藜芦，与本品不是一种，应当注意。

【附方】

三圣散　藜芦、瓜蒂、防风，用于中风闭证及癫痫有痰浊壅塞胸中。

蓖 麻 子

【歌诀】　蓖麻子辛，吸出滞物，涂顶肠收，涂足胎出。

【译注】　蓖麻子味甘辛，性平，有小毒。将它捣烂外敷，治疮肿，有追脓拔毒的作用；还可使滞留在肉中的针刺外出。如研烂涂在头顶部，可治脱肛和子宫下垂；敷在足心，能治难产。

【应用】　用蓖麻仁60g、巴豆60g，烧存性，研如泥，每30g配入黄丹3g，和匀，敷患处治疮毒溃后，有拔毒作用。以蓖麻仁100g，陈醋一大盅，盐一撮，置锅中熬膏，名三神膏，外敷痈疽发背已溃烂者，其皮即皱，其肉即生。

古有以本品外用，治"脱肛、子宫脱垂及难产"之说。今时罕有用者。

【用量用法】　外用适量。

荜 茇

【歌诀】　荜茇味辛，温中下气，疝癖阴疝，霍乱泻痢。

【译注】　荜茇味辛，性热。辛热散寒，喜走胃肠，有温中下气、散寒止痛的作用，可治胃寒呕吐和寒痰结聚、气不通畅的两胁及肚腹疼痛的"疝癖"，以及寒疝腹痛、寒泻冷痢等。

本品研末外用，又可以止牙痛。

【应用】　用于胃寒呕吐、呃逆，气滞胸腹胀痛等症，轻者可单用本品煎服；与生姜、高良姜等温脾暖胃药并用更佳。用治寒泻冷痢、寒疝疼痛，常与吴茱萸、香附、乌药等温肝肾、行气滞药物配伍。而治寒邪外束，火郁于内的牙痛，研末涂敷局部即效，煎汤含漱亦良。

【用量用法】　1~3g。外用适量。

【现代研究】 本品含胡椒碱、挥发油。油中主要成分为丁香烯及芝麻素等。所含胡椒碱有抗惊厥作用。还能降低总胆固醇、耐缺氧、抗心肌缺血，并有镇静、镇痛等作用。

【附方】

1. 大己寒丸　荜茇、肉桂、炮姜、高良姜，用于中寒积冷、心腹冷痛。

2. 荜茇丸　荜茇、木香、附子、胡椒、肉桂、干姜、诃黎勒皮、厚朴，用于脾胃虚寒、腹痛吐泻。

百　　部

【歌诀】 百部味甘，骨蒸劳瘵，杀疳蛔虫，久嗽功大。

【译注】 百部味甘苦，性微温。甘润苦降、微温不燥，有润肺止咳、杀虫的作用，善治阴虚骨蒸烦热的肺劳咳嗽。虽然也可治小儿形瘦腹大、消化不良、疳积蛔虫病，但比较起来，还是治久嗽的功效好。

本品对外感风寒的咳嗽，百日咳、肺痨咳嗽，无论病程长短，均有镇咳祛痰的效果。外用又可治皮肤疥癣，并有杀灭诸虱的作用。

【应用】 用治新久咳嗽，肺劳咳嗽都有良效。均可单用本品煎浓汁服。通常配入复方用，如以本品配荆芥、桔梗、紫菀等治伤风咳嗽；同紫菀、贝母、葛根、石膏、竹叶并用，治小儿肺热咳嗽烦热。近年来，常以之配伍三七、白及、贝母等药治疗肺结核；也可以百部制成糖浆，治疗小儿肺结核。

用治蛲虫病，以生百部30g，浓煎取汁30ml，睡前保留灌肠，每日1次，5天为1个疗程，制煎剂内服，治小儿蛔虫疳积亦良。以百部水煎或醇浸液外搽或冲洗，治头虱、体虱、虱卵、疥癣及阴道滴虫等都有较好效果。

【用量用法】 3～9g。外用适量。久咳虚嗽宜蜜炙用。

【现代研究】 本品含多种生物碱，如百部碱、百部定碱、原百部碱、次百部碱等。具有中枢性镇咳作用，能松弛离体豚鼠支气管平滑肌，显著杀灭头虱、体虱、蛲虫，对多种球菌、杆菌、皮肤真菌、流感病毒有抑制作用。还有一定的镇静、镇痛作用。

【附方】

1. 止嗽散 见紫菀条。用于伤风咳嗽。

2. 百部丸 百部、麻黄、杏仁，制蜜服，用于肺寒咳嗽。

3. 月华丸 见贝母条。用于肺虚劳嗽。

京　墨

【歌诀】 京墨味辛，吐衄下血，产后崩中，止血甚捷。

【译注】 京墨味辛，性温。有止血作用，可治吐血、鼻血、便血和产后子宫大出血等。止血的功效很快。

本品外涂，可止刀伤出血；同醋或胆汁磨涂患处，可以消肿。

【应用】 用治大吐血，以好墨细末6g，白汤化阿胶，调稀稠所得，顿服。而治鼻衄，出血多，眩冒欲死，浓研香墨，点入鼻孔中。用于崩中、漏下，以好墨2.1g，服之即可。

【用量用法】 1.5～4.5g，墨汁服。外用适量。

女　贞　子

【歌诀】 女贞子苦，黑发乌须，强筋壮力，去风补虚。

【译注】 女贞子味甘苦，性微寒。甘而能补、微寒清热、补中兼清，有补益肝肾之阴和清虚热的作用，为一味清补退热佳品，能黑发乌须、明目和强筋健骨。用治须发早白和腰膝筋骨酸软无力，以及肾阴不足、肝风上扰的头目眩晕等症。

【应用】 用治阴虚发热，宜以本品配伍地骨皮、青蒿等同用。而治肝肾阴虚，头昏、目眩、耳鸣、须发早白，腰膝酸软者，常与旱莲草并用，加入桑椹则效力尤为显著。对于肾阴不足，肝风上扰的目眩头晕，与白芍、珍珠母、天麻配伍，有平肝息风作用。与熟地、枸杞子、菟丝子、车前子等同用，可用于肝肾阴亏、目暗不明之症。

【用量】 6～12g。

【现代研究】 本品含齐墩果酸、甘露醇、葡萄糖、棕榈酸、硬脂酸、油酸、甘油酸等。有增强免疫功能；升高白细胞；降低胆固醇；抗衰老、降血糖、强心、利尿及保肝作用；并有止咳、缓泻、抗菌、抗癌等作用。

【附方】

二至丸　见旱莲草。用于肝肾阴虚的目眩耳鸣、须发早白。

瓜蒂（苦丁香）

【歌诀】　瓜蒂苦寒，善能吐痰，消身肿胀，并治黄疸。

【译注】　瓜蒂味苦，性寒，有小毒。苦寒清热涌泄，是催吐药，善吐风热痰涎和停在上脘的不消化宿食。可治风热痰涎引起的癫痫病，或食不消化的胃脘胀痛。

此外，能祛湿退黄，研末吹鼻，能使鼻流黄水，引导湿热外出，治身面浮肿和全身发黄的"黄疸病"。

【应用】　用治风痰，诸痫涎涌者，单用瓜蒂炒黄为末，量人以水调下取吐。用治宿食、痰涎停在上脘者，以之合赤小豆为末，香豉煮汁，温服以吐之。

【用量用法】　入汤剂1.5～3g；散剂0.6～1.2g。

【使用注意】　体虚、失血、上脘无实邪者及孕妇忌用。

【现代研究】　本品主含苦味成分喷瓜素（葫芦素E）、葫芦素B、α-菠菜甾醇。葫芦素内服可刺激胃黏膜感觉神经末梢，反射性兴奋呕吐中枢，引起呕吐。还有保肝、抗癌作用。

【附方】

瓜蒂散　瓜蒂、赤小豆、香豉，用于宿食、痰涎停滞胃脘或误食毒物。

【按】　本品即甜瓜的瓜蒂，又名"苦丁香"。

【不良反应】　用量过大或药不对症可致中毒，严重者可致脱水、电解质紊乱、循环衰竭、呼吸麻痹而死亡。救治方法：用高锰酸钾溶液洗胃，口服活性炭，大量补液，皮下注射阿托品；并对症、支持治疗。

粟壳（罂粟壳）

【歌诀】　粟壳性涩，泄痢嗽怯，劫病如神，杀人如剑。

【译注】　罂粟壳味酸涩，性微寒，有毒。有涩肠止泻和敛肺止咳的作用，可治久泻久痢和肺虚久咳，本品用于虚性病疗效很好。

如果咳、痢初起，寒热未净，误用本品，会使外邪滞留不解，为害极大，甚至不治。所说"杀人如剑"，无非是引人注意而已。

【应用】 用于肺虚久咳不止，以之配伍乌梅，亦治虚劳喘嗽不已，自汗者。对于水泻不止，以本品配乌梅、大枣煎服。若治久痢不止而邪热未尽者，则以之与木香、黄连、生姜等并用。

此外，罂粟壳还有止痛功效，治胃痛、腹痛及筋骨肌肉疼痛，可单用或配入复方中用。

【用量用法】 3～6g。蜜炙或醋炒用。

【现代研究】 本品主含吗啡、可待因、那可汀、罂粟碱等。有镇痛、镇咳作用；使胃肠道括约肌张力提高、消化液分泌减少而起止泻效应。

【附方】

1. 小百劳散 粟壳、乌梅，用于虚劳喘咳自汗。

2. 固肠丸 见乌梅条。用于久痢不止而邪热未尽。

【不良反应】 过量服用可引起头痛头晕、恶心呕吐、便秘、尿急或排尿困难、胆绞痛，严重者出现昏睡、瞳孔缩小、呼吸抑制、肺水肿、体温下降、血压下降、最终呼吸麻痹而死亡。慢性中毒主要为成瘾。中毒预防：①控制用量；②避免久服；③新生儿、孕妇、哺乳期妇女及患有肺气肿、支气管哮喘、脑外伤、甲状腺功能不足者禁用本品。

巴豆 附：巴豆霜

【歌诀】 巴豆辛热，除胃寒积，破癥消痰，大能通利。

【译注】 巴豆味辛，性热，有大毒，是猛烈的泻下药。能峻下寒积、逐水、祛痰，排除肠胃中的寒积，破腹中的癥瘕，消痰水的胀满；并能治寒积的痢疾。药性峻猛，斩关夺门，以"通利"为用。

【应用】 用治寒滞食积，心腹冷痛，痛如锥刺，气急口噤暴厥者，常以之与干姜、大黄同用。而治小儿乳食停滞，痰涎壅盛，每与胆星、六神曲等配伍。用于腹水臌胀二便不通者，以巴豆、杏仁炙黄，为小丸服，以利为度。近年以本品配伍绛矾，治疗晚期血吸虫病的腹水症有一定疗效。

【用量】 0.1～0.3g。

【使用注意】 孕妇及体弱者忌用。畏牵牛。

【现代研究】 本品含巴豆油34%～57%、巴豆毒素、巴豆苷、生物碱等。有泻下、抗菌及镇痛作用等。外用对皮肤有强烈的刺激作用。

【附方】

1. 三物备急丸 巴豆、大黄、干姜，用于寒滞食积、心腹冷痛。
2. 万应保赤散 巴豆、胆星、六神曲，用于小儿乳食停止、痰涎壅盛。
3. 含巴绛矾丸 巴豆、绛矾，用于血吸虫病、腹水肿胀。

【附】 本品有大毒，不可轻用。一般压去油，名"巴豆霜"，入丸、散中用。

【不良反应】 用量过大可致中毒，表现为咽喉肿痛，呕吐、肠绞痛、腹泻，甚则出现霍乱样米汤样大便，头痛、眩晕、皮肤湿疹、脱水、呼吸或循环衰竭而死亡。外用巴豆霜可致接触性皮炎、水疱、脓疱等症状。

夜 明 砂

【歌诀】 夜明砂粪，能下死胎，小儿无辜①，瘰疬堪裁。

【译注】 夜明砂即蝙蝠的粪，味辛，性寒。有散瘀血、下死胎的作用，并治小儿疳积，还有消散瘰疬的功效。

本品亦有明目的作用，善治视物不见的"青盲"症和夜间视物模糊的"夜盲"症，以及目生翳膜等眼病。

注：①无辜：即无辜疳，是小儿疳积的一种。

【应用】 用治肝热目赤、白睛溢血，可单用本品炒焦，研细冲服；也可与黄芩、赤芍、牡丹皮等药并用。而治雀目，常以本品研末，纳入猪肝内，煮食并饮汁。

现时治疗瘰疬或下死胎，已不再使用本品。

【用量】 3～4.5g。

斑 蝥

【歌诀】 斑蝥有毒，破血通经，诸疮瘰疬，水道能行。

【译注】 斑蝥味辛，性寒，有毒。有破血通经、散结消癥、攻毒蚀疮、通利小便的作用，能消腹中瘀血积聚、经闭癥瘕，并可用它以毒攻毒，治疗各种疮毒疥癣和瘰疬等外症。

本品还可用于狂犬咬伤。

【应用】 用治恶疮，以斑蝥研末外敷。用治瘰疬瘘疮，以之同白矾、青黛、麝香等研末，掺入疮口。而治诸癣，以之配伍樟脑、木槿皮浸酒外涂。

此外，现代临床有从中提取斑蝥素装胶囊服，或以之与儿茶、三七、麝香等配伍同用，可治食管癌、贲门癌。

【用量用法】 0.03~0.06g，入丸、散服；外用适量。不宜大面积用。

【使用注意】 本品有剧毒，内服剂量稍大，常可出现明显的泌尿系统、胃肠道刺激症状即恶心、呕吐、腹泻、尿血及肾功能损害，个别患者服药期间出现阵发性心动过速；外用对皮肤、黏膜有强烈刺激性，能引起发赤起疱。故须慎用。孕妇忌用。

【现代研究】 本品含斑蝥素、脂肪及树脂、蚁酸等。斑蝥素有抑瘤、抗菌、消炎的作用，但小鼠亚急性毒性实验，其对心、肝、脾、肺、肾均有不同程度的损害，尤以心、肝为明显。

【附方】

生肌干脓散 斑蝥、白矾、黄连、草乌、白砒、青黛、麝香，用于瘰疬瘘疮。

【不良反应】 斑蝥对人的中毒剂量为0.6g，致死量为1.3~3g；斑蝥素的致死量为30mg。中毒表现为消化道、泌尿系统及中枢神经系统症状。

蚕砂（晚蚕砂）

【歌诀】 蚕砂性温，湿痹瘾疹，瘫风肠鸣，消渴可饮。

【译注】 蚕砂味甘辛，性温。甘能补脾化湿，辛散温通，有祛风湿、化湿浊、和脾胃的作用，常用它来治风湿性关节痛和半身不遂的风瘫，以及皮肤风疹。对于肠鸣泄泻由寒湿引起的也有效。古人认为可治消渴病。

【应用】 用治湿热痹痛，可用本品配伍防己、薏苡仁、赤小豆、滑石、栀子、连翘等。用于风湿痹痛或半身不遂，可以蚕砂2袋，蒸热，更替互熨患处。对于湿疹瘙痒，可单用本品煎汤浴洗；也可与白蒺藜、白鲜皮、地肤子、豨莶草同用煎服。

用治暑湿伤中，吐泻转筋，口渴、腹痛等症，常以之配伍木瓜、吴茱萸、生薏苡仁、黄芩、通草等药。

【用量用法】 5～10g。宜包煎。外用适量，煎汤浴洗或炒热熨或研末油调涂。

【现代研究】 本品含大量维生素A、维生素B、维生素C及蛋白质、叶绿素等。有抗感染、促生长及抗癌等作用。

【附方】

1. 宣痹汤　见防己条。用于湿热痹痛。
2. 蚕矢汤　见木瓜条。用于暑湿伤中、吐泻转筋。

胡 黄 连

【歌诀】 胡黄连苦，治劳骨蒸，小儿疳痢，盗汗虚惊。

【译注】 胡黄连味苦，性寒，是清虚热药。有退虚劳骨蒸和杀虫疗疳的作用，并治小儿形瘦腹大、消化不良的疳积痢疾，以及骨蒸潮热、盗汗和惊痫等症。

本品苦而燥湿、寒能退热，还有清热燥湿之功，尤善除大肠湿火蕴结，又为疗痔漏的常用药。

【应用】 用治阴虚发热，可单用，亦可与知母、青蒿、地骨皮、银柴胡等清退虚热药配伍。若治小儿疳热腹胀，又与芦荟、猪胆、黄连并用。用于治疗湿热下痢，可单用本品，也可配伍黄芩、黄柏、赤芍等药。疗痔疮肿痛，可以胡黄连细研为粉，鹅胆汁调涂患处。

【用量】 3～10g。

【现代研究】 本品含胡黄连苷、胡黄连醇、胡黄连甾醇、小檗碱等。根的提取物有利胆、抗肝损伤、拮抗平滑肌痉挛及抗菌作用。

【附方】

1. 清骨散　知母、青蒿、地骨皮、银柴胡、胡黄连、秦艽、鳖甲、甘草，用于阴虚有热、骨蒸盗汗。
2. 肥儿丸　芦荟、黄连、胡黄连、人参、白术、茯苓、使君子、神曲、麦芽、山楂、炙甘草，用于小儿疳热腹胀。

使 君 子

【歌诀】 使君曰温，消疳消浊，泻痢诸虫，总能除却。

【译注】 使君子味甘，性温，主要的作用是杀虫。对小儿形瘦腹大，经常肚痛的虫积疳疾，或泄泻痢疾等，只要是由虫积引起的，都可以治愈。并治小便如米泔水的尿浊症。

本品是驱除蛔虫的主要药，味甜，反应小，一般服后不须再服泻药，因为它有消积通便的作用，所以常用它来治疗小儿蛔虫疳积病。但大量服用或与热茶服用，可能引起呃逆、头晕、恶心、呕吐、泄泻或便秘等反应，须注意。

【应用】 用治蛔虫腹痛、小儿疳疾，轻症可单用本品炒熟服食，亦可配伍其他驱虫药、泻下药同用，以增强泻下排虫作用。若为蛔虫重症，面黄肌瘦，肢细腹大者，宜配伍槟榔、雷丸、人参、白术等驱虫健脾之品并用，有攻补兼施的功效。

【用量用法】 使君子9~12g，捣碎入煎剂；使君子仁6~9g，多入丸、散或单用，作1~2次分服。小儿每岁1~1.5粒，炒香嚼服，1日总量不超过20粒。

【现代研究】 本品含使君子酸钾、脂肪油、生物碱等。有抑虫、排虫作用。

【附方】

使君子散 使君子、芜荑、甘草、苦楝子，用于蛔虫腹痛、小儿疳疾。

【不良反应】 用量过大、误食过量鲜果或内服生品，均可致胃肠刺激及膈肌痉挛，重者可出现抽搐、惊厥、呼吸困难、血压下降等。可洗胃、催吐、对症治疗以解救；轻者可用绿豆、甘草煎水服。

赤 石 脂

【歌诀】 赤石脂温，保固肠胃，溃疡生肌，涩精泻痢。

【译注】 赤石脂味甘酸，性温。甘温调中、酸涩收敛，有涩肠止泻、固虚脱的作用。对于泄泻痢疾经久不止、滑脱不禁的有良效。痈疽疮疡，穿破后久不收口的用它外敷，可起到生肌敛疮的功

效。此外，还能涩精，治遗精滑精。

本品还有止血作用，可治子宫出血和白带等症。

【应用】 用于虚寒性腹泻或下痢不止，常以本品配伍党参、白术、干姜、附子、芍药、甘草、牡蛎等益气温中固涩药。又以本品与乌贼骨、侧柏叶合用，煅存性为末服，可治妇人漏下数年不瘥。以之配伍干姜、白芍，又治妇人经久赤白带下。

用于疮疡溃破，久不收口及湿疹湿疮脓水浸淫之证，可配伍象皮、龙骨、血竭等研为细粉外用。

【用量用法】 9～12g，先煎；外用适量。本品入药须火煅、醋淬，研末用，或研末水飞后用。

【使用注意】 湿热积滞泻痢者忌服；孕妇慎用；畏官桂。

【现代研究】 本品主要为含水硅酸铝。具有吸附作用，以及保护胃黏膜，止泻，止胃肠道出血等作用。

【附方】

1. 桃花汤　赤石脂、干姜、粳米，用于虚寒腹泻或下痢赤白。
2. 赤石脂散　赤石脂、乌贼骨、侧柏叶，用于妇人漏下数年不瘥。

青　黛

【歌诀】 青黛味咸，能平肝木，惊痫疳痢，兼除热毒。

【译注】 青黛味咸，性寒。咸而入血、寒能清热，善泻肝火、祛暑湿，并能凉血、定惊，可治小儿惊痫、疳热、痢疾等症。此外，本品还兼有清热解毒的功效，常用于热毒引起的痈肿、皮肤赤烂的丹毒、口疮、牙龈腐烂，以及虫蛇咬伤等症。

【应用】 用治肝火犯肺、咳引胁痛、痰中带血、舌红脉弦之症，可与海蛤粉同用。若肝火灼肺、咳伤肺络，症以心烦口渴、咳血为主者，则须配伍瓜蒌、栀子、海浮石，以增清泄肺肝、止咳止血之功。治疗小儿暑热惊痫、动风抽搐，常配伍甘草、滑石。用治温毒发斑，可配赤芍、牡丹皮、紫草，共奏清热凉血、散瘀消斑之功。对于血热动血、吐血衄血者，常配清热凉血止血的生地、茅根、侧柏叶。而治火热疮毒，可配黄柏、石膏、滑石（1∶1∶2∶2）共研细末，油调外敷。治痄腮咽痛，可配冰片外用。本品配黄柏研末，外用干搽，可治耳疳流脓；配黄连泡汤外洗，又治烂弦风眼。青黛的有效成分靛玉红，目前用治慢性粒细胞性白血病，有一定疗效。

【用量用法】 1 ~ 3g。本品难溶于水，故宜入丸、散剂，或调入汤剂中服之。外用适量。

【使用注意】 药性寒凉，非实热火毒之证不宜用。

【现代研究】 本品含靛蓝和靛玉红。抗癌有效成分是靛玉红，对动物移植性肿瘤有中等强度的抑制作用，并有抗菌和保肝作用。

【附方】

1. 黛蛤散　青黛、海蛤粉，用于肝火犯肺、胁痛痰血。

2. 咳血方　见瓜蒌仁条。用于肝火灼肺、伤络咳血。

3. 碧玉散　滑石、甘草、青黛，用于小儿暑热惊痫。

阿胶（驴皮胶）

【歌诀】 阿胶甘平，止咳脓血，吐血胎崩，虚羸可啜。

【译注】 阿胶味甘，性平。为血肉有情之品，质黏滋润，有补血、止血、滋阴润肺的作用，可止虚劳咳嗽、吐血、咳血、便血，以及崩漏下血等症。阴血不足身体虚弱者服之亦效。

此外，本品还治阴虚的心中烦热、不得安卧等症。

【应用】 用治阴虚肺燥、干咳少痰、咽痛口干之症，常与牛蒡子、甘草、杏仁、马兜铃同用。若燥热伤肺、咳嗽气喘、干咳少痰、心烦口渴、鼻燥咽干，则须配伍清肺润燥、止咳平喘的石膏、桑叶、麦冬、杏仁、甘草、胡麻等药。用于血热动血、吐血不止，可配凉血止血的生地及蒲黄。若脾阳不足、脾不统血、血不循经所致的吐血、便血、衄血等，则常配伍温阳益气摄血的附子、白术、甘草、灶心土等药。治疗妇女冲任虚损，月经过多、崩漏下血、妊娠出血、产后下血不止，常配伍地黄、当归、白芍、川芎、甘草、艾叶等。对热邪伤阴、虚火上炎的心烦不眠之证，应配伍滋阴降火、清心除烦的黄连、白芍。若属热病后期，真阴受灼、虚风内动的手足瘛疭者，则须配伍育阴潜阳、滋液息风的生地、白芍、麦冬、龟甲、鳖甲、牡蛎等药。治疗血虚萎黄、眩晕、心悸，常与补血益气的当归、白芍、熟地、黄芪、党参同用。

【用量用法】 3～9g。用开水或黄酒化服，入汤剂应烊化冲服。

【使用注意】 阿胶质黏而腻，有碍消化，如脾胃虚弱、食少纳呆、痞满呕吐、大便溏泄者均应忌服。

【现代研究】 本品主要由胶原及部分水解产生的赖氨酸、精氨酸、组氨酸等多种氨基酸组成，并含钙、硫等。能促进血中红细胞、血红蛋白的生成。

【附方】

1. 补肺阿胶汤　见马兜铃条。用于阴虚肺燥、干咳带血。

2. 清燥救肺汤　见麦门冬条。用于燥热伤肺、咳喘少痰。

3. 黄土汤　甘草、干地黄、白术、附子、阿胶、黄芩、灶心土。用于脾不统血、吐衄便血。

4. 胶艾汤　阿胶、艾叶、地黄、当归、白芍、川芎、甘草，用于冲任虚损、经多崩漏。

5. 黄连阿胶汤　见黄连条。用于虚火上炎、心烦不眠。

6. 大定风珠　见白芍条。用于真阴受灼、虚风内动。

【按】 将胶块打碎炒炙成珠，称为阿胶珠。如用海蛤壳研粉同炒，功效偏于清肺化痰、润燥止咳；若用蒲黄粉同炒，则功效长于止血。

白矾（枯矾）

【歌诀】 白矾味酸，化痰解毒，治症多能，难以尽述。

【译注】 白矾味酸，性寒。有燥湿化痰、解毒杀虫的作用。内服可治因痰引起的癫痫，以及黄疸；外用可治湿疮疥癣等皮肤病。此外，还可止血、止泻，疗效都很好。它能治疗的病症很多，难以完全叙述尽。总之，外用功偏解毒杀虫、燥湿止痒；内服擅长止血、止泻、化痰。

【应用】 治疗风痰壅盛，喉中痰声如曳锯，可与牙皂、半夏、甘草、姜汁同用。治疗癫痫抽搐、喉中痰盛者，应配伍郁金，以增祛痰开窍、宁心安神之功。若治湿热黄疸时，多配伍清热利湿、退黄解毒的茵陈、郁金、栀子、黄柏等药，或与硝石等份为末，以粥和服。用治湿疮湿疹、疥癣瘙痒者，常与硫黄、冰片同用。治耳内疼痛、流脓淌水，可同黄丹研末吹患处。治小儿口疮、涎多气臭，常配伍清热燥湿、解毒辟秽的黄柏、青黛、冰片等研末外搽。用于痈肿疮毒，可与雄黄研末，浓茶调敷。用治便血和崩漏出血时，常配伍收敛止血的五倍子、血余炭等药。若治久泻不止，应配伍涩肠止泻的五倍子、诃子、五味子等药。此外，本品配伍苦参、黄柏、地肤子等清热燥湿止痒药同煎外洗，可治阴部湿痒，确有良效。

【用量用法】　0.6～1.5g。外用适量。

【使用注意】　内服过量，可引起口腔、喉头烧灼、呕吐、腹泻，甚则虚脱，故内服不宜量大。

【现代研究】　本品主含硫酸铝钾。对多种病菌有抑制作用，并有明显抗阴道滴虫的作用。此外，还有收敛、消炎、防腐、止血等作用。

【附方】

1. 白金丸　白矾、郁金，用于痰阻心窍、精神错乱。
2. 二仙散　白矾、黄丹，用于疔疮恶肿。

五倍子　附：百药煎

【歌诀】　五倍苦酸，疗齿疳䘌[①]，痔痈疮脓，兼除风热。

【译注】　五倍子味苦酸，性寒。外用有收敛、止血、杀虫、除湿的作用，可以治疗牙龈发痒、溃烂出血的疳，以及痔疮、痈疽湿疮，溃烂流脓滋水，久不收口等。此外，还兼除风热。

本品酸涩收敛、苦寒降泄、敛中有清，内服有涩肠止泻、敛肺止咳、止血止汗、固精止遗等作用，适用于久泻久痢、脱肛下血、肺虚久咳、虚汗、遗精、滑精等症。

注：①齿疳䘌：是齿龈腐烂发痒的牙病。

【应用】　用治泻痢不止，可单用五倍子半生、半炒，为末制丸；治疗久泻脱肛，甚至便血者，须配伍涩肠止泻、收敛止血的枯矾、诃子、五味子等药。用治肺气不足、久咳虚喘，应配伍敛肺止咳平喘的罂粟壳、五味子、杏仁等药；若属痰热咳嗽，咳痰黄稠，常配伍黄芩、贝母、天花粉等，共奏清热化痰止咳之功。用于下焦虚损、遗精、尿频，多配温暖下元、固精缩尿的乌药、补骨脂、龙骨等药。对于阴虚盗汗、内热消渴，皆可单用五倍子。治疗妇女月经过多、崩漏、带下，常配伍白及、棕榈炭等收敛止血药。用治疮癣肿毒、湿疮溃烂，可单用研末外敷或浓煎外洗，若配伍枯矾，则功效更佳。

【用量用法】 3～6g，入丸、散剂用；外用适量。

【使用注意】 本品酸涩收敛，故外感咳嗽及湿热痢疾忌用。

【现代研究】 本品含没食子鞣质、没食子酸、树脂、脂肪、淀粉等。有收敛溃疡、黏膜麻醉、止泻、解毒、抗感染、广谱抗菌等作用。

【附方】

1. 玉关丸　五倍子、枯矾、五味子、文蛤、白面，用于肠风下血。

2. 玉锁丹　五倍子、白茯苓、龙骨，用于下焦虚损、遗精尿频。

【按】 本品又名"文蛤"，但与海生文蛤不是一种，不可误混。

【附】 百药煎：为五倍子的制剂，是用五倍粉、红茶汁、酒糟三物发酵制成，功效近似五倍子而长于清肺、生津止渴。

玄明粉　附：朴硝、芒硝

【歌诀】 玄明粉辛，能蠲宿垢，化积消痰，诸热可疗。

【译注】 玄明粉味苦辛咸，性大寒。苦寒能清热泻下，咸能软坚润燥，故能清除肠胃中的宿食积垢。临床上常用它来泻除食、痰等积滞。由于它是寒性的泻下药，所以凡是肠中有燥粪、大便秘结、发热神昏、说胡话、腹痛胀满，或痢疾里急后重等实热证，均可治疗。

本品外用，尚能治口舌生疮、咽喉肿痛、目赤肿痛、乳痈、肠痈等症。

【应用】 用治阳明腑实，潮热谵语、腹满胀痛、大便燥结之证，常与泄热通便、破气除满的大黄、枳实、厚朴同用。若属水热结聚、心下至少腹硬满而痛者，常配伍泄热逐水的甘遂、大黄。用治痰热中风、偏瘫、神昏、便秘腹实之证，可与瓜蒌、胆星、天竺黄、大黄等药配伍。治疗咽喉肿痛、口舌生疮，常配伍冰片、硼砂等药研粉，外吹患处。用于痈肿疮毒，可单用化水外涂。用治痔疮肿痛，可煎汤外洗。治乳痈肿痛，可用纱布包装外敷患处。本品与大黄、大蒜捣烂外敷，可治肠痈腹痛。以之置豆腐上蒸化，取汁点眼，又治目赤肿痛。

【用量用法】 3～9g。冲入药汁内或开水溶化后服，外用适量。

【使用注意】 孕妇忌服。不宜与硫黄、三棱同用。

【附】 用天然含硫酸钠的矿物，经初次煎炼，结在盆底的粗硝为"朴硝"，结在上面有细芒如锋的为"芒硝"。将芒硝同萝卜煮后的结晶为玄明粉（又名元明粉）。朴硝质不纯，只作外用；芒硝味咸，性寒，功效与玄明粉相同，但作用比玄明粉猛烈。

通　草

【歌诀】 通草味甘，善治膀胱，消痈散肿，能医乳房。

【译注】 通草味甘淡，性寒。甘淡能通利小便，性寒能清热。所以它能清除膀胱湿热，可治由湿热引起的小便不利和小便短赤涩痛的淋病、湿温病及水肿等。此外，尚有通乳汁的作用，可治因乳汁不通引起的乳房痈肿，能起消痈散肿的功效。

【应用】 用治湿温初起，头痛恶寒、苔腻胸闷、身重疼痛者，常配伍宣肺利湿的杏仁、薏苡仁、蔻仁、竹叶、滑石、半夏等药。治疗湿热内停的小便不利、热淋涩痛，可配木通、赤芍、连翘、瞿麦等药。若治妇女产后乳汁不下，气血亏虚者，常配伍当归、黄芪、川芎、党参、猪蹄等。属乳脉不通、乳胀难下的实证，则须配伍通经下乳的木通、穿山甲、王不留行、柴胡等药。

【用量】 3～5g。

【使用注意】 本品寒凉淡渗，故气阴两虚、内无湿热者及孕妇均当慎用。

【现代研究】 本品主含糖醛酸、脂肪、蛋白质及多糖等。有利尿、促进乳汁分泌、调节免疫和抗氧化的作用。

枸　杞　子

【歌诀】 枸杞甘平，添精补髓，明目祛风，阴兴阳起。

【译注】 枸杞子味甘，性平。有滋肾补精、养肝明目和祛风的作用，所以临床常用于肾虚的阳痿遗精、腰膝酸软和肝肾阴虚的头晕目眩、视物模糊等症。因本品既能补精壮阳，又能滋肾养肝，所

以有"阴兴阳起"的功效。

【应用】 用治肝肾阴虚之头晕目眩、视物不清者，常配伍滋补肝肾、养阴明目的菊花、熟地、山药、山茱萸、牡丹皮、泽泻、茯苓。若肝肾阴虚，腰膝酸软，盗汗遗精，可与天冬、干地黄等药同用。治疗肾气虚弱、生机不旺、未老先衰，常配伍牛膝、补骨脂、菟丝子、当归、茯苓。若妇女冲任虚损、月经量少，甚至闭经、不孕，可配伍温补冲任、益气补血的鹿角胶、紫河车、巴戟天、党参、当归、益母草、山楂、红花等药。此外，单用本品，每次10g，蒸熟服食，可治消渴，或配伍生地、麦冬、山药、黄芪，则生津止渴之力更强。本品治阴虚劳嗽，可配伍麦冬、知母、贝母、五味子。亦为养生服食的常用物品。

【用量】 6~12g。

【使用注意】 本品滋阴润燥，故外邪实热、脾虚便溏者均不宜用。

【现代研究】 本品含甜菜碱、多糖、粗脂肪、粗蛋白、核黄素、胡萝卜素、抗坏血酸及钙、磷、铁、锌等元素。有增强免疫、促进造血功能、抗衰老、抗突变、抗肿瘤、保肝及降血糖、降脂、降血压等作用。

【附方】

1. 杞菊地黄丸 枸杞子、菊花、山药、熟地、山茱萸、泽泻、牡丹皮、茯苓，用于肝肾阴虚、头晕目眩、视物不清。

2. 枸杞丸 枸杞子、天冬、干地黄，用于劳伤虚损。

黄　精

【歌诀】 黄精味甘，能安脏腑，五劳七伤[①]，此药大补。

【译注】 黄精味甘，性平。有补脾润肺、益气生津、补肾益精的作用，可治脏腑虚损的劳伤病，如脾胃虚弱，肺虚咳嗽和精亏消渴等症。

注：①五劳七伤：五劳是肝劳、心劳、脾劳、肺劳、肾劳。七伤是大饱伤脾、大怒气逆伤肝、强力举重久坐湿地伤肾、形寒饮冷伤肺、忧愁思虑伤心、风雨寒暑伤形、大恐惧不节伤志。

【应用】 治疗阴虚肺燥，干咳无痰，常配伍沙参、麦冬、知母、贝母等养阴润肺止咳药。若肺结核咳嗽，痰中带血，胸痛，可配伍白及、百部、黄芩、丹参等药。用治脾气不足，食少纳呆，体倦便溏之证，常配伍益气健脾的党参、白术、茯苓、甘草、陈皮等药。如胃阴受伤，舌红口干，饮食无味，大便干燥，可配伍沙参、麦冬、玉竹、谷芽等养阴开胃药。用治肝肾不足，精血亏虚，腰膝酸软，头晕眼花之证，可同枸杞子作蜜丸服，或配伍当归、熟地、何首乌等滋补阴血药。治疗消渴，可与黄芪、山药、天花粉、生地、玄参等益气养阴生津止渴药同用。

【用量】 9～15g。

【使用注意】 本品性质滋腻，易助湿邪，凡脾虚湿盛、咳嗽痰多者均不宜服。

【现代研究】 本品含黏液质、淀粉及糖分。具有增强免疫功能、抗衰老、耐缺氧、抗疲劳、增强代谢、降血糖、强心、增加冠状动脉血流量及降压等作用。对多种细菌和皮肤真菌有抑制作用。

何首乌　附：鲜首乌

【歌诀】 何首乌甘，添精种子，黑发悦颜，强身延纪。

【译注】 何首乌味苦甘，炮制之后，即制首乌，药性微温。甘而主补、微温不燥、补而不腻，为滋补良品。有补肾益精、增强生殖力的作用，并能乌黑须发，不但能治肝肾精血亏损所致的虚弱证，同时可以增强人体的抵抗力，延长寿命。

本品还能补血、固秘肾气，常用于血虚阴亏的遗精、带下、腰膝酸痛等症。若用生何首乌，则有解毒、截疟、润肠的作用。

【应用】 用治老年体虚，肝肾两亏，头昏耳鸣，腰膝无力等症，单用本品即可取效，但多配伍杜仲、女贞子、覆盆子等补肾强身药。如属肝肾亏虚，生机不旺，未老早衰，症见须发早白，齿落眼花，健忘滞呆，筋骨无力，常配伍枸杞子、牛膝、菟丝子、当归、补骨脂、茯苓，有滋补肝肾、延年益寿之功。用治久疟正虚，可与人参、当归、陈皮、煨姜等药同用，共奏扶正祛邪之效。若久病正虚，或年老津亏，肠燥便秘，可配伍当归、肉苁蓉、胡麻仁等润肠通便药。治疗痈疽瘰疬，常配伍消肿解毒、软坚散结的夏枯草、土贝母、川芎、当归、香附。本品同苦参、防风、薄荷等配合，还可用于遍身疮肿痒痛。此外，近年用本品治疗高血压、冠心病、高胆固醇症，可与丹参、灵芝、桑寄生等药配伍使用。

【用量】 6~12g。

【现代研究】 本品含蒽醌衍生物，主要为大黄酚、大黄素、大黄酸、大黄素甲醚和大黄酚蒽酮。有降低血清胆固醇、抗动脉粥样硬化的作用；能增强免疫功能；还有强壮神经，健脑益智的作用；使动物血糖先升后降；促进红细胞的生成；促进肠管蠕动而呈泻下作用。经炮制后，其结合蒽醌含量降低，游离蒽醌显著增加，故泻下作用不再出现。

【附方】

1. 七宝美髯丹　何首乌、枸杞子、牛膝、菟丝子、当归、补骨脂、茯苓，用于肝肾亏虚、须发早白。

2. 何人饮　何首乌、人参、当归、陈皮、煨姜，用于久疟正虚。

【附】 本品一般酒蒸熟晒干用，为制首乌，功能补肝肾、益精血，用于肝肾不足、精血亏虚所致诸症最为适宜。何首乌之新鲜者，功能润肠通便、解毒截疟，适用于疮痈、瘰疬、久疟正虚、肠燥便秘等症。

五 味 子

【歌诀】 五味酸温，生津止渴，久嗽虚劳，肺肾枯竭。

【译注】 五味子味酸，性温。味酸善收敛、性温而质润，上能敛肺气，下能滋肾水，有滋肾补肺、生津止渴的作用。可治肺肾不足的劳嗽气喘。

本品还有敛汗、涩精、止泻等收敛的功效，故亦常用于自汗、盗汗、遗精、久泻不止等症。其下滋肾阴，上宁心神，又用治心肾不交、阴血亏损的失眠、多梦及惊悸等症。

【应用】 用治肺气不足、咳嗽气喘，可与罂粟壳同用；若肺肾两虚，久咳虚喘，常配伍熟地、山药、山茱萸、茯苓、牡丹皮、泽泻，以滋肾纳气、敛肺止咳；肺虚久咳，痰中带血者，可配伍麦冬、人参、紫菀、杏仁等药；若肺寒咳喘、痰多清稀之证，须配伍温肺化饮的半夏、干姜、细辛、杏仁等药。治疗脾肾两虚、五更泄泻，常与温补脾肾、涩肠止泻的补骨脂、肉豆蔻、吴茱萸同用。用治肾气不足，精关不固，遗精滑精者，可与龙骨、桑螵蛸等药同用。如用于热伤气阴，心烦口渴、汗出体倦、短气脉虚之证，须配伍人参、麦冬，共奏益气生津、敛阴止汗之效。若心阴不足、心失所养、心悸怔忡、失眠健忘，多与养血安神的酸枣仁、生地、麦冬、丹参、人参等药配伍使用。治自汗、盗汗，常配伍麻黄根、牡蛎、人参、柏子仁等益气敛阴固表止汗药。若与黄芪、麦冬、山药、天花粉等药同用，又可治消渴证。近年以本品配伍茵陈、郁金、炙甘草，制蜜丸治疗肝炎，降低谷丙转氨酶的作用较为可靠。

【用量】 2～6g。

【使用注意】 本品酸涩收敛，凡表邪未解、内有实热、痧疹初起者，均当慎用。

【现代研究】 本品主含挥发油、有机酸、鞣质、维生素、糖、树脂等。具有中枢兴奋、镇咳、祛痰、降压、利胆、降血清转氨酶、保肝、增强免疫功能、抗衰老、抗氧化、抑菌等作用。

【附方】

1. 都气丸　五味子、熟地、山药、山茱萸、牡丹皮、泽泻、茯苓，用于肺肾两虚、久咳虚喘。

2. 苓甘五味姜辛汤　茯苓、干姜、五味子、甘草、细辛，用于肺寒咳喘、痰多清稀。

3. 四神丸　见吴茱萸条。用于脾肾两虚、五更泄泻。

4. 生脉散　见人参条。用于热伤气阴、短气脉虚。

5. 天王补心丹　见麦门冬条。用于心阴不足、心悸怔忡。

6. 玉液汤　见黄芪条。用于消渴证。

山 茱 萸

【歌诀】 山茱性温，涩精益髓，肾虚耳鸣，腰膝痛止。

【译注】 山茱萸味酸，性温。酸能收敛养阴、温可助阳，有补肾益髓涩精的作用，可治肾虚的遗精、耳鸣、小便频数。凡腰膝酸痛，由肾虚所致者，应用本品可以止痛。

另外，本品还有止汗、止血功效，可治自汗、盗汗、大汗虚脱及崩漏下血、月经过多等。

【应用】 用治肝肾阴亏所致的腰膝酸软、头昏耳鸣、盗汗遗精等，常配伍熟地、山药、茯苓、牡丹皮、泽泻。若肾阳不足，遗精、尿频、阳痿早泄、形寒肢冷，可与温补肾阳、益精固肾的鹿茸、熟地、五味子等药配伍使用。一般的肾虚腰痛，可与杜仲、枸杞子、菟丝子等药同用，以增补肾强腰之效。用治妇女冲任虚损，月经过多，甚或崩漏下血者，常配伍益气固冲、收敛止血的黄芪、白术、龙骨、牡蛎、茜草、棕皮炭、乌贼骨、白芍等药。治阴虚盗汗，又常配地黄、知母；若大汗虚脱、肢冷脉微，须与益气固脱、回阳救逆的人参、附子同用。

【用量】　6~12g。可重用至30g。

【使用注意】　本品温补收涩，故命门火炽，素有湿热、小便不利者不宜用。

【现代研究】　本品含山茱萸苷、皂苷、鞣质、没食子酸、酒石酸及维生素A。具有利尿、降压、抑菌、抗癌、降血糖、抗氧化、抗组胺、收敛等作用。

【附方】

1. 六味地黄丸　见熟地条。用于肝肾阴亏所致诸虚损证。

2. 草还丹　山茱萸、补骨脂、当归、麝香，用于肾阳不足、阳痿早泄。

3. 固冲汤　见棕榈子条。用于冲任虚损、经多崩漏。

4. 来复汤　山茱萸、龙骨、牡蛎、白芍、野山参、甘草，用于虚汗淋漓、喘逆怔忡。

【按】　本品入药，须酒蒸熟后去核用，称"山萸肉"。又因炮制后形如黑枣的皮，故有些地区也称"枣皮"。

石斛　附：鲜石斛、干石斛

【歌诀】　石斛味甘，却惊定志，壮骨补虚，善驱冷痹。

【译注】　石斛味甘，性微寒。甘寒养阴，主要能滋养胃阴、生津液，适用于热性病津液受伤或阴虚内热，以及舌光无苔、津液少等胃阴不足证。本品又善滋阴补虚，入药配伍可治筋骨痿软、腰膝无力及肝肾不足、目暗不明等，但有实邪或湿温病尚未化燥伤津时不能用。

本品性寒而滋润，无散寒的作用，对冷痹（寒性关节痛）不能用。曰其"善驱冷痹"有误。

【应用】 用治热病伤津，口干烦渴，舌绛苔黑之证，可配伍鲜生地、麦冬、天花粉、连翘、桑叶等养阴清热生津药。若内热消渴，常以之与石膏、沙参、麦冬、山药、天花粉、玉竹等药同用。治疗胃阴不足，舌红无苔，食少干呕，胃脘疼痛，可配伍沙参、山药、生地、甘草、麦芽等益胃生津、消食开胃药。用治热病后期，余热未尽，阴液已伤，虚热不退，口干自汗者，常与养阴退热的白薇、生地、沙参、麦冬、知母等药同用。此外，本品还可治疗肾阴亏虚，腰膝酸软，常配伍枸杞子、牛膝、山药、山茱萸、熟地等品。若肝肾阴亏，目暗不明，视力减退，又当配伍滋阴明目的枸杞子、菟丝子、菊花、青葙子、草决明、生地、熟地等药。

【用量用法】 6~12g，鲜品用15~30g，入汤剂较好，宜先煎。

【使用注意】 本品为滋腻敛邪之品，容易助湿留邪，所以温热病不宜早用；如属湿温、湿热尚未化燥者忌服。

【现代研究】 本品含石斛碱、石斛胺碱、石斛次碱等。石斛碱有一定的止痛退热作用；石斛煎剂内服，能促进胃液分泌，可助消化；还有增强代谢、增强免疫功能、抗衰老等作用。

【附方】

1.《时病论》清热保津法附方 鲜石斛、鲜生地、麦冬、天花粉、连翘、桑叶，用于热病伤津、口干烦渴。

2. 祛烦养胃汤 石膏、沙参、石斛、麦冬、山药、天花粉、玉竹、茯苓、陈皮、半夏、甘蔗，用于内热消渴。

3. 石斛散 石斛、淫羊藿、苍术，用于雀目。

【附】 鲜石斛比干石斛的清热生津力量大，一般热病津伤多用鲜石斛，阴虚舌干多用干石斛。

破故纸（补骨脂）

【歌诀】 破故纸温，腰膝酸痛，兴阳固精，盐酒炒用。

【译注】 破故纸味辛苦，性大温。有温补肾阳的作用，可以兴阳固精缩尿，温脾止泻，纳气平喘，治疗肾阳虚的阳痿遗精、腰膝酸痛、小便频数，脾肾虚寒的泄泻，以及肾不纳气的虚喘等。先用

酒浸，晒干后再用盐水炒，可以加强本品补肾温阳的作用。

【应用】 用治肾阳不足，阳痿早泄，可配伍沉香、胡桃、菟丝子等温肾助阳药。若阳虚肢冷，腰膝冷痛，软弱无力，可配杜仲、胡桃。对于阳虚滑精，以本品与青盐等份同炒为末，每服6g。若下元虚冷，尿频、遗尿，可与茴香等份为丸服。用治脾肾阳虚，久泻便溏，五更泄泻者，常配伍温补脾肾、涩肠止泻的肉豆蔻、吴茱萸、五味子。若久泻难止，也可与罂粟壳配用，补涩并施，亦有良效。此外，用于肾气不足，肾不纳气，虚寒气喘者，可与胡桃、沉香同用。近年用本品研末制取醇浸液外搽，或制成肌内注射剂，用于皮癣、脚气、斑秃、白癜风等多种皮肤病有较好疗效。

【用量】 6～10g。外用20%～30%酊剂涂患处。

【使用注意】 本品为温燥之品，容易伤阴助火，故阴虚火旺、大便燥结者忌服。

【现代研究】 本品含脂肪油，挥发油，树脂及补骨脂素，异补骨脂素，补骨脂甲素，补骨脂乙素等。能扩张冠状动脉，兴奋心脏，提高心脏功率；促进子宫收缩及缩短出血时间，减少出血量；有致光敏作用；尚有抗肿瘤、抗衰老、抑菌、杀虫及雌激素样作用。

【附方】

1. 补骨脂丸　补骨脂、沉香、胡桃、乳香、没药，用于肾阳不足、手足沉重、阳痿早泄。

2. 破故纸丸　补骨脂、茴香，用于下元虚冷、尿频遗尿。

3. 四神丸　见吴茱萸条。用于脾肾阳虚、五更泄泻。

薯蓣（山药）

【歌诀】 薯蓣甘温，理脾止泻，益肾补中，诸虚可治。

【译注】 薯蓣味甘，性温。甘而质润善补，药性温和，平补气阴，有补脾胃、止泄泻和滋肾益肺的功效。适用于脾胃虚弱、食欲不振、泄泻久痢，肾虚遗精、带下、尿频及肺虚喘咳等症，并治消渴和虚弱不足的病。既可作药，又可入食。

【应用】 用治肺气不足，久咳虚喘，可与党参、麦冬、五味子同用；若肺肾两虚，肾不纳气而喘，常配伍熟地、山茱萸、五味子、茯苓、牡丹皮、泽泻，共奏益肾纳气、敛肺平喘之效。用于脾气虚弱，食少纳呆，倦怠便溏者，多与益气健脾止泻的党参、白术、茯苓、甘草、薏苡仁、扁豆、莲子等同用。若脾虚湿盛，湿邪下注，妇女白带过多，常配伍白术、苍术、甘草、陈皮、柴胡、车前子、党参等益气健脾、利湿止带药；属湿热下注，带下色黄，质稠味大者，当与黄柏、苍术、白果等清热燥湿止带药同用。用治肾气不足，属阴虚内热，遗精盗汗，头晕耳鸣，腰膝酸软者，多与熟地、山茱萸、知母等药同用。若肾阳不足，腰膝冷痛，舌淡脉微者，多与附子、肉桂、地黄、山茱萸等药配伍使用。如下焦虚冷，小便频数，可配乌药、益智仁等温肾缩尿药。此外，本品与生地、天花粉、麦冬、黄芪等益气养阴药合用，可治消渴；配石膏、知母、麦冬还可用于热病津伤烦渴。

【用量用法】 15～30g，大剂量60～250g。补阴宜生用，补气宜炒黄用。

【使用注意】 本品养阴助湿，故湿盛中满及有积滞者不宜服用。

【现代研究】 本品含薯蓣皂苷、薯蓣皂苷元、胆碱、植酸、止权素、维生素等。具有滋补、助消化、止咳、祛痰、脱敏和降血糖等作用。

【附方】

1. 都气丸　见五味子条。用于肺肾两虚、气短虚喘。

2. 参苓白术散　见白术条。用于脾虚食少、倦怠便溏。

3. 易黄汤　见黄柏条。用于湿热下注、带下黄臭。

4. 玉液汤　见黄芪条。用于消渴证。

【按】 山药与黄精均能益气养阴、补肺脾肾。然山药长于健脾，且兼涩性，较宜于脾胃气阴两伤、食少便溏及带下等证；黄精偏于滋肾。

苁蓉（肉苁蓉）

【歌诀】 苁蓉味甘，峻补精血，若骤用之，更动便滑。

【译注】 肉苁蓉味甘咸，性温。咸而入肾、甘温补阳，有较强的补益精血的作用，并可壮阳。临床常用它来治疗肾虚的阳痿，以及腰膝无力、软弱冷痛等症。此外，本品甘而质润，还可润肠通便，常用于血虚、肠液干枯的大便秘结。但对脾胃虚弱，经常便

稀，以及阳盛阴虚，遗精滑泄的患者不宜服。

【应用】 用治肾阳不足、遗精滑精、阳痿早泄、精冷不育者，常配伍温肾助阳、温补精血的鹿茸、紫河车、熟地、五味子、菟丝子等药。如妇女冲任虚损，精血亏虚，月经量少，甚至闭经，宫冷不孕等，多配伍温暖下元、补益精血的鹿角胶、紫河车、巴戟天、熟地、当归等。若肝肾亏虚，腰膝冷痛，筋骨无力，当与杜仲、巴戟天、菟丝子、萆薢、紫河车、鹿胎等益精血、强筋骨药同用。本品尚可治年老久病、产后阴伤所致之肠燥便秘。

【用量】 6~10g。

【使用注意】 本品补肾阳、益精血，药力平缓，入药少则不效，故用量宜大。因其补阳而滑肠，故阴虚火旺、大便溏泄者忌服。实热便秘者也不宜用。

【现代研究】 本品含微量生物碱及结晶性中性物质等。有增加脾脏、胸腺重量及增强巨噬细胞吞噬能力、降低血压、抗动脉粥样硬化、抗衰老及通便作用。

【附方】

1. 肉苁蓉丸　肉苁蓉、熟地、山药、五味子、菟丝子，用于肾阳不足、遗精滑精、阳痿早泄。

2. 金刚丸　杜仲、巴戟天、菟丝子、肉苁蓉、萆薢、紫河车、鹿胎，用于肝肾亏虚、筋骨无力。

3. 润肠丸　肉苁蓉、沉香、麻子仁汁，用于肠燥便秘。

菟 丝 子

【歌诀】 菟丝甘平，梦遗滑精，腰痛膝冷，添髓壮筋。

【译注】 菟丝子味甘，性平，平补阴阳。有补肝肾、益精髓、壮筋骨的作用，可治肾虚的阳痿、有梦的遗精和无梦的滑精，以及肝肾两虚的腰膝冷痛、软弱无力、小便不禁等症。

本品补肝肾、固冲任而能安胎止血，常用于妊娠胎动不安。此外，其益火补土，又能止虚泻，可治脾虚湿盛、久泻便溏。还能明目，可治肝肾不足，目暗不明。

【应用】 用治肾虚腰痛，可配杜仲、山药制丸服。治疗肾阳不足，遗精滑精，阳痿早泄，精冷不育之证，常与枸杞子、五味子、覆盆子、车前子同用。若下焦虚寒，小便频数、遗尿失禁者，多配伍温肾散寒缩尿的附子、桑螵蛸、五味子、鸡内金、肉苁蓉等药。若小便白浊、尿有余沥，可与白茯苓、石莲子合用。用治肝肾不足，目暗不明，常与熟地、车前子并用。若治脾肾两虚，久泻便溏，可与茯苓、山药、莲子配伍。此外，本品用于冲任不固，胎漏下血、胎动欲坠，可配以桑寄生、续断、阿胶等安胎药。单用本品制丸、散服还可治疗消渴。

【用量】 6～12g。

【使用注意】 本品虽为平补之药，但仍偏于补阳，所以阴虚火旺、大便燥结、小便短赤者，均不宜服用。

【现代研究】 本品含树脂苷、糖类、黄酮类化合物等。能增强心收缩力；降低血压；抑制肠运动；兴奋离体子宫；延缓大鼠半乳糖性白内障的发展，并有一定治疗作用；能增强非特异性抵抗力。

【附方】

1. 五子衍宗丸 见覆盆子条。用于阳痿遗精、精冷不育。

2. 菟丝子丸 鹿茸、牡蛎、菟丝子、五味子、鸡内金、肉苁蓉、桑螵蛸，用于下焦虚寒、尿频遗尿。

3. 茯菟丸 白茯苓、菟丝子、石莲子，用于肾虚遗精、小便白浊。

4. 驻景丸 见车前子条。用于肝肾阴亏、目暗不明。

5. 寿胎丸 见桑寄生条。用于冲任不固、胎漏下血。

牛膝（怀牛膝、川牛膝） 附：土牛膝

【歌诀】 牛膝味苦，除湿痹痿，腰膝酸疼，小便淋沥。

【译注】 牛膝味苦酸，性平。有补肝肾、强筋骨和活血通经的作用，可治风湿关节痛和腰膝酸痛，或两足痿弱不能行走等症，以及妇女月经不通、瘀血结块。此外，还有下行的特性，能利尿通淋，因此还可治小便淋沥不快。其苦泄下降，能引血下行，以降上炎之火，又常用于阴虚火旺、血热妄行及肝阳上亢的多种疾病。

本品临床应用，尚有四川产的"川牛膝"和河南怀庆产的"怀牛膝"之分别。川牛膝偏于活血通经，用于瘀血阻滞、经脉不通；

怀牛膝偏于补肝肾、强筋骨，用于肝肾不足的腰膝软弱等症。

【应用】 用治妇女瘀血阻滞所致的月经不调、痛经、闭经、癥瘕等，常配伍活血调经的当归、川芎、赤芍、益母草；若属寒凝血滞，可再加入桂枝、吴茱萸；若气滞血瘀，尚须加香附、柴胡等行气药。治难产，可单用本品酒蒸服，或配伍川芎、红花等药。对于产后瘀阻、胞衣不下，常与当归、瞿麦、冬葵子、蒲黄等同用。用治跌打损伤，瘀肿疼痛者，多与桃仁、红花、延胡索、当归等药配伍。对于血分有热、血热动血、吐衄出血者，常配凉血止血的侧柏叶、白茅根、小蓟、生地等药。若阴虚火旺，虚火上炎，口舌生疮、牙龈肿痛，须配伍滋阴降火的麦冬、生地、石膏、知母。用治肝阳上亢，头晕目眩，或肝风内动，口眼㖞斜，半身不遂，跌仆不知人事等，多与平肝潜阳息风药配合应用，如龙骨、牡蛎、代赭石、龟甲、白芍、玄参等。若风湿痹证，腰膝软弱酸痛，常配伍祛风湿药，如羌活、独活、秦艽、细辛、防风等。用于肝肾亏损、精血两虚，腰脚酸痛，筋骨无力，常与补肝肾、益精血、强筋骨的龟甲、熟地、锁阳、当归、白芍等药同用。此外，本品治湿热下注，关节红肿热痛，筋脉拘挛之证，当与苍术、黄柏、薏苡仁合用。用治湿热淋痛，或血淋涩痛，可配伍冬葵子、滑石、瞿麦、木通、竹叶等利尿通淋药。

【用量用法】 5～12g。补肝肾当制用，逐瘀血及引血下行当生用。

【使用注意】 本品以沉降下行为主，能堕胎，故脾虚泄泻、遗精滑精、妇女月经过多及孕妇均当忌服。

【现代研究】 本品含昆虫变态激素、三萜皂苷等。有降低全血黏度、抗凝、降压、利尿、镇痛、兴奋子宫、抗生育、抗早孕、降血糖、增强免疫功能及抗感染作用。

【附方】

1. 万病丸　见干漆条。用于癥瘕腹痛。

2. 脱花煎　见红花条。用于产后瘀阻、胞衣不下。

3. 玉女煎　石膏、牛膝、生地、麦冬、知母，用于虚火上炎、口疮牙痛。

4. 镇肝熄风汤　见代赭石条。用于肝阳上亢、头晕目眩。

5. 虎潜丸　见龟甲条。用于肝肾亏虚、筋骨无力。

6. 四妙丸　见黄柏条。用于湿热下注、脚气肿痛。

7. 牛膝汤　牛膝、当归、冬葵子、通草、滑石、瞿麦，用于血淋涩痛。

【附】"土牛膝"为牛膝野生品种，功能泻火解毒，用治咽喉肿痛、白喉、小便短少涩痛等。

巴 戟 天

【歌诀】　巴戟辛甘，大补虚损，精滑梦遗，强筋固本。

【译注】　巴戟天味辛甘，性微温。有补肾壮阳、强筋健骨和祛风湿的作用，可治虚损病，如肾虚阳痿、梦遗滑精和腰背酸痛、足膝痿软、宫冷不孕、经期小腹冷痛，以及风湿关节痛等。

【应用】　用治肾虚阳痿、滑精早泄、精冷不育之证，常配伍菟丝子、五味子、熟地、覆盆子、肉苁蓉等温肾助阳药。若肝肾亏虚，致使筋骨痿软、行步艰难，常与杜仲、肉苁蓉、萆薢、紫河车、菟丝子、鹿胎同用，共奏补肝肾、益精血、强筋骨之效。如风湿日久，累及肝肾，肢节疼痛、腰膝酸软无力，则常配以祛风湿、强腰膝的羌活、独活、牛膝、桑寄生、杜仲、续断等药。本品与益智仁、桑螵蛸、菟丝子、乌药等温肾缩尿药同用，又可治下焦虚寒、小便频数。若配温经散寒的吴茱萸、肉桂、高良姜、当归、川芎等品，可治妇女下焦感寒，少腹冷痛、月经不调。

【用量】　3～10g。

【使用注意】　本品温肾助阳，性质柔润，不若淫羊藿之燥散，但只适于阳虚有寒之证，如阴虚火旺，或湿热内盛，均当忌服。

【现代研究】　本品根皮含植物固醇，根含蒽醌、黄酮类化合物、维生素C、糖类等。有类皮质激素样作用及降低血压作用。其水煎液能显著增加小鼠体重、延长游泳时间、抑制幼年小鼠胸腺萎缩，升高血中白细胞。

【附方】

1. 赞育丸　见淫羊藿条。用于肾虚阳痿。

2. 金刚丸　见苁蓉条。用于肝肾亏虚、筋骨痿软。

3. 巴戟丸　巴戟天、吴茱萸、肉桂、高良姜、紫金藤、青盐，用于少腹冷痛、月经不调。

仙 茅

【歌诀】 仙茅味辛，腰足挛痹，虚损劳伤，阳道兴起。

【译注】 仙茅味辛，性温，有毒。有补肾壮阳、散寒除痹的作用，可治肾虚的腰膝筋脉拘急、肌肤麻木、关节不利、行动困难等虚损劳伤病；并治肾虚的阳痿、性欲减退等，可起兴阳的功效。

【应用】 用治肾阳不足，命门火衰，腰膝冷痛、阳痿精冷、小便频数或遗尿等，常与淫羊藿、巴戟天、五味子、菟丝子等药同用，以补火助阳、温肾固精。若脾肾阳虚，食少纳呆、久泻不止、脘腹冷痛，可与补骨脂、肉豆蔻、吴茱萸、白术等药配伍，以增温脾暖肾、涩肠止泻之功。用于肾阳不足、筋骨不健、腰脚无力，或风湿日久、肝肾亏虚，关节疼痛、筋脉拘挛之证，常配伍杜仲、续断、桑寄生、巴戟天、牛膝等补肝肾、强筋骨药。本品尚可用治妇女围绝经期月经不调、血压不稳、情绪不安而属阴阳两虚者，常以之与滋阴助阳的知母、黄柏、淫羊藿、当归、巴戟天同用。

【用量】 3~10g。

【使用注意】 本品辛热有毒，燥烈之性颇强，故不宜多用久服；阴虚火旺者忌用。

【现代研究】 本品主含多种环木菠萝三萜及其糖苷、甲基苯酚及氯化甲基苯酚等多糖苷类。能延长实验动物存活时间，提高巨噬细胞的吞噬功能，增加小鼠卵巢、子宫重量，并有镇定、抗惊厥作用。

【附方】

赞育丸 见淫羊藿条。用于肾虚阳痿诸证。

牡 蛎

【歌诀】 牡蛎微寒，涩精止汗，崩带胁痛，老痰祛散。

【译注】 牡蛎味咸，性微寒。煅烧之后有涩精、止汗的作用，可治遗精滑精、自汗盗汗；并治子宫出血及带下等症。由于本品味咸，又能软坚散结化老痰，可治胁下坚满作痛和颈项生痰核、瘰疬等。

此外，本品咸寒质重，又能益阴清热，平肝潜阳，镇惊安神，还可用治阴虚阳亢，头晕目眩，或热病伤阴，虚风内动，以及烦躁不安，惊悸失眠。

【应用】 用治肝阳上亢，头晕目眩，或肝风内动，口喎偏瘫等，常配伍代赭石、牛膝、龙骨、白芍、龟甲等平肝息风药。若热病后期，热灼真阴，虚风内动，手足抽搐，则须配伍育阴息风的生地、白芍、麦冬、阿胶、鳖甲、龟甲等药。用于阳气躁动，心神不安，失眠多梦者，可与朱砂、黄连、生地、麦冬等药同用。治疗自汗，常配伍黄芪、麻黄根、浮小麦；若阴虚盗汗，可与柏子仁、五味子、人参、白芍、麻黄根同用。用治肾虚不固，遗精滑精，常与龙骨、莲须、芡实、沙苑子同用。本品配伍龙骨、海螵蛸、山药、茜草、生地、白芍等药，可治疗赤白带下及崩漏出血。用于痰核瘰疬，常配伍软坚散结的玄参、贝母等药。近年用治肝脾肿大，常与丹参、泽兰、鳖甲等软化肝脾药同用。此外，本品煅研末服还治胃痛吞酸。

【用量用法】 9～30g。入汤剂当先煎。育阴潜阳、镇惊安神、软坚散结宜生用；收敛固涩宜煅用。外用适量研末，可作扑粉。

【使用注意】 虚寒证不宜服用。

【现代研究】 本品含80%～95%的碳酸钙及硫酸钙。并含镁、铝、硅、氧化铁及有机质等。有抗酸、镇静、抗惊厥、消炎、降血脂、抗凝血、抗血栓等作用。

【附方】

1. 镇肝熄风汤　见代赭石条。用于肝阳上亢、头晕目眩。

2. 大定风珠　见白芍条。用于热灼真阴、虚风内动。

3. 桂甘龙牡汤　桂枝、甘草、龙骨、牡蛎，用于阳气躁动、惊悸失眠。

4. 牡蛎散　牡蛎、黄芪、麻黄根、浮小麦，用于自汗。

5. 金锁固精丸　沙苑子、龙骨、牡蛎、莲须、芡实、莲子粉，用于肾虚不固、遗精滑精。

6. 消瘰丸　见贝母条。用于痰核瘰疬。

川楝子（金铃子）

【歌诀】 楝子苦寒，膀胱疝气，中湿伤寒，利水之剂。

【译注】 川楝子味苦，性寒有毒。苦而燥湿、寒能清热，善清肝火、除湿热，又可利水，除膀胱湿热。此外，还有理气止痛、杀虫的作用，为治湿热气滞引起的胸胁痛和疝气腹痛要药。对寒湿郁久化热者亦有效。虫积腹痛亦可用。外涂还能治疥癣。

【应用】 用治肝郁化火，胸胁疼痛，舌红脉弦数者，常与延胡索同用，以疏肝泄热、行气止痛。若肝郁气滞，痛经，可再加入香附、益母草、红花、当归等行气活血药。用于寒疝腹痛，当配伍温里散寒止痛的吴茱萸、小茴香、木香、乌药等药。治疗蛔虫腹痛，可配伍槟榔、鹤虱等药。此外，本品研末或作软膏涂敷，可治头癣。

【用量用法】 5~10g。外用适量。

【使用注意】 本品有毒，成人一次服6~8个即可引起头晕、恶心、呕吐、腹泻，甚则痉挛，失去知觉。故用量不宜大。脾胃虚寒者亦当慎用。

【现代研究】 本品含脂肪油、苦楝素、楝树碱、山柰醇、树脂及鞣质等。具有杀虫、抗菌、兴奋胃肠平滑肌等作用。

【附方】

1. 金铃子散　川楝子、延胡索，用于肝郁化火、胸胁疼痛。

2. 导气汤　川楝子、吴茱萸、小茴香、木香，用于寒疝腹痛。

【不良反应】 用量过大或误用川楝子可致中毒，轻者可见头痛头晕、恶心呕吐、腹痛等；严重者可出现呼吸中枢麻痹、中毒性肝炎、内脏出血、精神失常等。应及时催吐、洗胃、导泻；服用蛋清或活性炭吸附毒素，保护胃黏膜。中药解毒可用白糖、甘草煎服。

萆　薢

【歌诀】 萆薢甘苦，风寒湿痹，腰背冷痛，添精益气。

【译注】 萆薢味甘苦，性平。有祛风湿、利关节的作用，可治风湿性关节痛及腰背疼痛（寒痛不宜单用）。此外，还能利湿浊，可治湿热引起的小便混浊如米泔水，或尿道刺痛的淋浊，以及白带等症。

【应用】 用治风湿痹痛，关节不利，腰膝疼痛，属寒湿者，可配伍附子、羌活、威灵仙等药；属湿热痹痛，常配伍清利湿热疗痹止痛的苍术、黄柏、牛膝、薏苡仁、秦艽、桑枝等药。治疗湿浊下注，小便淋浊涩痛，女子白带，常与茯苓、乌药、石菖蒲、益智仁等同用。此外，用治下焦湿热疮毒，可配伍黄柏、土茯苓等。

【用量】 9～15g。

【使用注意】 肾亏阴虚者忌用。

【现代研究】 本品含薯蓣皂苷等多种甾体皂苷，总皂苷水解后生成薯蓣皂苷元等。薯蓣皂苷、克拉塞林苷均有抗真菌作用。

【附方】

草薢分清饮 草薢、茯苓、乌药、石菖蒲、益智仁、甘草，用于湿浊下注、小便淋浊涩痛。

续　断

【歌诀】 续断味辛，接骨续筋，跌扑折损，且固遗精。

【译注】 续断味苦辛，性微温。主要有补肝肾、强筋骨、和血止痛、疗伤续折的作用，可治肝肾不足的腰痛脚弱、关节不利、行动困难，以及跌仆筋骨折伤疼痛等。此外，并能益肾固精、止崩带、安胎，可治遗精、妇女血崩或胎漏（妊娠期子宫出血）和带下等症。

【应用】 用治肝肾不足所致的腰膝酸痛、肢软无力及风湿痹证、关节疼痛者，常配伍杜仲、牛膝、狗脊、桑寄生、木瓜等药，共奏补肝肾、强筋骨、祛风湿之效。治疗肝肾亏损、冲任不固的崩漏失血、妊娠下血、胎动不安等，可与杜仲、菟丝子、阿胶、艾叶、熟地、桑寄生等补肝肾、固冲任、止血安胎药同用。用治跌仆损伤、骨折、金疮，常与自然铜、骨碎补、血竭、土鳖虫等接筋续骨、疗伤止痛药同用。此外，本品与蒲公英同用研末，尚可用治乳痈。

【用量用法】 9～15g。崩漏下血宜炒用。外用研末敷患处。

【现代研究】 川续断根含胡萝卜苷、β-谷甾醇、三萜皂苷、蔗糖、挥发油等。有抗维生素E缺乏症的作用，可促进去卵巢小鼠子宫的生长发育；对疮疡有排脓止血、镇痛、促进再生等作用。

【附方】

1. 续断丸 续断、杜仲、牛膝、木瓜、草薢、破故纸，用于肝肾不足、腰膝酸痛、肢软无力。

2. 寿胎丸　见桑寄生条。用于冲任不固、胎动胎漏。

龙骨　附：龙齿

【歌诀】　龙骨味甘，梦遗精泄，崩带肠痈，惊痫风热。

【译注】　龙骨味甘涩，性平，煅烧之后作收涩药。主要作用是涩精、敛汗、固肠止泻，所以常用它来治疗梦遗滑精、崩中带下、自汗盗汗、久泻脱肛等症。生用能平肝潜阳，镇惊安神，治因风热引起的惊痫，阴虚阳亢，烦躁易怒，头晕目眩，以及神志不安，惊悸失眠，癫狂烦躁等症。

本品外用，可治溃疡久不收口，有生肌敛疮的作用。

【应用】　用治肾虚不固的遗精、滑精，常配煅牡蛎、沙苑子、芡实、莲须、莲肉制丸剂服，有固肾涩精之效。若冲任虚损，崩漏带下，常与山药、茜草、海螵蛸、牡蛎等药同用。用治体虚多汗，可配伍牡蛎、五味子；属气虚自汗者，可加黄芪、白术；若阴虚盗汗，可加白芍、知母、生地、麦冬等药。治疗泻痢不止者，可与诃子、罂粟壳、赤石脂、没食子等涩肠止泻药合用。用治肝阳上亢所致的头晕目眩，或肝风内动、口㖞偏瘫之证，常与平肝息风药如龟甲、牡蛎、生地、白芍、代赭石、牛膝等同用。用于神志不安、心悸失眠、惊狂烦躁者，多配伍牡蛎、朱砂、远志、酸枣仁、茯神等药。此外，本品煅用与枯矾等份为末，掺于患处，尚可用治湿疮流水及外伤出血之证。

【用量用法】　10～30g。入汤剂宜先煎；镇惊安神潜阳宜生用；收敛固涩当煅用。外用适量，研末掺或调敷。

【使用注意】　内有湿热、实邪者忌用。

【现代研究】　本品主要含碳酸钙、硫酸钙、铁、钾、钠等。有镇静、抗惊厥、促进血液凝固、降低血管壁通透性及抑制骨骼肌兴奋的作用。

【附方】

1. 金锁固精丸　见牡蛎条。用于肾虚不固、遗精滑精。

2. 固冲汤　见棕榈子条。用于冲任虚损、崩漏带下。

3. 镇肝熄风汤　见代赭石条。用于肝阳上亢、头晕目眩。

4. 桂甘龙牡汤　见牡蛎条。用于心悸失眠、惊狂烦躁。

【附】　本品是古代动物骨的化石。另有"龙齿"，功效与本品相类，但偏于镇惊安神，常用于心神不安及惊痫等。用量 10 ~ 15g，打碎先煎。

【按】　龙骨与牡蛎均有镇惊安神、平肝潜阳、收敛固涩的作用。然龙骨长于镇惊安神，且收敛固涩之功优于牡蛎；牡蛎重在平肝潜阳，又有软坚散结之功。

人发（血余）

【歌诀】　人之头发，补阴甚捷，吐衄血晕，风惊痫热。

【译注】　人发，味苦，性微温。补阴作用很快，更主要的是止血。可治吐血、鼻衄，及血出过多引起的昏厥（"血晕"）；虽言可治风热惊痫，但临床已少用。因能补阴利尿，还可用治小便不利，淋病尿血。

【应用】　用治吐血、衄血、崩漏出血者，本品常同三七、花蕊石配伍应用。配伍陈棕炭、莲蓬炭等份为末，木香汤下，可治诸窍出血。治疗牙龈出血及外伤出血，可单用研细粉撒敷患处。近年用治溃疡病所致上消化道出血，以本品与侧柏叶或鲜藕汁用。用治疮疡溃后久不收口，可与蛇蜕、露蜂房同用，烧炭存性制散剂酒调服。此外，用治小便不利，常与滑石并用。

【用量用法】　5 ~ 10g。研粉冲服 1.5 ~ 3g。

【现代研究】　本品的主要成分是一种优质蛋白，有机质中主要含胱氨酸及头发黑色素。能缩短出、凝血时间及血浆复钙时间，并有抑菌作用。

【附方】

1. 化血丹　见花蕊石条。用于吐血、衄血、崩漏出血。

2. 滑石白鱼散　滑石、血余炭、白鱼，用治小便不利，小腹胀痛，或有血尿者。

【按】　本品又名"血余"。临床炒炭用，名血余炭。

鹿　茸

【歌诀】　鹿茸甘温，益气补阳，泄精尿血，崩带堪尝。

【译注】　鹿茸味甘咸，性温。甘温主补、咸可入肾、又入血分，主要有壮肾阳、益精血、补肾气、强筋骨、固冲任的作用。适用于肾阳不足的阳痿、遗精，女子崩中带下，以及腰膝寒冷，下肢软弱无力，遗尿或小便带血、阳虚精亏等一切虚损病。

本品还可治虚寒性疮疡，穿溃后久不收口，用它补养精血，外托疮毒，有生肌收口功效。

【应用】　用治肾阳虚衰，腰痛肢冷、遗精尿频、阳痿早泄、精冷不育等，可以单用本品，或与枸杞子、五味子、山药、山茱萸、牛膝、杜仲、熟地等温肾助阳、温补精血药同用。若肾气亏虚，精血不足，头晕耳鸣、失眠健忘、筋骨痿软、小儿五迟等，本品常与熟地、山药、山茱萸、五加皮等补肾益精、强健筋骨药同用。用治妇女下焦虚寒、冲任不固，崩漏出血，可与阿胶、蒲黄、乌贼骨、当归等药配伍使用。另外，以本品配狗脊、白蔹、白果等可治白带过多。配黄芪、当归、肉桂等，则可用于疮疡久溃、阴疽内陷，而正气大亏者，以起到补阳气、益精血、内托升陷、扶正抗邪的功效。用治严重贫血，证属精血不足、阳气衰微者，可与黄芪、当归、鸡血藤、阿胶等药同用。

【用量用法】　1～2g，研细末，每日3次，分服。或入丸、散剂。

【使用注意】　服用本品宜从小量开始，缓缓增量，不宜骤用大量，以免升阳动风，头晕目赤，或阴伤动血，吐衄下血；本品偏于补阳，凡阴虚有热，痰热、胃火内盛者忌服。外感热病禁用。

【现代研究】　本品含激素——鹿茸精，系雄性激素及少量卵泡激素，又含胶质、蛋白质、磷酸钙、碳酸钙等。能促进发育生长；提高机体的各种功能；并有强心、抗衰老、抗疲劳、抗应激、抗氧化作用；能促进溃疡、疮口和骨折的愈合，增强再生过程。

【附方】

1. 鹿茸酒　鹿茸、山药、山茱萸、牛膝、菟丝子、熟地，用于肾阳虚衰、精冷不育等症。

2. 鹿茸散　鹿茸、阿胶、鳖甲、龙骨、蒲黄、乌贼骨、当归、熟地、续断、肉苁蓉，用于下焦虚寒、崩漏出血。

【按】　本品为梅花鹿或马鹿尚未骨化的幼角。幼角上有细毛茸，入药须放火上燎去毛，用热酒浸润切片，或放油中炙松脆研末用。

鹿角胶 附：鹿角、鹿角霜

【歌诀】 鹿角胶温，吐衄虚羸，跌扑伤损，崩带安胎。

【译注】 鹿角胶味甘，性温。甘而润补、温可散寒，有温补精血的作用，并能止血安胎，适用于虚寒性吐血、鼻出血和虚损瘦弱、崩中带下等症。此外，亦可治跌仆损伤及虚寒性疮疡等。

【应用】 用治精血不足、真髓内亏所致之腰酸腿软、耳聋目花、自汗、盗汗、阴虚发热、虚劳羸瘦等，常配伍龟甲胶、牛膝、菟丝子、熟地、山药、枸杞子、山茱萸等药。治疗冲任虚损，崩漏失血、宫冷不孕之证，可配伍紫河车、龟甲胶、枸杞子、五味子等药。用于阴疽、流注，正气亏虚者，常配伍补血温阳、散寒通滞的肉桂、熟地、白芥子、姜炭、生甘草。

【用量用法】 3~6g。用开水或黄酒加温烊化服，或入丸、散。

【使用注意】 阴虚火旺、脾虚湿盛、食少便溏者忌用。

【附方】

阳和汤 见麻黄条。用于阴疽流注。

【附】 本品由鹿角煎熬凝结而成。鹿角味咸性温，熟用补肾助阳、强筋健骨，作用同鹿茸，但效力薄弱；生用活血散瘀消肿，多用于痈疽肿毒，内服外敷均可。用量6~15g。鹿角霜是熬鹿角胶的剩余骨渣，味咸性温，有益肾助阳的作用，但功效薄弱，可治肾阳不足、脾胃虚寒引起的呕吐、食少、便溏等症。外用止血敛疮，治创伤出血及疮疡久溃不敛。用量9~15g。

腽肭脐（海狗肾）

【歌诀】 腽肭脐热，补益元阳，固精起痿，疝癖劳伤。

【译注】 腽肭脐味咸，性大热。有暖肾壮阳、补益精气的作用。主要用于阳痿和腰膝寒冷软弱无力等肾阳虚弱证；亦可治寒痰结聚、胁腹作痛的"疝癖"和阳虚劳伤病。

【应用】 用治肾阳虚衰、肾精亏损所致的腰膝冷痛、畏寒肢冷、阳痿早泄、精冷不育、腹中冷痛等，可单用研末服或浸酒服，入复方，常与人参、鹿茸、制附子、阳起石、钟乳石粉等同用，共奏补火助阳、补精益肾之效。治五劳七伤，真阳虚衰，腰膝酸软，胁下刺痛，大便溏泄等，可配伍附子、阳起石、人参、鹿茸等药。

【用量用法】 内服煎汤3~10g；或入丸、散用。

【使用注意】 阴虚火旺及骨蒸劳嗽忌用。

【现代研究】 本品含雄性激素、蛋白质、脂肪等。

【附方】

膃肭脐丸 膃肭脐、人参、鹿茸、制附子、阳起石、天雄、川乌、朱砂、沉香，用于肾阳虚衰、阳痿早泄、腹中冷痛。

【按】 本品即海狗的阴茎与睾丸，壮阳的作用较好，但来源不多，临床常用黄狗肾或黑狗肾代替，也有一定效果。

紫河车 附：脐带

【歌诀】 紫河车甘，疗诸虚损，劳瘵骨蒸，滋培根本。

【译注】 紫河车味甘咸，性温。咸入阴分、甘温主补，补益作用强，范围广，善于治疗男女一切虚损劳伤病，如劳热骨蒸、盗汗、咳嗽气喘、吐血、咳血、病后虚弱等。本品之所以能治疗上述病症，主要是因为它有补气血、益肾精、温肾阳等培本的作用。

【应用】 用治肺气不足、久咳虚喘，可与人参、麦冬、五味子、杏仁等药同用。若脾虚食少、乏力便溏，可配伍益气健脾的山药、砂仁、白术、茯苓、甘草等药。用于气血亏虚、羸瘦体倦、面色萎黄、头晕目暗、心悸怔忡者，多与补养气血的人参、黄芪、当归、白芍、鸡血藤等药同用。对于肾气不足、精血亏虚、腰酸腿软、头晕耳鸣、失眠健忘、阳痿早泄、精冷不育者，常以本品与温肾益精的鹿茸、人参、当归、附子、熟地等药并用。若妇女下焦虚冷、冲任亏损，而致月经量少，甚或闭经、宫冷不孕、少腹冷痛，可配伍鹿角胶、巴戟天、黄芪、当归、淫羊藿、益母草、红花、山楂等药。用治肝肾阴亏、骨蒸潮热、盗汗遗精、腰酸目暗者，多与知母、黄柏、龟甲、熟地、牛膝、杜仲等药同用，以滋阴退虚热。此外，本品尚可用治虚劳内伤、诸虚百损之证，如久病正虚、年老体衰、产后大亏、先天不足等阴阳气血俱不足者，可单用研末久服，为滋补强身佳品。

【用量用法】 2～3g，研末入胶囊服，每日2～3次，重症用量加倍，也可入丸、散。鲜用每次半个或一个水煮服，每周2～3次。现制成胎盘注射液，可供肌内注射。

【使用注意】 阴虚内热者，不宜单独使用本品。

【现代研究】 本品含多种抗体、干扰素、激素、有价值的酶、红细胞生成素、磷脂及多糖等。具有增强免疫作用，并促进乳腺、子宫、阴道、卵巢、睾丸的发育，有抗过敏作用。

【附方】

河车大造丸　紫河车、人参、麦冬、天冬、黄柏、龟甲、熟地、牛膝、杜仲，用于肝肾阴亏、劳嗽骨蒸。

【按】 本品即胎盘。新鲜胎盘用清水漂洗净血水后，放火上烘干，研末用。

【附】 脐带，又名坎，为新生儿的脐带。药性甘咸而温，有补肾纳气、平喘、敛汗的功效。主要用于肺肾两虚的喘咳、盗汗等。

枫香脂（白胶香）

【歌诀】 枫香味辛，外科要药，瘙痒瘾疹，齿痛亦可。

【译注】 枫香脂味辛苦，性平。有调气血、消痈疽的作用，是外科要药。能治疗疥疮、风疹皮肤瘙痒，以及痈疽恶疮。外擦用于牙痛，亦有效。

本品还能止血，可治吐血、鼻衄、便血及刀伤出血，不论内服外用，均有效。

【应用】 用治小儿疥癣杂疮，可配伍黄柏、轻粉共为细末，羊骨髓调涂癣上。用于瘰疬恶疮，可与蓖麻子制膏贴敷。治下疳，本品为末入轻粉、麝香少许，用油调敷。用治吐血、衄血，以之与蛤粉等份，用好松烟墨汁调服。治年久牙痛，可用本品为末，外擦。

【用量用法】 3～5g；或入丸、散。外用适量。

檀　香

【歌诀】　檀香味辛，开胃进食，霍乱腹痛，中恶秽气。

【译注】　檀香味辛，性温。辛能行气、温可散寒，有理气散寒止痛、开胃增进食欲的作用，可用于寒凝气滞、胸腹胀痛、上吐下泻等症。由于它的气香，所以又能解除秽恶不正之气。

【应用】　用治气滞血瘀、胃脘疼痛者，常配丹参、砂仁，有活血散瘀、行气止痛之功。若寒凝气滞，胸腹疼痛，常与行气散寒止痛药如木香、乌药、丁香、白豆蔻、藿香等合用。近年以本品配伍荜茇、延胡索、高良姜、冰片等药，治疗胸痹绞痛，有宽胸理气、散寒止痛之效。此外，用治噎膈饮食不下者，可与茯苓、橘红为末，人参汤调下，有开胃止呕的作用。

【用量用法】　2～5g，煎服，宜后下；或入丸、散。

【使用注意】　阴虚火旺、气热吐衄者慎用。

【现代研究】　本品含挥发油、氢化桂皮酸、对甲基氢化桂皮酸等。有促进消化液分泌、胆汁分泌、抗心律失常及抑菌等作用。

【附方】

1. 丹参饮　丹参、檀香、砂仁，用于气滞血瘀、胃脘疼痛。

2. 宽胸丸　见延胡索条。用于胸痹绞痛。

安　息　香

【歌诀】　安息香辛，驱除秽恶，开窍通关，死胎能落。

【译注】　安息香味辛苦，性平。气味芳香辛散，善能祛除秽恶之气，有开窍醒神和行气活血的作用，可治突然昏厥或胸腹胀满作痛等症；并有堕死胎的作用。

【应用】　用治痰浊热邪闭阻心窍，致使神昏不语、痰盛气粗、身热、苔腻、脉滑而数，常与清热解毒、化浊开窍的麝香、牛黄、冰片、朱砂等药同用。治疗中风昏倒、牙关紧闭、不省人事，或胸腹胀痛而均由寒邪或湿浊闭阻气机、蒙闭神明所致者，则须配伍行气化浊、温通开窍药如苏合香、丁香、麝香、香附、青木香、沉香等。此外，本品与五灵脂同为末，姜汤调服，可治产后血晕；单味研细末外敷，尚可用治疮疡久溃不收口。

【用量用法】 0.6~1.5g，入丸、散服。

【使用注意】 阴虚火旺及虚脱证忌服。

【附方】

1. 至宝丹 麝香、牛黄、犀角（水牛角代）、冰片、朱砂、玳瑁、安息香、琥珀、雄黄、金箔、银箔，用于痰热闭阻、神昏不语。

2. 苏合香丸 苏合香、安息香、白术、犀角（水牛角代）、朱砂、诃子、檀香、丁香、麝香、香附子、青木香、沉香、荜茇、冰片、熏陆香，用于寒湿闭阻、蒙闭神明。

苏 合 香

【歌诀】 苏合香甘，祛痰辟秽，蛊毒痫痓①，梦魇②能去。

【译注】 苏合香味甘辛，性温通，气芳香，有开窍、醒脑、散寒、辟秽、祛痰的作用，可治寒邪蒙闭突然昏倒，或痰厥癫痫等症，并能解除多种虫毒和噩梦惊恐等。此外，本品尚能温经止痛，还可用治寒凝气滞，湿浊中阻，脘腹冷痛满闷之症。

注：①痓：音册（cè）。作强直解。

②梦魇：魇，音掩（yǎn）。即梦惊。

【应用】 用治中风痰厥、猝然昏倒、牙关紧闭、不省人事而属寒闭者，或寒凝气滞，胸腹满闷冷痛之证，以本品配伍化痰开窍、行气散寒药如麝香、丁香、木香、沉香、安息香、香附等。近年以本品配伍檀香、冰片、乳香、青木香等药，治疗冠心病心绞痛，有行气散瘀止痛之功。

【用量用法】 0.3~1g。入丸、散剂。

【使用注意】 本品辛温香散，适用于寒闭，凡热闭神昏及正气虚脱者，均当忌服。

【现代研究】 本品含游离桂皮酸、桂皮酸酯及挥发油。有抗菌、祛痰的作用，并能促进溃疡与创伤的愈合。有抗心绞痛、改善冠状动脉血流量、降低心肌耗氧、抑制血小板聚集等作用。

【附方】

苏合香丸　见安息香条。用于寒湿闭阻、蒙闭神明。

熊　胆

【歌诀】　熊胆味苦，热蒸黄疸，恶疮虫痔，五疳[①]惊厥。

【译注】　熊胆味苦，性寒。内服清肝息风，可治湿热蕴蒸的黄疸，以及热邪炽盛的惊厥；外用能清热解毒，治热毒疮疡、痔疮肿痛等症。此外，也可用于小儿疳积惊厥，起到清热镇惊、解毒杀虫的作用。

注：①五疳：五种疳证的合称，一云为心疳、肝疳、脾疳、肺疳、肾疳（《小儿证治要诀》）；一云为白疳、赤疳、蛲疳、疳䘌、黑疳（《诸病源候论》）。

本品化水点眼，或内服，可治目赤肿痛、翳膜遮睛等症，有明目退翳的功效。

【应用】　用于治疗肝火上炎，目赤肿痛，或目生翳障、畏光等症，可单用本品制成点眼剂外用，或与菊花、黄连、夏枯草、草决明等清肝明目药同用，制丸、散药内服。用治热极动风、肢体抽搐、癫痫等症，可用竹沥水化服。而治热毒疮疡、痔疮肿痛，可单用本品涂于患处，或配少量冰片，调匀外敷。

【用量用法】　0.9～2.4g，多入丸、散，不宜入汤剂。

【现代研究】　本品含熊去氧胆酸、鹅去氧胆酸、去氧胆酸、牛黄熊脱氧胆酸、牛黄鹅脱氧胆酸、牛黄胆酸等。有利胆、溶解胆结石、降血脂、降血糖、降血压、抑菌、抗感染、抗过敏，镇咳、祛痰、平喘等作用。

【不良反应】　熊胆长期服用，可引起肝肾损害；注射液可引起刺激性疼痛；服熊胆丸亦有致过敏的报道。

硇　砂

【歌诀】　硇砂有毒，溃痈烂肉，除翳生肌，破癥消毒。

【译注】　硇砂味咸苦辛，性温，有毒。有穿破痈肿、腐蚀烂肉、行瘀血、破癥块、生肌解毒和消除眼中翳膜或胬肉的作用，可用于瘜肉恶疮、痈肿疔毒，未化脓时可使消散，已成脓时可使早日穿溃。癥瘕积块，外贴本品也能消散。

【应用】 用治疮痈肿毒、痰核瘰疬等症，常配伍雄黄、麝香、月石等解毒消肿散结药。治疗目生胬肉，以本品研末，杏仁蒸熟，研滤取汁，二药共煮，化点眼用。治鼻中瘜肉，可单用本品点之即落。而用于顽痰胶结，咳吐不利者，配伍天冬、黄芩、百部。此外，本品与芒硝研细外用，还可治疗喉痹。

【用量用法】 内服一次量0.3～0.6g，只入丸、散剂。外用适量。

【使用注意】 本品可致恶心、胃部不适，不宜过多服用；肝肾功能不良者忌用。

【按】 本品主要外用，内服须经醋淬后水飞研末，多入丸、散用。

硼　砂

【歌诀】 硼砂味辛，疗喉肿痛，膈上热痰，噙化立中。

【译注】 硼砂味辛咸，性寒，是口腔病和喉科的要药。有清热解毒和化痰的作用，可治咽喉肿痛、齿龈腐烂、口舌生疮等症；并能清除胸膈以上的热痰，放口中含化，就能很快见效。

【应用】 用治肺胃郁火，口舌生疮，咽喉肿烂及痰火久嗽而致声哑咽痛等症，常配伍清热解毒、消肿止痛的冰片、玄明粉、朱砂，研末吹患处。而治目赤肿痛或目生翳膜者，可用本品水溶液洗眼，或配伍冰片、玄明粉、炉甘石等药制成点眼剂。用于鹅口疮，可配冰片、雄黄、甘草为末，蜜水调涂。用治痰火内盛，痰黄黏稠、不易咳吐及久咳声哑喉痛等，常配伍贝母、青黛、天花粉等清热化痰药。此外，本品与天冬、柿霜等清热养阴药合用，尚可治阴虚肺燥、干咳少痰之证。

【用量用法】 内服1.5～3g。外用适量。

【现代研究】 本品主要成分为四硼酸钠。硼砂对皮肤黏膜有收敛保护作用和抑制某些细菌生长的作用。

【附方】

1. 冰硼散　冰片、硼砂、玄明粉、朱砂，用于咽喉肿痛。

2. 白龙丹　硼砂、冰片、玄明粉、炉甘石，用于目赤肿痛或目生翳膜。

3. 四宝丹　硼砂、冰片、雄黄、甘草，用于鹅口疮。

朱　砂

【歌诀】　朱砂味甘，镇心养神，祛邪解毒，定魄安魂。

【译注】　朱砂味甘，性微寒。甘寒质重、甘入心经，重可镇怯，寒而清热，有镇心安神定惊的作用。能治心火上扰，心神不宁、多梦惊悸不眠、癫痫神昏等症，可使精神恢复正常。此即所谓本品有"定魄安魂"的功效。

本品外用又能解毒，可治疮疡肿毒、咽喉肿痛和口舌生疮，还可治目赤翳障。

【应用】　用治心火亢盛、上扰神明所致的心烦不安、惊悸失眠等，常与黄连、甘草、生地、当归同用，以增强清心安神之力；若兼有心血亏虚，再加入酸枣仁、柏子仁等养心安神药。用于惊恐或心虚所致惊悸怔忡，可将本品入猪心中炖服。若阴血不足，心悸失眠多梦，可配伍麦冬、白芍、柏子仁、酸枣仁、五味子、党参等养血安神药。本品配伍磁石可用治癫痫；与雄黄合用研末外涂可治热毒疮疡。对肺胃火盛、口舌生疮、咽喉肿痛者，常与冰片、硼砂、玄明粉研末外用，有解毒消肿止痛之功。

【用量用法】　0.1～0.5g，研末入散服；入汤剂可研末冲服。可作丸药挂衣。外用适量。禁用火煅。

【使用注意】　本品不能过量服用或持续服用，以防汞中毒。

【现代研究】　本品主要含硫化汞（HgS）。内服有镇静、催眠、抗惊厥、抗心律失常和解毒防腐作用，外用能抑制或杀灭皮肤细菌和寄生虫。

【附方】

1. 朱砂安神丸　朱砂、黄连、当归、生地、甘草，用于心火亢盛、惊悸失眠。

2. 磁朱丸　见磁石条。用于阴虚阳亢的癫痫。

3. 冰硼散　见硼砂条。用于肺胃火盛、咽喉肿痛。

【按】　本品是汞矿硫化物，药用须水飞，忌用火煅。火煅后水银析出，有大毒。

【不良反应】　长期大量口服或挂衣入煎，朱砂下沉，长期加热，析出汞及其他有毒物质，致使中毒。急性中毒表现为尿少、浮肿、昏迷抽搐、血压下降，或因肾衰竭而死亡。慢性中毒表现为口中有金属味，流涎、口腔黏膜充血、溃疡、牙龈肿痛、呕吐、腹痛腹泻、震颤、肾功能受损。中毒早期可催吐、给予解毒剂并对症处理。

硫 黄

【歌诀】 硫黄性热，扫除疥疮，壮阳逐冷，寒邪敢当。

【译注】 硫黄味酸，性热，有毒。外用善治疥癣湿疮等皮肤病，有解毒、杀虫的作用。内服有补火壮阳、驱寒逐冷、通大便的功效，适用于阳痿、腰脚冷痹无力和老年人下焦虚冷的便秘。

【应用】 用治顽癣瘙痒，可配伍枯矾、冰片等药。治疗疥疮可单用硫黄为末，香油调涂，或配伍大风子、轻粉、黄丹等解毒杀虫、收湿止痒药。用于阴蚀瘙痒之证，可配伍蛇床子、明矾。对于顽硬恶疮漫肿不作脓，或皮破血流，湿烂流水，以及天疱疮等，可与荞麦粉外敷。用治命门火衰而致阳痿、小便频数，可与鹿茸、补骨脂、益智仁等温肾助阳药同用。治疗肾虚寒喘，常配伍附子、肉桂、黑锡等温里重镇药。本品与半夏合用，又治虚寒性便秘。此外，用治脏寒而致冷泻不止者，可配伍补骨脂、肉豆蔻、吴茱萸等温肾暖脾、涩肠止泻药。

【用量用法】 内服 1.5～3g，入丸、散。外用适量，研末油调涂敷患处。

【使用注意】 本品有毒，内服须经精制，不可久服。阴虚火旺者及孕妇忌服。外用量也不宜过多。

【现代研究】 纯品主含硫。本品内服后在肠内一部分变为硫化物或硫化氢，能刺激肠壁而有致泻作用。升华硫有杀菌及杀疥虫的作用；局部应用对皮肤有溶解角质的作用。

【附方】

1. 黑锡丹 见沉香条。用于肾虚寒喘。

2. 半硫丸 见半夏条。用于老年人虚寒性便秘。

【不良反应】 硫黄内服中毒量为 10～20g，在肠道形成硫化氢，为剧烈的神经毒物，并可抑制某些酶的活性。应用未纯化或未经炮制的硫黄，还可引起砷中毒。

龙脑（冰片）

【歌诀】 龙脑味辛，目痛窍闭，狂躁妄语，真为良剂。

【译注】 龙脑味辛苦，性微寒，气极芳香。辛香有开窍醒脑的作用，苦寒能清热明目、消肿止痛。内服可治邪热内闭的神志昏迷、惊痫癫狂、胡言乱语等症。外用又治目赤肿痛、翳膜遮睛和咽喉肿痛、牙疳口疮，以及痈疽疮疡等症，疗效均很好。

【应用】 用于中风痰厥，高热神昏等症，常与麝香、牛黄、黄连、栀子等豁痰开窍、清热解毒、息风定惊药同用。治疮疡肿痛、溃后不敛，常配伍乳香、没药、血竭、珍珠、象皮、白蜡等药外用。治疗目赤肿痛，目生云翳，常配伍炉甘石、硼砂、琥珀、朱砂、熊胆、麝香等药研细点眼用。若治肺胃火盛引起的口舌生疮、咽喉肿痛等，常与玄明粉、朱砂、硼砂研细末外用吹喉。

【用量用法】 0.15~0.3g。多入丸、散，不入煎剂。外用少量，研细末用。

【使用注意】 孕妇慎用。

【现代研究】 本品含右旋龙脑、左旋龙脑等。有止痛、防腐、抗心绞痛、耐缺氧及抑制细菌和真菌的作用。

【附方】

1. 安宫牛黄丸　麝香、牛黄、犀角（水牛角代）、冰片、黄连、黄芩、栀子、郁金、雄黄、朱砂、珍珠、金箔，用于中风痰厥、高热神昏。

2. 生肌散　冰片、乳香、没药、血竭、珍珠、象皮、铅粉、轻粉、儿茶、白蜡，用于疮疡肿痛、溃后不敛。

3. 八宝眼药水　冰片、炉甘石、硼砂、琥珀、朱砂、熊胆、麝香、煅珊瑚、珍珠，用于目赤肿痛或目生云翳。

4. 冰硼散　见硼砂条。用于咽喉肿痛。

芦　荟

【歌诀】 芦荟气寒，杀虫消疳，癫痫惊搐，服之立安。

【译注】 芦荟味苦，性寒。有杀虫治小儿虫积疳疾的作用。外

用能治疥癣；内服能清热凉肝，可治癫痫、惊风抽搐等症。凡是由肝经实火引起的，服后奏效甚速。

本品苦寒泻下，还有通大便的作用，适用于热结便秘或习惯性便秘。

【应用】 用于热结便秘、头晕目赤、烦躁失眠等症，常与安神药朱砂同用。若胃肠有热，习惯性便秘，可配伍大黄、枳实、玄明粉等药。用于肝经实火，心经有热所致的头晕、头痛、耳鸣、耳聋、狂躁易怒、惊风抽搐等症，常与大黄、黄连、青黛、龙胆等同用，共奏凉肝清心、泄热通便之效。用治虫积腹痛，面色萎黄消瘦的小儿疳积证，常配伍黄连、木香、芜荑、当归等药。此外，本品与甘草同用研末外敷，还可用治癣疮。

【用量用法】 2～5g，宜入丸、散剂，一般不入煎剂。外用适量，研末敷患处。

【使用注意】 脾胃虚寒、食少便溏及孕妇忌服。

【现代研究】 本品含芦荟大黄素、对香豆酸、蛋白质等，芦荟蒽醌衍生物具有刺激性泻下作用。尚有利胆、消炎、抗菌、促进伤口愈合及保健、美容等作用。

【附方】

1. 更衣丸　芦荟、朱砂，用于热结便秘、烦躁失眠。

2. 当归龙荟丸　当归、龙胆、芦荟、栀子、黄柏、黄芩、木香、麝香、大黄、黄连、青黛，生姜汤下，用于肝经实火、心经有热所致的头晕、耳鸣、狂躁易怒。

3. 肥儿丸　见胡黄连条。用于小儿疳积。

天 竺 黄

【歌诀】 天竺黄甘，急慢惊风，镇心解热，化痰有功。

【译注】 天竺黄味甘，性寒。有镇心定惊、清热化痰的作用，可治小儿高热、神昏抽搐的急惊风；或病久而发四肢抽搐的慢惊风；或大人中风不语；或热病痰多，神昏说胡话等。应用本品，均显功效。也可用治痰热咳喘。

【应用】 用于小儿痰热内盛，高热喘咳之证，常配伍黄连、白僵蚕、朱砂、青黛等清热化痰药。若小儿痰热惊风，肢体抽搐，常与胆南星、朱砂、白僵蚕等化痰息风药合用。用治痰热中风，神志昏迷，偏瘫失语而大便不通的痰热腑实证，可与瓜蒌、胆星、大黄、海浮石、玄明粉同用，有化痰息风、泄热通便之功。另外，本品配伍蝉蜕、僵蚕等药，又治小儿惊热夜啼证。

【用量用法】　3～9g，入汤剂。研粉冲服，每次0.6～1g。

【现代研究】　本品含甘露醇、硬脂酸、竹红菌乙素及氢氧化钾、硅质等。竹红菌乙素具有明显的镇痛、抗感染及抑菌作用。

【附方】

1. 天竺黄丹　天竺黄、黄连、白僵蚕、朱砂、青黛、晚蚕砂、麝香、人参，用于小儿痰热喘咳。

2. 牛黄抱龙丹　牛黄、胆南星、朱砂、麝香、天竺黄，用于小儿惊风抽搐。

麝　香

【歌诀】　麝香辛温，善通关窍，辟秽安惊，解毒甚妙。

【译注】　麝香味辛，性温，芳香走窜，为开窍醒神的要药。善辟秽浊恶气，并能定惊。常用于热病神昏、中风痰迷、气厥、惊痫、痰厥及中秽恶气突然昏倒等闭证。此外，解毒的功效也很好。

本品还有活血、通经络和止痛的作用，常用来治疗外科的痈疽疮疡，伤科的跌仆损伤、瘀血作痛，妇科的瘀滞经闭、难产死胎、胞衣不下等症。

【应用】　用于外感热病，热毒内盛，高热神昏，惊风抽搐，痰热窍闭等，常配伍牛黄、雄黄、羚羊角、珍珠、黄芩、黄连等清热解毒、息风豁痰、开窍醒神药。若寒湿痰浊上蒙清窍，中风神昏而属寒闭者，常与苏合香、安息香、沉香、丁香、木香、香附等辛温走窜、开窍醒神药同用。用治咽喉肿痛、热毒疮疡，常配伍雄黄、牛黄、珍珠、冰片、蟾酥、乳香、没药等药，有良好的解毒消肿、生肌止痛之功。本品配伍牛黄、乳香、没药等用治乳痈、肺痈也有良效。用治跌打损伤、瘀血肿痛者，常配伍乳香、没药、血竭、儿茶、珍珠等药，有消肿散瘀、疗伤止痛之功。用于妇女瘀血阻滞引起的月经不调、癥瘕包块，可配伍桃仁、红花、赤芍、川芎等活血散瘀药。单用本品制片含服用治心绞痛疗效显著。此外，本品与马钱子同用研细外敷，可用治面神经麻痹所致口眼㖞斜。

【用量用法】 0.03～0.1g，多入丸、散剂。外用适量，研末入膏药中敷贴。

【现代研究】 本品含麝香酮、胆固醇、甾体素。对中枢神经系统有兴奋和镇静的双重作用，小剂量兴奋，大剂量抑制；并能增强中枢神经系统的耐缺氧能力，改善脑循环，有降压及缓解心绞痛、抗感染、兴奋子宫、抗着床、抗早孕、抗癌等作用。

【使用注意】 孕妇禁用。

【附方】

1. 安宫牛黄丸　见冰片条。用于高热神昏、惊风抽搐、痰热窍闭。
2. 苏合香丸　见安息香条。用于寒湿痰浊上蒙清窍的寒闭证。
3. 犀黄丸　麝香、牛黄、珍珠、冰片、蟾酥、雄黄，用于热毒疮疡。
4. 六神丸　麝香、牛黄、乳香、没药，用于咽喉肿痛。

【按】 呈颗粒状的优质麝香习称"当门子"。

乳　香

【歌诀】 乳香辛苦，疗诸恶疮，生肌止痛，心腹尤良。

【译注】 乳香味辛苦，性温。辛香走窜，苦温通泄，有活血散瘀理气、止痛消肿生肌的作用，可治痈疽肿毒诸疮和跌仆损伤、瘀血作痛等外伤科疾病。尤以气血阻滞所致的胸腹胀痛，用本品治疗，疗效较好。

【应用】 用治跌仆损伤，瘀血肿痛或外伤出血者，常配伍没药、血竭、儿茶、麝香、冰片、红花等药。用于热毒疮疡，患部红肿热痛，常与金银花、甘草、当归、赤芍、天花粉、穿山甲、白芷等药合用。若痈疽疮疡久溃不敛，常配伍象皮、白蜡、冰片、珍珠、没药。用治痰核瘰疬、肺痈、肠痈等，常与麝香、牛黄、没药同用。用于妇女瘀血内停、闭经痛经、癥瘕等，可配伍川芎、桃仁、红花等药。若寒凝血滞，胃脘刺痛，常配伍草乌、五灵脂、没药，有散寒化瘀止痛之功。用治寒湿痹证，关节疼痛，寒盛痛甚者，常与川草乌、地龙、天南星同用。本品配伍没药、当归、丹参，功能散瘀止痛，可治瘀血阻滞、心腹诸痛。

【用量用法】 煎汤或入丸、散3~5g，外用适量，研末调敷。

【使用注意】 血无瘀滞者及孕妇忌用。本品香而气浊，多服令人呕吐，故用量不宜过大，胃弱者慎用。

【现代研究】 本品主要含树脂、树胶、挥发油等。有扩张血管、镇痛、抗感染、促进伤口愈合、保护胃黏膜的作用。

【附方】

1. 七厘散 乳香、朱砂、没药、血竭、儿茶、麝香、冰片、红花，用于跌仆损伤、瘀血肿痛。

2. 醒消丸 乳香、麝香、雄黄、没药，用于痰核瘰疬。

3. 小活络丹 见川乌条。用于寒湿痹证、关节疼痛。

4. 活络效灵丹 见当归条。用于瘀血阻滞、心腹诸痛。

没 药

【歌诀】 没药苦平，治疮止痛，跌打损伤，破血通用。

【译注】 没药味苦，性平，功能活血止痛、消肿生肌，是外科、伤科的要药，能治外科痈肿疮疡和伤科的跌打损伤、瘀血作痛。由于本品有破血的功用，所以又治妇女瘀血不行，月经停闭或瘀血积聚成块的癥瘕。

【应用】 用治妇女瘀血阻滞，痛经、闭经、癥瘕包块、宫外孕等，可与桃仁、红花、三棱、莪术、川芎、丹参、乳香等药适当配伍应用。用于疮痈肿毒、痰核瘰疬、肺痈肠痈等，常配伍牛黄、麝香、乳香、当归、赤芍、金银花、甘草等药，有清热解毒、消肿止痛之功。若疮疡破溃，久不收口，须配伍象皮、白蜡、血竭、珍珠等敛疮生肌药。用治跌打损伤、瘀血肿痛、金伤骨折或外伤出血等，本品常与血竭、儿茶、珍珠、麝香、冰片、红花等药同用。本品配伍当归、丹参、乳香，有散瘀止痛之功，可治血分瘀滞、心腹诸痛。

【用量用法】 3~5g，炮制去油。

【使用注意】 无瘀滞及孕妇忌服；胃弱者慎用。

【现代研究】 本品含树脂、树胶、挥发油等。对多种致病真菌有不同程度的抑制作用，还有降血脂作用，并能防止斑块形成。并能兴奋肠蠕动。

【附方】

手拈散 见五灵脂条。用于血瘀气滞之胃痛。

【按】 没药、乳香都有散瘀止痛、消肿生肌的作用，合用有协同作用。但乳香偏于调气，没药偏于散瘀，临床常同用治疗气滞血瘀的疼痛。

阿 魏

【歌诀】 阿魏性温，除癥破结，止痛杀虫，传尸可灭。

【译注】 阿魏味辛，性温。辛散温通，有破血除瘀散结、消积杀虫的功效。善治癥瘕积聚、痞块攻撑作痛；并治肺结核。

【应用】 用治肉食积滞，嗳腐吞酸，食少纳呆，舌苔腻浊，大便不调，常与山楂、黄连、连翘同用。用于腹中痞块，瘀血癥瘕，多与雄黄、肉桂、乳香、没药、血竭等同用。制膏外敷。

【用量用法】 1～1.5g。宜入丸、散、膏剂。

【使用注意】 脾胃虚弱及孕妇不宜用。

【现代研究】 阿魏含挥发油、树脂及树胶等。挥发油中含蒎烯；树脂中含阿魏酸及其酯类。有祛痰、抑菌、延长凝血时间等作用。脂溶性成分可抗生育；挥发油有抗感染、抗过敏活性。

水 银

【歌诀】 水银性寒，治疥杀虫，断绝胎孕，催生立通。

【译注】 水银味辛，性寒，有毒。主要有杀虫作用，适用于疥癣、恶疮等皮肤病。它的毒性非常大，虽有催生、堕胎的作用，一般不内服，所以多作外用。

【应用】 用治疥疮，可与大风子、硫黄等配成软膏用。治疗恶疮肿毒，可与油脂调成水银软膏，或同铅粉研敷患处。用于梅毒恶疮可单用。

【用量用法】 外用适量。

【使用注意】 孕妇忌服，头疮不宜用，以免吸收中毒。

轻　粉

【歌诀】　轻粉性燥，外科要药，杨梅诸疮，杀虫可托。

【译注】　轻粉味辛，性寒而燥，有毒，是外科要药。常用于疥癣湿疮、梅毒、恶疮等，可起到杀虫攻毒的作用。

本品内服有下痰、逐水、通便的功效，可治痰涎积滞实性水肿、臌胀、便秘尿闭等。

【应用】　用治疥癣，常与大风子、硫黄同用。治黄水疮，多配伍蛤粉、石膏、黄柏等清热解毒、收湿止痒药。本品配青黛、珍珠研细末外掺，治下疳腐烂疼痛。与大风子肉等份为末可治杨梅疮。此外，本品配伍大黄、牵牛子、甘遂、芫花等峻泻逐水药，还治疗水肿胀满、二便不利的实证。

【用量用法】　外用适量，研末掺敷患处。内服每次0.1～0.2g，一日1～2次，多入丸剂或装胶囊服，服后漱口。

【使用注意】　本品是用水银、胆矾、食盐等加工而成的片状结晶，毒性大，内服慎用，孕妇忌用。

【现代研究】　本品主含氯化亚汞，有广谱抗菌作用，并能泻下、利尿。

【附方】

舟车丸　见甘遂条。用于水肿胀满、二便不利的实证。

砒霜（信石）

【歌诀】　砒霜大毒，风痰可吐，截疟除哮，能消沉痼。

【译注】　砒霜味辛酸，性大热，有大毒。内服有祛寒劫痰平喘和截疟的作用，可治疟疾和肺有寒邪的气喘。对喉中有痰声、呼吸急促、不能平卧、经久不愈的哮喘病，疗效较好。

本品外用，能蚀疮祛腐、消除腐肉，用治痔疮、牙疳、瘰疬、痈疽、疔毒诸症，疗效均好。

【应用】　用于腐蚀痔核，可与朱砂、枯矾、乌梅肉等配制成散剂外用。用治瘘管、瘰疬等，可配伍枯矾、朱砂、石膏等。若治走马牙疳，可用本品入枣肉煅为末用。用治寒痰内盛，气逆喘息之证，内服少量能祛痰定喘，但只可暂用不宜多服，并多与豆类配伍或以绿豆、大豆之类为赋形剂，以减缓毒性。此外，用本品同醋煮硫黄、绿豆等份为末，制丸空心服，可治疟疾，但现在临床很少应用。

【用量用法】 内服0.002～0.004g。外用适量。

【使用注意】 孕妇忌服。不能作酒剂服用。外用也不宜过多或持续用，以防局部吸收中毒。

【现代研究】 本品主含三氧化二砷。该物质与砷剂具有原浆毒样作用，且能麻痹毛细血管，抑制含巯基酶的活性，并引起肝脏病变。砷剂还可使心、肝、肾、肠充血，上皮细胞坏死，还可致癌、致畸、致突变等，此外，其对皮肤黏膜有强烈的腐蚀作用；对疟原虫、阿米巴原虫及其他微生物均有杀灭作用；长期少量吸收，同化作用加强，促进骨髓造血功能。对癌细胞有特定的毒性。

【附方】

1. 枯痔散　硼砂、雄黄、砒霜、硫黄、枯矾，用于痔疮。
2. 紫金丹　砒霜、淡豆豉，用于寒痰喘咳。

【按】 砒霜即砒石经过加工提炼而成。本品为剧毒药，须经过加工制炼，才能内服，用量要严格注意。

雄　黄

【歌诀】 雄黄苦辛，辟邪解毒，更治蛇虺，喉风息肉。

【译注】 雄黄味苦辛，性温，有毒。功能解毒杀虫，可治痈疽肿毒、疥癣湿疮和蛇虫咬伤。本品又能消痰，能治咽喉肿痛、呼吸急促、痰多壅塞的喉风。此外，还可消除瘜肉。

【应用】 用治疮痈疔毒、疥癣、虫毒蛇伤等，可配伍白矾外用。治疗咽喉肿痛，常配伍冰片、珍珠、麝香等药。用于热毒疮疡、乳痈、肺痈等，常与乳香、没药、麝香、牛黄等解毒消肿药配合使用。此外，本品配伍槟榔、牵牛子、大黄，可用于治疗蛔虫等肠道寄生虫。本品同山慈菇、红芽大戟等配伍，尚可用治痈疽疔疮、瘰疬痰核。古方治蛇咬伤，用本品同五灵脂为末，酒调服，并以末外掺伤处。近年本品与槟榔、榧子等配伍用治血吸虫病。

【用量用法】 内服每次0.05～0.1g，入丸、散剂用。外用适量。

【使用注意】 孕妇忌服。切忌火煅，煅烧后即分解氧化为三氧化二砷，有剧毒。雄黄能从皮肤吸收，故局部外用也不能大面积涂擦及长期使用。

【现代研究】 本品主含硫化砷，并含少量其他重金属盐。对多种皮肤真菌及金黄色葡萄球菌、变形杆菌、铜绿假单胞菌有不同程度的抑制作用。有抗血吸虫、抗疟原虫及抗肿瘤作用。

【附方】
1. 二味拔毒散 雄黄、白矾，用于疮痈疔毒、疥癣。
2. 醒消丸 雄黄、乳香、没药、麝香，用于热毒疮疡、乳痈、肺痈。

珍　珠

【歌诀】 珍珠气寒，镇惊除痫，开聋磨翳，止渴坠痰。

【译注】 珍珠味甘咸，性寒。甘咸益阴，性寒清热，质重潜降，有镇惊安神、养阴息风、明目退翳的作用，治惊悸怔忡、惊风癫痫、目赤翳障。并能清热祛痰解渴，常用于热病痰厥。亦可用治耳聋。

本品常外用于咽喉肿痛、牙疳、口疮及溃疡不易收口等症，能起到防腐生肌的作用。

【应用】 用治惊悸不安，可单用本品研末，蜜和服。若小儿热病动风，高热惊抽，常配伍生石膏、地龙、钩藤、白僵蚕等清热息风药。用治痰热惊风、癫痫等，常与胆南星、天竺黄、朱砂、琥珀、麝香等清热化痰、息风定惊药同用。用于肝火上炎、目赤翳障，本品常配伍琥珀、石决明、熊胆、冰片等药，研细末外用点眼。用治喉痹、口疳腐烂肿痛，本品可与牛黄共研细末吹口。用于疮痈肿毒，常配伍乳香、没药、血竭、儿茶等药。若疮疡溃后日久不敛，常配伍象皮、炉甘石、龙骨、钟乳石、赤石脂等药，共研细末外敷。

【用量用法】 0.1～0.3g，研细末入丸、散。外用适量。

【使用注意】《本草纲目》云："主难产，下死胎胞衣。"故孕妇不宜服。

【现代研究】 本品含碳酸钙90%以上，少量有机质、微量元素及矿盐，并含多种氨基酸。有中和胃酸的作用，乙醚提取物能抑制平滑肌收缩。

并有镇静、清除自由基、抗衰老、抗心律失常、抗辐射、抗癌等作用。

【附方】

1. 真珠丸　珍珠、伏龙肝、丹砂、麝香，用于小儿热病动风、高热惊抽、手足拘急。

2. 八宝眼药水　见冰片条。用于肝火上炎、目赤翳障。

3. 珠黄散　珍珠、牛黄，用于喉痹口疮、腐烂肿痛。

4. 珍珠散　珍珠、象皮、炉甘石、龙骨、钟乳石、赤石脂、血竭、琥珀、朱砂、冰片，用于疮疡溃后日久不敛。

牛　黄

【歌诀】　牛黄味苦，大治风痰，定魂安魄，惊痫灵丹。

【译注】　牛黄味苦，性凉。本品苦能泄降，寒能清热，有清心豁痰开窍、凉肝息风定惊的功效，善治中风痰厥、神志昏迷和热病惊狂诸症，对小儿惊痫疗效更好。

本品还能治咽喉肿痛、口疮腐烂及痈疽疮毒等，不论内服或外用，都有清热解毒之效。目前临床多用人工牛黄。

【应用】　用治外感热病、热陷心包、高热躁扰、神昏谵语及中风窍闭等，本品常配伍清热解毒、凉血息风、开窍醒神药，如麝香、黄连、栀子、冰片等。若热极动风，惊厥抽搐，则常配伍凉肝息风药，如羚羊角、朱砂等。若温病痰热内闭、神昏谵语、痰盛气粗及中暑、中恶、中风等，常配伍麝香、玳瑁、朱砂、安息香等清热解毒、豁痰开窍药。本品配伍朱砂、天竺黄、钩藤、僵蚕等清热息风药，可治小儿热病惊风、痉挛抽搐。若婴儿口噤，可单用本品为末，淡竹沥水化服。本品用治热毒郁结所致的咽喉肿痛、腐烂成脓，常配伍珍珠粉、冰片、雄黄、麝香、蟾酥，制丸服。用治热毒疮疡、口舌生疮，内有实热大便秘结者，常配伍黄连、栀子、大黄等。此外，本品配伍乳香、没药、麝香，还可治疗瘰疬痰核、肺痈、肠痈、乳岩等。

【用量用法】　0.15～0.3g，入丸、散剂。外用适量。

【使用注意】　非实热证不宜用；孕妇慎用。

【现代研究】　本品含胆酸、脱氧胆酸、胆固醇及胆红素、维生素D、微量元素及多种氨基酸。具有镇静、镇痉、兴奋心脏、降压、利胆、松弛胆道口括约肌、保肝、抗感染、止血、降血脂等作用。

【附方】

1. 安宫牛黄丸　见冰片条。用于痰热内闭、神昏谵语。

2. 牛黄散　牛黄、朱砂、天竺黄、钩藤、蝎尾、麝香，用于小儿热病惊风、痉挛抽搐。

3. 牛黄解毒丸　牛黄、冰片、雄黄、黄芩、生大黄、生石膏、桔梗、甘草，用于热毒上攻所致的咽喉肿痛、腐烂成脓。

4. 牛黄清心丸　牛黄、黄连、栀子、大黄、黄芩、郁金、朱砂，用于口舌生疮、实热便秘。

5. 犀黄丸　见麝香条。用于瘰疬痰核、肺痈肠痈。

【不良反应】　过敏体质或超剂量长期服用牛黄制剂可出现血小板减少、消化道出血、荨麻疹型药疹、过敏性休克、膀胱炎、支气管哮喘等，应立即停止服药，并予抗过敏、抗休克及对症治疗。

琥　珀

【歌诀】　琥珀味甘，安魂定魄，破郁消癥，利水通涩。

【译注】　琥珀味甘，性平。能镇惊安神定志，治心神不宁、失眠多梦和惊风癫痫。并能破瘀血、消癥瘕，治瘀血不行的月经停闭和瘀血结块的癥瘕疼痛。且有利水通淋的作用，治小便不通或小便短赤涩痛的淋证、癃闭等。

【应用】　用治小儿痰热内盛，惊风抽搐，常配伍清热化痰、息风定惊的朱砂、胆南星、天竺黄等药。用于癫痫惊狂，可配朱砂、天南星，制丸服。用于肝阳上亢，心悸失眠，神虚不寐，常与羚羊角、茯神、远志、人参、甘草等药同用。若治妇女瘀血内停、经闭癥瘕及产后瘀阻腹痛等，常配伍三棱、没药、鳖甲、延胡索等药。此外，本品配伍蒲黄、海金沙、没药、通草，可治血淋涩痛、小便不利。

【用量用法】　1～3g，多入丸、散，入汤剂当研末冲服。

【使用注意】　阴虚内热小便不利及内无瘀滞者忌服。

【现代研究】　本品主要含树脂、挥发油。有抑制中枢、镇静、抗惊厥的作用。

【附方】

1. 琥珀抱龙丸　琥珀、朱砂、胆星、天竺黄、檀香、人参、茯苓、枳实、山药、甘草，用于小儿痰热内盛、惊风抽搐。

2.《灵苑方》之琥珀散　琥珀、三棱、莪术、乌药，用于瘀血内停、经闭腹痛。

3. 琥珀散　琥珀、蒲黄、海金沙、没药，用于血淋涩痛。

血　　竭

【歌诀】　血竭味咸，跌扑损伤，恶毒疮痈，破血有谁。

【译注】　血竭味甘咸，性平，是伤科和外科的要药。治跌仆损伤、瘀血作痛或外伤出血，痈疽疮疡，穿溃不收口等症。本品内服，有破血行瘀止痛的作用。外用可以止血、生肌敛疮；由于它能活血定痛，还可治妇人经闭腹痛和产后瘀血作痛等。由于破血效捷，颇有舍我其谁之势。

【应用】　用于跌打损伤，瘀血肿痛或外伤出血，常与乳香、没药、红花、儿茶同用，内服、外敷均有良效。若伤筋骨折疼痛难忍，可与当归、赤芍、桂心、没药、白芷等同用，有疗伤止痛之功。本品配伍三棱、莪术、当归、川芎等活血散瘀止痛药，可治妇人瘀血经闭、痛经、产后瘀阻腹痛及血分瘀滞心腹诸痛。此外，本品用治疮疡破溃，久不收口及金疮出血等症，常配伍象皮、白蜡、冰片、珍珠、乳香、没药。若水火烫伤、破溃流水久不收口，常配伍紫草、甘草、白芷、当归、轻粉。

【用量用法】　内服每次 1～2g，入丸、散剂。外用适量，研末撒敷或制成膏药贴敷。

【使用注意】　凡无瘀血者不宜服。孕妇及月经期忌用。

【现代研究】　本品含血竭素、去甲基血竭素、去甲基血竭红素及黄烷醇、查耳酮、树脂酸等。能缩短家兔血浆再钙化时间；显著抑制血小板聚集，防止血栓形成；对多种致病真菌有不同程度的抑制作用。

【附方】

1. 七厘散　见乳香条。用于跌打损伤、瘀血肿痛。

2. 生肌散　见龙脑条。用于疮疡破溃、久不收口。

石钟乳（钟乳石、鹅管石）

【歌诀】　石钟乳甘，气乃剽悍，益气固精，治目昏暗。

【译注】　石钟乳味甘，性温。它的药力比较猛烈，有补气固精的作用，并能明目。可用于肺气虚的咳嗽气喘和肾虚的阳痿、遗精以及两目昏暗。

【应用】　用于肺虚劳嗽、咳痰喘急，甚至冷哮痰喘等症，可配伍麻黄、杏仁、甘草等止咳平喘药。若肾气不足，纳气无力引起的阳虚冷喘，可配伍温肾纳气平喘的补骨脂、山茱萸、蛤蚧、五味子等药。用于肾虚的阳痿、遗精，以及两目昏暗，常与补骨脂、淫羊藿、附子、熟地、枸杞子、菊花等药合用。如妇女产后气血亏虚，乳汁不下，可配党参、黄芪、当归、通草、王不留行等药。

【用量用法】　10～15g，煎服。

【使用注意】　痰热咳嗽及阴虚火旺者忌服。

阳 起 石

【歌诀】　阳起石甘，肾气乏绝，阳痿不起，其效甚捷。

【译注】　阳起石味甘，性微温，有温肾壮阳、强阳起痿的作用。用于肾阳虚的男子阳痿遗精和女子宫寒不孕诸症，有较快的治疗效果。

【应用】　用治肾阳不足引起的腰膝酸软冷痛、遗精滑精、阳痿早泄等，可与补骨脂、鹿茸、菟丝子、肉苁蓉、人参等药同用。若妇女下焦虚寒，月经不调，可以本品配伍鹿茸为丸服。

【用量用法】　3～6g，入丸、散服。

【使用注意】　阴虚火旺忌用，不宜久服。

【现代研究】　本品含硅酸镁、硅酸钙等。

【附方】

阳起石丸　阳起石、鹿茸，用于肾阳不足、腰膝酸软、遗精阳痿。

桑椹子

【歌诀】 桑椹子甘，解金石燥，清除热渴，染须发皓。

【译注】 桑椹子味甘，性寒。有养阴润燥和补血的作用，并可解除矿物金石药的燥性和治疗阴虚有热的口渴。能乌须发，可治头发早白。

本品临床多用于眩晕耳鸣、须发早白，津伤口渴，内热消渴和血虚肠燥的便秘等。

【应用】 用治阴血不足，头晕目眩，失眠多梦等，常配伍白芍、熟地等药。用于年老体衰所引起的腰膝酸软、头昏耳鸣及须发早白等，常以本品与何首乌、旱莲草、女贞子等滋补肝肾药同用。若治阴虚津伤、口舌干燥及内热消渴等，多配伍石斛、麦冬、玉竹、天花粉等养阴生津止渴药。此外，本品与火麻仁、生首乌、生地、枳壳等润肠通便药同用，还可治津伤肠燥，大便秘结。

【用量用法】 9~15g。桑椹膏15~30g，温开水冲服。

【使用注意】 中焦虚寒便溏者忌服。

【现代研究】 本品含糖、鞣酸、苹果酸、维生素B、胡萝卜素、蛋白质、芸香苷等。可增强细胞及体液免疫，还能促进造血功能。

【附方】

首乌延寿丹 何首乌、旱莲草、桑椹、女贞子、豨莶草、菟丝子、杜仲、牛膝、桑叶、金银花、生地、金樱子、黑芝麻，用于阴血不足、头晕目眩、须发早白。

蒲 公 英

【歌诀】 蒲公英苦，溃坚消肿，结核能除，食毒堪用。

【译注】 蒲公英味甘苦，性寒。有清热解毒、消散痈肿的作用，能消除坚硬的肿块或结核，可治痈肿疔毒，尤其是乳房生痈。此外，食物中毒也可应用。

本品苦寒又能清泄湿热、利尿通淋，对湿热引起的黄疸、淋证也有较好疗效。

【应用】　用治肝郁气滞，胃热壅络所致的乳痈肿痛，常配伍瓜蒌、牛蒡子、天花粉、连翘、黄芩、栀子、青陈皮等药。用于痈肿疔毒，多与金银花、野菊花、紫花地丁等同用，有良好的清热解毒之功。而治热毒壅盛肠痈腹痛，可配大黄、桃仁、牡丹皮、金银花等药。若肺中热毒壅滞，肺痈吐脓，可配伍桃仁、芦根、鱼腥草等药。治疗实火内盛，目赤肿痛，可单用本品煎汤内服，或配伍黄芩、栀子、金银花、菊花等药。用治湿热下注，热淋涩痛，本品常与车前子、白茅根、木通、竹叶等药同用。又，配伍柴胡、栀子、郁金、茵陈、板蓝根等清热解毒、利胆退黄药，可治疗湿热黄疸。

【用量用法】　10～15g。外用适量。

【使用注意】　用量过大，可致缓泻。

【现代研究】　本品含蒲公英甾醇、蒲公英素、蒲公英苦素、菊糖、果胶、胆碱等。有较强的杀菌作用及抗病毒、利胆、保肝、抗内毒素、利尿、健胃、轻泻及抗肿瘤作用。

【附方】

五味消毒饮　见金银花条。用于痈肿疔毒。

石　韦

【歌诀】　石韦味苦，通利膀胱，遗尿或淋，发背疮疡。

【译注】　石韦味甘苦，性微寒。功能利尿通淋，清利膀胱湿热，可治膀胱湿热引起的小便频数不畅如遗尿状，或小便短赤涩痛的淋证，并有凉血止血之功，还可用治小便涩痛带血的血淋、尿血；并治发背、湿疮等由湿热所致的疮疡肿毒。亦能清肺止咳，可治肺热咳喘。

【应用】　用治小便短赤、淋沥涩痛，常配伍清热利尿通淋药车前子、白茅根、竹叶、通草等。本品配伍蒲黄、当归、芍药，可治血淋。用于血热妄行的崩中漏下、吐血衄血，可单味水煎服，或配伍蒲黄、茜草、生地、大蓟、小蓟等凉血止血药。此外，单用本品煎服还可治疗肺热喘咳。

【用量】　6～12g。

【现代研究】　本品含皂苷、蒽酚类、黄酮类、鞣质等。具有抑菌作用，并能镇咳、祛痰。

【附方】

石韦散　石韦、槟榔，用于肺热喘咳。

萹　蓄

【歌诀】　萹蓄味苦，疥瘙痿痔，小儿蛔虫，女人阴蚀。

【译注】　萹蓄味苦，性微寒。其性沉降下行，专入膀胱经，长于清利膀胱湿热，有利湿热、杀虫的作用。可治疥癣瘙痒的皮肤病，以及痈疽、痔疮肿痛；并治小儿蛔虫病。对妇女阴部糜烂发痒作痛、流臭水的"阴蚀"亦有效。

本品还能通淋，是治淋证的要药。

【应用】　用治湿热下注，小便短赤，淋沥涩痛，常与石韦、生地、木通、竹叶、甘草等清热利尿通淋药同用。若配伍小蓟、石韦、白茅根、栀子等凉血止血、利尿通淋药，可治血淋涩痛。用于皮肤湿疹、阴道滴虫、阴部湿痒等，可以鲜品单味煎汤外洗。此外，本品与榧子、槟榔等杀虫药合用，可治蛔虫、蛲虫、钩虫等病。

【用量】　9～15g，鲜品加倍。

【使用注意】　内无湿热或脾虚便溏者忌服。

【现代研究】　本品含萹蓄苷、蒽醌类、鞣质、钾盐等。有显著的利尿作用；对葡萄球菌、福氏痢疾杆菌、铜绿假单胞菌及皮肤真菌等均有抑制作用。并有驱蛔虫、蛲虫及缓泻作用。

【附方】

八正散　见栀子条。用于湿热下注、淋沥涩痛。

鸡　内　金

【歌诀】　鸡内金寒，溺遗精泄，禁痢漏崩，更除烦热。

【译注】　鸡内金味甘，性寒。有止遗尿和遗精的作用，并止痢疾及子宫出血。又能解除烦热。

本品主要有健胃消食积的作用，善治食积停滞引起的脘腹饱闷、嗳气或腹胀泄泻，以及小儿疳积等。并有化结石的作用。

【应用】 用治饮食停滞、消化不良所致吞酸纳减，可单用本品研粉冲服。若小儿疳疾，腹大消瘦，面色萎黄，低热，可单用本品配合白面做饼服。治疗脾胃虚弱，食少纳呆，消瘦乏力等，常配伍茯苓、白术、干姜、大枣等益气健脾药。本品连肠洗净炙为末服，可治小儿遗尿。配伍芡实、莲子肉、菟丝子、桑螵蛸等益肾固精药，可治肾气不足、精关不固的遗精、滑精。此外，近年以本品配伍车前草、海金沙、川牛膝、滑石等药，可治泌尿系结石。若治胆结石，则常与金钱草、郁金等药同用。

【用量用法】 3～10g。研粉吞服。

【使用注意】 本品所含有效成分受高热即被破坏，故不宜久炒，以生用研末冲服为宜。

【现代研究】 本品含胃激素，角蛋白。能提高胃液分泌量、酸度及消化力，使胃的运动功能增加，排空加速等。能增强胃蛋白酶、胰脂肪酶活性，动物实验可加强膀胱括约肌收缩，减少尿量，提高醒觉。

鲤　鱼

【歌诀】 鲤鱼味甘，消水肿满，下气安胎，其功不缓。

【译注】 鲤鱼味甘，性平。有通利小便的作用，能治水肿胀满气喘；并能安胎。它的功效是较显著的。

【应用】 用治水肿胀满，鲤鱼大者1头，去头、尾及骨，取肉，与赤小豆共煮去渣服。用于咳嗽气喘，胸膈满闷，可用姜、醋煮食。本品可治胎动不安、妊娠水肿，可煮汤食之或与白术、茯苓、黄芪同用。此外，本品煎汤服，可治妇女产后气血不足，乳汁不下，或配伍当归、黄芪、党参、王不留行、通草等药。

【用量用法】 大者1条，煮食。

芡实（鸡头米）

【歌诀】 芡实味甘，能益精气，腰膝酸疼，皆主湿痹。

【译注】 芡实味甘涩，性平。有补肾益精的作用，可治肾虚的腰膝酸痛；并能化湿，所以对湿痹关节痛也有效。

本品味甘补中、涩而收敛，更有固精和健脾止泻、除湿止带的功效，可治肾虚遗精和白带，以及脾虚的泄泻、久痢等。

【应用】 用治脾不健运，食少纳呆，便溏久泻，常与党参、白术、茯苓、山药、扁豆等益气健脾止泻药同用。若肾气不足，精关不固，遗精滑精，或下焦虚寒，小便频数，白浊等，常配伍桑螵蛸、菟丝子、金樱子、茯苓、乌药等益肾固精、缩尿药。本品用治湿热下注，妇女带下色黄、黏稠之证，常与黄柏、山药、白果同用。若脾虚湿盛，湿邪下注，带下量多、色白清稀，则需配伍健脾利湿止带药如山药、陈皮、党参、白术、茯苓等。

【用量】 9～15g。

【使用注意】 本品滋补收敛，故二便不利不宜用。

【现代研究】 本品主含淀粉、蛋白质、脂肪、碳水化合物、微量元素、抗坏血酸等。具有收敛、滋养作用。

【附方】

1. 水陆二仙丹　芡实、金樱子，用于遗精白浊、小便频数。

2. 易黄汤　见黄柏条。用于湿热带下。

石 莲 子

【歌诀】 石莲子苦，疗噤口痢，白浊遗精，清心良剂。

【译注】 石莲子味苦，性寒。善治不能饮食的噤口痢；并治小便混浊如米泔水的白浊和遗精。此外，苦寒又能清除烦热，是清心的良药。

【应用】 用治噤口痢，可单用本品去外壳研细末，米饮调下。若心经虚热，小便赤浊，本品可配伍炙甘草研细末，灯心煎汤调下。用治心火上炎，湿热下盛，小便赤涩，淋浊带下，遗精等症，可配伍黄芩、麦冬、车前子、茯苓等品。此外，本品用治热毒噤口痢，常与菖蒲、黄连等同用。

【用量】 6～15g。

【使用注意】 本品苦寒，故脾胃虚弱便溏者忌用。

【附方】

开噤散　见菖蒲条。用于热毒噤口痢。

【按】 本品质坚色黑带壳，是莲子经霜后沉在水中的，与食用的莲子不同。

藕 附：藕节

【歌诀】 藕味甘寒，解酒清热，消烦逐瘀，止吐衄血。

【译注】 藕味甘，性微寒。有解除酒毒和清热除烦、凉血止血的作用，并能化瘀血，可治烦热口渴和血热引起的吐血、鼻衄。

【应用】 用治时气烦渴不止，生藕捣绞取汁，与生蜜合服，有除烦止渴之功。若用于血热动血引起的吐血、衄血、尿血等，常与生地、白茅根、栀子、茜草等凉血止血药同用。治疗产后瘀血腹痛，常配伍当归、赤芍、桃仁、炮姜、益母草等药。用治小便热淋，可用生藕汁、地黄汁、葡萄汁各等份，入蜜温服。

【用量用法】 内服：生食、捣汁1~2杯或煮食。

【使用注意】 忌铁器。

【现代研究】 本品主含鞣质、天门冬素、淀粉等。能缩短出、凝血时间。

【附方】

双荷散 藕节、荷蒂，用于猝然吐血。

【附】 藕节即莲的地下茎的节。甘、涩，平。功能收敛散瘀止血。生用止血化瘀，炒炭收敛止血。用量3~10g。

龙眼（桂圆肉）

【歌诀】 龙眼味甘，归脾益智，健忘怔忡，聪明广记。

【译注】 龙眼肉味甘，性平。有补心脾、益气血的作用，可治心脾血虚引起的心悸不安、失眠和记忆力减退。气血受补，精神充足，自然耳聪目明。

此外，本品还有止血之功，对大便下血和妇女崩漏有效。

【应用】 用治心脾两虚，气血不足所致的失眠健忘、心悸怔忡等，常与党参、黄芪、当归、远志、酸枣仁等补益心脾、养心安神药同用。此外，单用本品持续服用，可用于病后体虚、产后调补或脑力衰退等。

【用量】 9～15g。

【使用注意】 湿阻中焦或有停饮痰火者忌服。

【现代研究】 本品含葡萄糖、蔗糖、酒石酸、腺嘌呤、胆碱及蛋白质、脂肪等。具有耐缺氧作用，并可减少低温下小鼠死亡率。

莲　须

【歌诀】 莲须味甘，益肾乌须，涩精固髓，悦颜补虚。

【译注】 莲须味甘涩，性微温。主要有收涩的作用，可以补肾固精，并能乌黑须发，常用于肾虚精关不固的遗精、滑精和吐血崩漏。此外，又能使皮肤润泽。

【应用】 用治梦遗、滑精、遗尿、尿频、吐血、崩漏等下焦虚损、冲任不固之证，常配伍龙骨、牡蛎、芡实、沙苑子等固肾涩精、收敛止血药。

【用量】 1.5～5g。

【使用注意】 内有湿热及阴虚火旺者忌用。

【附方】

金锁固精丸　见牡蛎条。用于梦遗滑精、遗尿尿频。

石榴皮　附：石榴根皮

【歌诀】 石榴皮酸，能禁精漏，止痢涩肠，染须尤妙。

【译注】 石榴皮味酸涩，性温。有固精涩肠的作用，可止梦遗滑精，或精液自流和久痢、久泻、下血等滑脱证。又能染须发，可使须发由白变黑。

【应用】 用治久泻久痢、便血脱肛等，可单味煎服或研末冲服；或配伍黄连、黄柏、干姜、甘草、当归、阿胶，治疗久痢不止而湿热邪气未尽者。若脾胃虚弱、气虚下陷引起的脱肛久泻，可配黄芪、白术、柴胡、升麻等补益中气、升阳举陷药。古方治脱肛，用石榴皮、陈壁土、白矾浓煎熏洗，再加五倍子炒研敷托。用于治疗蛔虫、绦虫、蛲虫等，可配伍槟榔、鹤虱等驱虫药。此外，用治脾肾不足、冲任不固所致崩漏带下，可与黄芪、白术、龙骨、牡蛎、乌贼骨、升麻等药同用。本品外用还可治牛皮癣。

【用量用法】 3~9g。入煎剂可生用，散剂可炒用，止血宜炒炭用。

【使用注意】 本品酸涩收敛，内有实火不宜用。

【现代研究】 果皮含鞣质、伪石榴皮碱、异石榴皮碱、异槲皮苷、甘露醇、没食子酸、草酸钙等。对多种致病菌及皮肤真菌都有抑制作用；盐酸石榴碱对绦虫有杀灭作用。

【附方】

1. 黄连汤 黄连、黄柏、干姜、甘草、当归、阿胶、石榴皮，用于久泻久痢、便血脱肛。

2. 石榴皮汤 石榴皮、当归、阿胶、艾叶，用于冲任不固、崩漏下血。

【附】 本品即石榴的果皮。另有石榴根皮，性味相同，功专杀虫，能驱除寸白虫和蛔虫。

陈 仓 米

【歌诀】 陈仓谷米，调和脾胃，解渴除烦，能止泻痢。

【译注】 陈仓米甘，性平。有补养脾胃、除烦止渴的作用，可治病后脾胃虚弱，消化不良，食后胀满，烦渴或泄泻、痢疾等。

【应用】 用治吐痢后大渴、饮水不止，可单用陈仓米煎服。治暑月吐泻，可与麦芽、黄连同蒸熟，焙研成末，治水丸服。若治噤口痢，可与黄连同用。用治病后脾胃虚弱，食后胀满，常与白术、山药、莱菔子、麦芽、砂仁等同用。

【用量】 15~30g。

【附】 陈仓米即陈久的粳米。

莱 菔 子

【歌诀】 莱菔子辛，喘咳下气，倒壁冲墙，胀满消去。

【译注】 莱菔子味辛甘，性平。味辛行散，于消食导滞中长于行气消胀。它的降气祛痰、消食除胀的力量很大，所以对肺有实邪的

咳嗽气喘痰多和肠胃食积不化、胸腹胀满或腹痛泻痢等，均可消除。

【应用】 用于食积停滞、嗳腐吞酸，食少纳呆，脘腹胀满、呕吐腹泻等，常配伍山楂、麦芽、神曲等药。若食积兼脾虚，可加白术；兼湿热，可加黄连、连翘；兼水湿内停，可加茯苓；气逆呕吐，可加陈皮、半夏。用于痰涎壅盛，咳嗽气喘，常配伍白芥子、苏子。此外，古有单用本品生者，涌吐风痰，治风痰癫狂的记载。

【用量】 5～12g。

【现代研究】 本品含脂肪油，挥发油。莱菔素有降压、增强离体兔回肠节律性收缩、祛痰、镇咳、平喘、改善排尿功能、降低胆固醇和一定的抑菌作用。

【附方】

1. 保和丸　见山楂条。用于食积停滞、脘腹胀满。

2. 三子养亲汤　见苏子条。用于痰涎壅盛、咳嗽气喘。

【按】 本品一般炒用，生用能涌吐痰涎，解散风寒。

砂糖（赤砂糖、红糖）

【歌诀】 砂糖味甘，润肺利中，多食损齿，湿热生虫。

【译注】 砂糖味甘，性微温。有润肺、调和脾胃的作用。但多服会损伤牙齿，并能助湿热以致生虫。

本品又能行血化瘀，善治产后瘀血阻滞的腹痛。

【应用】 用治上气喘嗽烦热，食即吐逆，可用砂糖、姜汁等份煎服。若治下利噤口，可用本品250g，乌梅1个水煎，时时饮之。本品行血化瘀，善治瘀血阻滞引起的痛经，产后瘀阻腹痛，可配伍生姜末冲服。此外，本品瓦上煅，研末菜油调敷，可治水火烫伤。

【用量用法】 10～15g，冲化；外用适量。

【使用注意】 痰湿内盛者不宜服。

饴　　糖

【歌诀】 饴糖味甘，和脾润肺，止咳消痰，中满休食。

【译注】 饴糖味甘，性温，有益气和中、缓急止痛、润肺止咳

的作用。善治脾胃虚寒、胸腹急痛和肺虚咳嗽等，但由于湿热或食积阻滞引起的胸腹胀满不能服用。

【应用】 用治劳倦伤脾，中气不足，食少纳呆，腹中冷痛等，常与桂枝、白芍配伍应用。若气虚甚，可加用黄芪、党参；若中焦寒甚，可加干姜、川椒；若气血双亏，可加当归、黄芪；若胸腹大寒作痛，本品常配伍川椒、干姜、人参。用于肺虚咳嗽，干咳无痰，声音低微、气短喘粗者，常与百部、蜂蜜等配用。若肺寒久咳，可配伍温肺散寒、化痰止咳药如细辛、干姜、半夏等。

【用量用法】 30~60g。入汤剂须烊化冲服。

【使用注意】 凡湿阻中满、湿热内蕴，以及痰湿甚者忌用。

【现代研究】 本品含大量麦芽糖及少量蛋白质、脂肪、维生素B等。

【附方】

1. 小建中汤 饴糖、桂枝、白芍、生姜、大枣、甘草，用于脾胃虚寒、腹中冷痛。

2. 大建中汤 川椒、干姜、饴糖、人参，用于胸腹大寒作痛者。

麻　油

【歌诀】 麻油性冷，善解诸毒，百病能治，功难悉述。

【译注】 麻油味甘，性微寒。善于解毒，对游风丹毒、疥癣湿疮肿毒，均能解除，并且功效很好，难以全述。

内服有润肠通便的作用，能治燥结的便秘。

【应用】 用治肿毒初起，以麻油煎葱黑色，热涂；若痈疽发背初起，可用麻油煎沸和醇醋服。治梅花秃癣，清油1碗，以小竹子烧火，入内煎沸，沥猪胆汁1个，外擦。用于小儿初生大便不通，以麻油30ml，皮硝少许同煎，冷定，慢灌口中。

【用法】 内服，生用或熬熟；外用涂擦。

【使用注意】 脾虚便溏者忌服。

白果（银杏）

【歌诀】 白果甘苦，喘嗽白浊，点茶压酒，不可多嚼。

【译注】 白果味甘苦涩，性平，有小毒。涩敛苦降，有敛肺止咳嗽、气喘，以及收涩止白浊、白带的作用。作点心服食，能解酒，但有毒，不可多吃。

【应用】 用治哮喘痰嗽，常配伍麻黄、甘草，共奏宣肺定喘止咳之功。若痰热内盛，兼风寒外束，痰多气急咳嗽哮喘，常配伍麻黄、杏仁、黄芩、桑白皮、半夏、甘草等药，外散风寒，内清痰热而止咳平喘。用治下元虚损，带下赤白，可配伍胡椒、莲肉等同乌骨鸡煮食。用于湿热带下、色黄质稠者，常配伍芡实、黄柏。若小便白浊，可配伍益智仁、萆薢等。

【用量用法】 5～10g或5～10枚，入煎剂可生用，入散剂或嚼食宜煨熟用。

【使用注意】 本品有毒，注意用量。咳嗽痰稠不利者不宜用。

【现代研究】 种子含蛋白质、脂肪、淀粉、氰苷、维生素B_2及多种氨基酸；外种皮含有毒成分白果酸、氢化白果酸、白果酚、白果醇等。白果各部分，尤其是白果酸，能抑制结核杆菌的生长，于体外对多种细菌及皮肤真菌有不同程度的抑制作用。并有抗氧化、抗衰老、免疫抑制及抗过敏等作用。

【附方】

1. 定喘汤 麻黄、杏仁、黄芩、桑白皮、甘草、半夏、白果、款冬花、苏子，用于风寒外束、咳嗽哮喘。

2. 易黄汤 见黄柏条。用于湿热带下、色黄质稠。

【不良反应】 生用、过食白果可致中毒，表现为腹痛、呕吐、腹泻、发热、烦躁、发绀及昏迷、抽搐，严重者可致呼吸麻痹而死亡。应立即洗胃、导泻、利尿，服蛋清或活性炭，以减轻毒素的继续吸收，并进行对症处理。中药可用甘草30g，或白果壳30～60g，水煎服，或木香适量用开水磨汁，入麝香少许服之。

胡 桃 肉

【歌诀】 胡桃肉甘，补肾黑发，多食生痰，动气之物。

【译注】 胡桃肉味甘，性温。有补肾乌须黑发的作用，可治肾虚腰痛脚弱和须发早白。但多食能助湿生痰，并能使气行不畅而引

起胀满。

此外，本品能补肺肾止咳喘，对肺肾不足的咳嗽气喘有效。还能润肠通便。

【应用】 用治肾虚腰痛脚软，两足痿弱，小便频数，常配伍补骨脂、杜仲。本品与补骨脂研末蜜调服，可治肾不纳气的虚寒喘咳。若肺气不足，久咳气喘，可与人参、杏仁制蜜丸服。用于血虚津枯肠燥便秘，可单用本品，或与火麻仁、当归、肉苁蓉等配伍应用。此外，本品炒焦研末糊状，外敷治皮炎湿疹。

【用量用法】 10~30g。定喘止嗽宜连皮用。润肠通便宜去皮用。

【使用注意】 阴虚火旺、痰热咳嗽及便溏者均不宜服。

【现代研究】 本品含脂肪油，主要成分为亚油酸、甘油酯，又含蛋白质、碳水化合物、钙、磷等。有镇咳作用。

【附方】

1. 青娥丸 补骨脂、杜仲、胡桃，用于肾虚腰痛、足痿。

2. 人参胡桃汤 见人参条。用于肺气不足、久咳气喘。

梨

【歌诀】 梨味甘酸，解酒除渴，止嗽消痰，善驱烦热。

【译注】 梨味甘酸，性寒。甘寒清热、甘酸养阴，有清热除烦解渴、润肺化痰止咳的作用，并能解酒毒。善治热病津伤的烦热口渴和肺有热的干咳无痰等。

【应用】 用治温病口渴甚，吐白沫黏滞不快者，以梨汁、藕汁、麦冬汁、鲜苇根汁、荸荠汁和匀服。用于肺热阴伤，干咳无痰，可捣汁用，或加姜汁、白蜜调服。若治痰热中风、急惊痰壅，可与竹沥、牛黄、童便等同用。若病久烦渴，单用本品食之甚佳。

【用法】 生食、（去皮核）捣汁，或熬膏。

【使用注意】 脾虚便溏及寒嗽忌服。

榧实（榧子）

【歌诀】 榧实味甘，主疗五痔，蛊毒三虫[①]，不可多食。

【译注】 榧子味甘，性平，为杀虫、消食积的要药。有润肠缓泻的作用，能治痔疮大便困难，以及多种虫积的腹痛等症。由于能润肠，故不可多服，恐致滑泄不禁。

注：①三虫：长虫、蛲虫、赤虫，即指蛔虫、蛲虫、姜片虫。

【应用】 用治蛔虫腹痛，吐蛔便蛔，可单用10～20粒嚼服，或配伍使君子、苦楝皮、川椒等。用治绦虫，常配伍南瓜子、槟榔等。本品配伍槟榔、茶籽饼制成榧子合剂，可治钩虫病。生榧子与槟榔合用，水煎服，可治肝吸虫，气虚者可先服四君子汤，再服上药，以扶正驱虫。本品配伍槟榔、贯众、鹤虱，共为末制成丸，可用于治疗蛔虫、绦虫、蛲虫、姜片虫等多种肠道寄生虫病。此外，用治肺燥阴伤，干咳少痰而症轻者，可单服本品；重者须配伍麦冬、阿胶、瓜蒌、杏仁等养阴润肺药。

【用量用法】 9～15g。宜炒熟嚼食，也入煎剂。

【按】 入煎须打碎或去壳（即"榧子肉"）。生用或炒用均可。

竹　茹

【歌诀】 竹茹止呕，能除寒热，胃热呕哕，不寐安歇。

【译注】 竹茹味甘，性微寒，为和胃止呕良药，又有清肺化痰的作用。常用于胃热的呕吐呃逆，以及肺热咳嗽；并能除烦，治痰热内扰、心烦失眠。

【应用】 用于痰热咳嗽，痰黄黏稠，咽痛舌红等症，常配伍瓜蒌、桑白皮、贝母、黄芩、杏仁等清热化痰药。若痰热郁结，痰火上扰，心烦不眠，胸闷痰多等，常配伍枳实、半夏、茯苓、陈皮。若中风痰迷，舌强失语，常与菖蒲、胆星、半夏、茯苓等同用。用治胃热呕吐，可配伍黄连；若湿热中阻，胸闷苔腻呕吐，常与黄连、橘皮、半夏同用，以清胃化湿、止呕和胃；若胃气不足，虚而不降，呕吐哕逆，可配伍益气和胃降逆止呕药，如人参、陈皮、生姜等；若胃虚呕逆而兼热，常与竹叶、石膏、人参、半夏、芦根等药同用。此外，对妊娠呕吐，经适当配伍也可以应用。

【用量用法】 5～10g，一般除痰热多生用；止呕多姜汁炙用。

【使用注意】 胃寒呕哕及感寒夹食作呕者不宜服。

【现代研究】 竹茹粉对白色葡萄球菌、枯草杆菌、大肠杆菌、伤寒杆菌均有较强的抑制作用。

【附方】

1. 温胆汤 半夏、茯苓、陈皮、生姜、枳实、竹茹、大枣、甘草，用于痰热郁结、心烦不眠。

2. 黄连橘皮竹茹半夏汤 黄连、橘皮、竹茹、半夏，用于湿热中阻、胸闷呕吐。

3. 橘皮竹茹汤 橘皮、竹茹、人参、生姜、大枣、甘草，用于胃虚呕吐。

【按】 本品用姜汁炒，能增强止呕化痰的作用。

竹叶　附：竹叶卷心

【歌诀】 竹叶味甘，退热安眠，化痰定喘，止渴消烦。

【译注】 竹叶味辛甘淡，性寒。有清热、除烦、止渴的作用，适用于温病心烦口渴，睡眠不安等；并能化痰止咳喘，可治肺有热的咳嗽气喘。

本品甘淡渗湿、甘寒泻火，上能清心火而解热，下可通小肠而利尿，故可用于心火上炎、口舌生疮。

【应用】 用治外感风热、发热、头痛、口干、咽痛、咳嗽等，常配伍辛凉解表药，如金银花、连翘、薄荷、牛蒡子、桔梗等。用治心经有热，心烦不安，口舌生疮，小便短赤、涩痛等，常与木通、甘草梢、灯心草等清心除烦、利尿通淋药同用。若热病后期，气阴两伤，余热不尽，身热汗出，心烦口渴，舌红而干，本品常配伍益气养阴、清热除烦药，如石膏、麦冬、人参、半夏、甘草等。如外感热病，热入心包，高热谵语，舌绛而干，甚则神昏，常与玄参心、连翘心、麦冬等清热凉血解毒药同用。

【用量用法】 3~10g，煎服。

【附方】

1. 银翘散 见连翘条。用于外感风热或温病初起，头痛口渴。

2. 导赤散 见木通条。用于心经有热、口舌生疮、小便短赤。

3. 竹叶石膏汤 见石膏条。用于热病后期、气阴两伤、身热汗出。

4. 清营汤　见生地条。用于热入心包、神昏谵语。

【附】　竹叶卷心即卷而未放的幼叶，更长于清心火，多用于温热病，热陷心包，神昏谵语之证，常与玄参、麦冬、莲子心等同用。用量：鲜者6～12g。

竹　沥

【歌诀】　竹沥味甘，阴虚痰火，汗热烦渴，效如开锁。

【译注】　竹沥味甘，性大寒。甘寒性滑，主要有清热滑痰的作用，可治热邪伤津、炼液为痰的顽痰胶结、痰稠难咳之证。对热病有汗、烦热、口渴，亦有良好的疗效。

本品又可清心开窍，且清热化痰，善治中风口噤、昏迷不语，以及痰热蒙闭清窍的惊痫癫狂等。

【应用】　用于中风痰迷，心神恍惚，不知人、不能言，常与生姜汁、生葛汁合用。治肺热痰盛，咳嗽胀满，心烦等，以及癫痫狂乱、内热便秘者，常配伍大黄、黄芩、姜汁、半夏、礞石等药。本品配伍牛黄、胆星、生姜汁，可治小儿痰热惊风，四肢抽搐；此外，配伍茯苓可治子烦。

【用量用法】　30～60ml，冲服。

【使用注意】　本品性寒滑利，故寒痰咳嗽及脾虚便溏者忌用。

【现代研究】　本品含有十余种氨基酸，葡萄糖，果糖，蔗糖，以及愈创木酚、甲酚、苯酚、甲酸、乙酸、苯甲酸、水杨酸等。具有明显的镇咳、祛痰作用。还有增加尿中氯化物、增高血糖的作用。

【附方】

竹沥达痰丸　竹沥、大黄、黄芩、姜汁、半夏、礞石，用于肺热痰盛、咳嗽胀满及癫痫狂乱、内热便秘。

【按】　本品与姜汁同用，能增加祛痰作用。

莱　菔　根

【歌诀】　莱菔根甘，下气消谷，痰癖咳嗽，兼解面毒。

【译注】　莱菔根味甘，性微寒。有降气化痰、消食积的作用，

可治痰积在两胁的喘满咳嗽和谷食停滞引起的胸腹胀满等症；亦能消除面食积滞。

【应用】 用治食积不消，脘腹胀满、纳呆、吐泻等，可与麦芽、谷芽、山楂、陈皮、连翘等同用。若痰饮内盛，咳嗽喘满，可与陈皮、半夏、桔梗、白芥子等消痰理气药同用。古方治痰热喉痹，用莱菔汁和皂角汁催吐。

【用量用法】 30～50g，捣汁服，煎汤或煮食。

【使用注意】 脾胃虚寒者慎用。

【按】 本品即食用萝卜。

灯草（灯心草）

【歌诀】 灯草味甘，运利小便，癃闭成淋，湿肿为最。

【译注】 灯心草味甘淡，性微寒。甘淡渗湿、微寒清热，有通小便、利湿热的作用，善治湿热引起的小便不通和小便短赤涩痛的淋证。对湿性浮肿也有疗效。

此外，本品用朱砂拌，能镇心安神；青黛拌，能清肝凉血。

【应用】 用于热淋涩痛、小便不利之证，常配伍通草、滑石、栀子、甘草梢等清热利尿药。用治心经有热，心烦不眠，小便短赤，口舌生疮，可配淡竹叶、木通、生甘草等清心利尿药。

【用量】 1～3g。

【现代研究】 本品含纤维、脂肪油、蛋白质、多聚糖等。有利尿、止血作用。

【附方】

八正散 见栀子条。用于热淋涩痛、小便不利。

艾 叶

【歌诀】 艾叶温平，温经散寒，漏血安胎，心痛即安。

【译注】 艾叶味苦辛，性温。其气芳香温通、苦燥辛散，有温通经脉、止血、止痛、调经、安胎的作用。常用于孕妇的子宫出血和胎动不安，以及虚寒性的月经不调、腹痛等。对于胸脘寒痛，使

用本品能很快止痛。

【应用】 用治妇女下焦虚寒，少腹冷痛、宫冷不孕等，可配伍香附、当归、肉桂、吴茱萸、黄芪、川断等药。若妇女冲任虚损，月经过多，崩漏及妊娠下血等，常与阿胶、当归、地黄等药同用。如属血热妄行的吐血、衄血，可以鲜艾叶配伍凉血止血的侧柏叶、鲜生地、鲜荷叶等药。用于虚寒性脘腹疼痛，常与吴茱萸、香附、干姜、当归、延胡索等温中散寒止痛药同用。本品与苍术、地肤子、白鲜皮等燥湿止痒药煎汤熏洗，可治皮肤湿癣瘙痒。此外，以艾绒制成艾条灸，可温通气血、透达经络，治疗风湿痹痛、关节疼痛等。

【用量用法】 3～9g。外用适量。炒用以止血，生用以散寒止痛，艾绒制条用以烧灸。

【现代研究】 本品主要含挥发油。其中有桉油素、萜品烯醇-4、β-石竹烯等。能缩短出、凝血时间，其煎剂对家兔离体子宫有兴奋作用；挥发油有平喘、镇咳、祛痰、抗过敏、抑菌及抗病毒作用。

【附方】

1. 艾附暖宫丸 艾叶、香附、当归、肉桂、吴茱萸、黄芪、川断、川芎、白芍、地黄，用于下焦虚寒、少腹冷痛、宫冷不孕。

2. 胶艾汤 阿胶、艾叶、地黄、当归，用于冲任虚损、月经过多、崩漏下血。

3. 四生丸 见侧柏叶条。用于血热妄行、吐血衄血。

绿　　豆

【歌诀】 绿豆气寒，能解百毒，止渴除烦，诸热可服。

【译注】 绿豆味甘，性寒。能解除草木、金石药毒及疮疡热毒。此外，还能清暑热、除烦止渴，善治暑热烦渴。其他的热性病也可服用。

【应用】 用治热毒疮疖，可单用生品捣碎调敷。本品与大黄研末，用薄荷汁入蜜调敷患处，可治小儿丹毒。与黑豆、赤小豆、甘草同煮饮汁食豆，可预防痘疮。用治附子中毒，头肿唇裂流血，与黑豆煎汤服，有解毒作用。此外，绿豆煮汤冷饮，可治暑热烦渴。

【用量用法】 16～30g。外用适量。

【现代研究】 本品含蛋白质，脂肪，糖类，胡萝卜素，维生素B$_1$、维生素B$_2$，烟酸和卵磷脂等。能防治实验性高脂血症。

【附方】

1. 三豆饮 绿豆、赤小豆、黑豆，用于痘疮。

2. 绿豆饮 绿豆粉、黄连、葛根、甘草，用于误服热毒之剂、烦躁作吐或狂渴。

川椒 附：椒目

【歌诀】 川椒辛热，祛邪逐寒，明目杀虫，温而不猛。

【译注】 川椒味辛，性热。有温肾暖脾、逐寒燥湿止痛和杀虫止痒的作用，适用于胸腹冷痛或泻痢腹痛，以及虫积腹痛、湿疹、阴痒等。

本品辛热燥烈，还能补火助阳，可治肾阳虚、肾不纳气的痰喘咳嗽，但阴虚火旺者忌用。此外，煎汤外洗能治湿疮作痒。至于"明目"的作用，古书虽有记载，现不多用。

【应用】 用治中焦虚寒，脘腹冷痛，或吐或泻，常配伍干姜、人参、饴糖等温中散寒、益气健脾药。若用于寒湿泄泻，可与陈皮、苍术、厚朴、甘草等燥湿散寒药配用。本品炒热，布包温熨痛处，又治胃腹冷痛，有散寒止痛之效。如与使君子、榧子、乌梅等驱虫药同用，可治虫积腹痛、吐蛔便蛔等。用治肾虚腰痛，咳嗽痰喘，形寒肢冷等，常与茯苓同用。此外，本品同苦参、地肤子、白矾等煎水熏洗，可疗皮肤湿疹瘙痒。

【用量用法】 3～6g。外用适量。

【使用注意】 本品辛热有毒，故阴虚火旺者忌用。

【现代研究】 本品含挥发油，主要成分为柠檬烯、枯醇、异茴香醚等。有麻醉止痛、杀灭猪蛔虫的作用，对多种致病细菌、疥螨及某些皮肤真菌有抑制作用。

【附方】

1. 大建中汤 见饴糖条。用于中焦虚寒、脘腹冷痛。

2. 椒术丸 川椒、苍术，用于寒湿泄泻。

3. 理中安蛔汤　川椒、人参、白术、茯苓、干姜、乌梅，用于虫积腹痛、吐蛔便蛔。

4. 椒苓丸　茯苓、川椒，用于肾虚腰痛、形寒肢冷。

【附】　椒目即川椒的种子，色黑，味苦，性寒，有下气行水的作用，能治水肿胀满，小便不利。用量5~10g。

胡　椒

【歌诀】　胡椒味辛，心腹冷痛，下气温中，跌扑堪用。

【译注】　胡椒味辛，性热。有温胃散寒止痛、下气行滞的作用，可治胸腹冷痛及胃寒呕吐，或泄泻痢疾等。跌仆损伤，亦可以使用。

【应用】　用于胃寒冷痛、腹痛泄泻等，常配伍高良姜、荜茇、延胡索等药，也可单味研粉放膏药中外贴脐部，治感寒腹痛泄泻。此外，近年用本品10~15粒研末置胶布中央，外贴大椎穴治疟疾。临床还有以之与荜茇的粗提物制成抗痫片，治疗多型癫痫的报道。

【用量用法】　0.6~1.5g。研粉吞服。外用适量。

【现代研究】　本品含胡椒碱、胡椒脂碱、胡椒新碱及挥发油。内服有祛风健胃作用；并使皮肤血管扩张，产生温热感。所含胡椒碱有明显抗惊厥和镇静作用。

石蜜　附：蜂蜜

【歌诀】　石蜜甘平，入药炼熟，益气补中，润燥解毒。

【译注】　石蜜味甘，性平。入药必须炼熟。有益气补脾胃和润燥解毒的作用，适用于脾胃虚弱的脘腹挛急疼痛，津液不足的肠燥便秘，以及肺燥干咳。一般补养药用蜜作丸，能加强补益作用。治咳药用蜜炙，可以增加润肺止咳功能；并可缓和毒性药物，起到解毒作用。

【应用】　用于年老津枯、久病体虚及温热病后津伤肠燥致便秘，可单用本品内服30~60g，冲或制成栓剂使用，也可配伍养血润燥滑肠的黑芝麻、当归、火麻仁等药。用于肺燥干咳及虚劳久嗽、咽干等，常用的润肺化痰止咳药款冬花、紫菀、百部、枇杷叶多以蜜制，以增强润肺止咳的作用。若肺脾两虚，久咳不止甚则咳血等，常与人参、生地、茯苓同用。用治寒疝腹痛，手足厥冷，脉沉紧者，可用乌头煎液与本品兑服。若脾胃虚寒，脘腹疼痛，本品常与陈皮、白芍、甘草同用。近年来，本品用于溃疡病、慢性肝炎有一定疗效。某些补益药物，如甘草、黄芪，蜜炙后可增强补益之功。此外，本品外涂疮肿、烫伤，有解毒保护疮面的作用；尚可缓解乌头、附子等药物的毒性；凡滋补丸药，用蜜制丸者多，皆取本品有补养、矫味、防腐、黏合及缓和药性等作用。

【用量用法】 9～30g。冲调内服，或入丸剂。外用适量。

【使用注意】 湿热积滞，胸脘痞闷者慎用。

【附方】

1. 大乌头煎　乌头、白蜜，用于寒疝腹痛、手足厥冷。

2. 蜜草煎　陈皮、白芍、甘草、蜂蜜，用于脾胃虚寒、脘腹疼痛。

【附】 本品是野蜂蜜，现多用蜂蜜，性味功用相同。

马 齿 苋

【歌诀】 马齿苋寒，青盲白翳，利便杀虫，癥痛咸治。

【译注】 马齿苋味酸，性寒。有清热解毒、凉血止痢、杀虫散血的作用，可治热毒引起的视物不清或生翳膜肿痛，以及热毒血痢。此外，由于本品能散血，所以对瘀血不行的癥瘕和痈肿都可以治疗。

【应用】 用治热毒血痢，可单用本品煎服，或用鲜品捣汁，煎沸入蜜和服；亦可与赤芍、黄连、车前草等同用治泄泻痢疾。古方尚可用治目赤翳障，现代临床很少应用。此外，以本品煎汤内服、外洗，或鲜品捣烂外敷，还可用治痈疽疮毒。近代临床还用本品配凤尾草、地榆、槐角等药，治痔疮出血。单用鲜品捣汁服，治崩漏下血，有凉血止血之效。

【用量用法】 9～15g，鲜品30～60g。外用适量，捣敷患处。

【使用注意】 脾胃虚寒、肠滑作泄者忌服。

【现代研究】 本品含大量的L-去甲基肾上腺素和多巴胺及少量多巴。对各型痢疾杆菌、伤寒杆菌、金黄色葡萄球菌及某些致病性真菌均有抑制作用。对子宫平滑肌有明显的兴奋作用，还具有增强肠蠕动、降低胆固醇、抗氧化、延缓衰老及利尿的作用。

葱　白

【歌诀】 葱白辛温，发表出汗，伤寒头疼，肿痛皆散。

【译注】 葱白味辛，性温。辛散温通，性善走窜，能达表入里，有解表发汗的作用，善治外感风寒、头痛怕冷等。痈肿疮毒，用它外涂，可以消散。

本品又能通阳利水，可治痢疾脉微，以及寒凝腹痛、小便不利等症。

【应用】 用于外感风寒、头痛怕冷等感冒轻证，常与豆豉同用。用治阴寒内盛、阳气不振、下痢脉微者，常与附子、干姜、甘草同用。用葱白捣烂，敷于脐部，外用纱布衬垫，再用温水袋温熨，可用治寒凝腹痛及小便胀闭等。此外，本品能解鱼肉毒，又为解毒调味之佳品。

【用量】 10～15g。

【现代研究】 本品含挥发油，主要为蒜素。对多种细菌及皮肤真菌有抑制作用。此外，还有发汗、解热、利尿、健胃、祛痰的作用。并能杀阴道滴虫。

【附方】

1. 葱豉汤　葱白、豆豉，用于外感风寒轻证。
2. 白通汤　葱白、附子、干姜、甘草，用于阴寒内盛、下利脉微者。

胡荽（芫荽）

【歌诀】 胡荽味辛，上止头痛，内消谷食，痘疹发生。

【译注】 胡荽味辛，性温。有散风寒、透疹和开胃消食的作用，适用于风寒头痛和痘疹的透发不快，以及消化不良、食欲减退等。

【应用】 用于麻疹初期透发不畅，或感受风寒，疹出复隐者，可煎汤局部熏洗或乘热擦抹涂摩，亦可配荆芥、柽柳、牛蒡子、蝉蜕等药。此外，本品作调料用，对消化不良、食欲减退等症有效。

【用量用法】 3~6g。局部熏洗适量。

【现代研究】 本品含挥发油、苹果酸钾、维生素C、正癸醛、芳香醇等。有促进外周血液循环、增加胃肠腺体分泌和胆汁分泌及抗真菌作用。

韭 附：韭菜子

【歌诀】 韭味辛温，祛除胃寒，汁清血瘀，子医梦泄。

【译注】 韭味辛，性温。有通胃气、散寒邪的作用，可治胃寒气滞、胀闷作痛。韭汁能活血散瘀。韭子能温肾助阳，可治梦遗滑精。

【应用】 用治脘腹冷痛，可单用生韭菜研服。下肠中瘀血，韭汁冷饮甚验。治紫癜，用韭汁合童便服。

【用量用法】 内服捣汁饮，30~60g。

【使用注意】 阴虚内热及火毒疮疡、肝热目疾均应忌服。

【附】 韭菜子味辛甘，性温。功能温肾壮阳、固精缩尿。用于肾虚阳痿、腰膝冷痛，可以单用，也可配仙茅、淫羊藿、巴戟天等药。用治梦遗滑精，可与熟地、菟丝子、补骨脂等同用。若治膀胱虚冷、遗尿尿频，可配益智仁、鹿角霜、龙骨等。用量3~9g。

大 蒜

【歌诀】 大蒜辛温，化肉消谷，解毒散痈，多用伤目。

【译注】 大蒜味辛，性温。有消肉食积滞和解毒杀虫的作用。内服可治痢疾、泄泻、咳嗽和虫积腹痛；外用能散痈肿，并治疥癣疮毒。但多服会伤眼睛。

【应用】 用治痢疾，可单用本品捣烂，加白糖水冲服，或用10%大蒜糖浆内服。若治百日咳，可配红糖、生姜煎服。用于蛲虫病，以本品捣碎加香油调成软膏外涂肛门周围，或10%大蒜液做保留灌肠。本品配淡豆豉、乳香捣烂外敷，或捣烂与麻油和研，贴敷患处，可治痈疽疮毒。

【用量用法】 内服煎汤9~15g，生食适量，外用捣敷。

【使用注意】 凡阴虚火旺、口齿、咽喉肿痛、目疾者，均应忌服。《本草纲目》："久食伤肝损眼。"《本草经疏》："辛温太过，则血耗而目损矣。"故用当注意。

【现代研究】 本品含挥发油，主要成分为大蒜素，是一种植物杀菌素。对多种致病细菌、真菌、阿米巴原虫及阴道滴虫等具有明显的抑菌或杀菌作用。此外，还有降血脂、增强免疫功能、降血压、护肝、抑制血小板聚集、抗肿瘤、抗突变、促进分娩的作用。

食 盐

【歌诀】 食盐味咸，能吐中痰，心腹卒痛，过多损颜。

【译注】 食盐味咸，性寒。有催吐作用，能吐胃中的宿食或痰水的停积，可治胸腹突然疼痛。过多服用，能耗伤血液，并损人皮肤颜色。

【应用】 用治宿食停留，心腹满痛，或痰迷心窍，喜笑不休，温温欲吐者，均可用淡盐汤探吐。本品化水点眼、刷牙、洗疮，又可用治目赤翳障、齿龈肿痛、溃疡作痒，有清火凉血解毒之效。

【用量用法】 9～18g，内服催吐宜炒黄，沸汤溶化温服，外用适量。

【使用注意】 水肿者少服或忌服。

茶

【歌诀】 茶茗①性苦，热渴能济，上清头目，下消食气。

【译注】 茶叶味苦，性微寒。有清热降火、消食利尿的作用，并有兴奋的作用。适用于暑热烦渴、头目眩晕、食积不消、精神疲倦、嗜睡及小便不利等症。

注：①茗：音名（míng），即茶叶的别称。

【应用】 用治暑热烦渴，单用泡茶饮服。用治风热上攻、头目昏痛，可配黄芩、川芎、薄荷等。若食积不消，消化不良，单用浓煎服。用治嗜睡，可与酸枣仁等份为末服。治小便不利，可配海金沙为散服，甘草、生姜煎汤送下。

【用量】 3～6g。

【使用注意】 失眠者忌服。

川芎茶调散　川芎、荆芥、防风、薄荷、辛夷、白芷、羌活、甘草、清茶，用于风寒侵袭、头痛目昏。

酒

【歌诀】　酒通血脉，消愁遣兴，少饮壮神，过多损命。

【译注】　酒味苦甘辛，性热。有通利血脉的作用，可用于关节酸痛、行动不利，并能引药上行而助药力。少饮可振奋精神，多饮或久饮，会伤害身体。

【应用】　用治胸痹绞痛，可配瓜蒌、薤白，或浸泡山楂，作药酒服。用于风湿痹痛，可浸泡木瓜及五加皮等，作药酒饮用。作为炮制辅料，如酒炒黄连，可引药上行，善治肝热目赤、口舌生疮；酒炒当归，又取其助药力，增强当归活血作用。

【用量用法】　随量使用。温饮，和药同煎或浸药服用。

【附方】

瓜蒌薤白白酒汤　瓜蒌、薤白、白酒，用于胸痹绞痛。

醋

【歌诀】　醋消肿毒，积瘕可去，产后金疮，血晕皆治。

【译注】　醋味酸苦，性温。有散瘀血、消肿毒的作用，可治胸腹疼痛和瘀血积块攻撑作痛，以及痈肿等。此外，还能治产后或外伤出血过多引起的昏晕，以及胆道蛔虫引起的突然疼痛。

【应用】　用治癥瘕腹痛，可用鳖甲、诃子、干姜等份为末，加入本品制醋糊丸服。用于一切积聚，可用醋煮京三棱、川芎、大黄共为末，作水丸服。若治产后血晕，可用本品加热蒸腾，放于患者鼻下以熏之。用治胆道蛔虫证，顿服本品30~50ml，有良好的止痛效果，待疼痛缓解后，再服驱虫药。治痈肿，生附子以醋磨稠汁外敷。

【用量】　随量使用。

【按】　本品古称"苦酒"，如《伤寒论》苦酒汤。

淡　豆　豉

【歌诀】　淡豆豉寒，能除懊忱，伤寒头痛，兼理瘴气。

【译注】　淡豆豉味苦，性寒。有解表发汗、散郁除烦的作用，适用于感冒或温病初起，寒热头痛、无汗和胸中不舒、烦热不眠等。此外，兼能清除湿热瘴气。

【应用】　用治外感风寒，发热恶寒，头痛无汗者，常与葱白同用。用于外感风热或温病初起者，常与金银花、连翘、薄荷等合用。与栀子同用，还可治邪热内郁，胸中烦闷，虚烦不眠之证。

【用量】　6～12g。

【现代研究】　本品含脂肪、蛋白质及酶等。发汗力较弱，有健胃助消化作用。

【附方】

1. 葱豉汤　葱白、豆豉，用于外感风寒、发热恶寒。
2. 银翘散　见连翘条。用于外感风热或温病初起。

【按】　豆豉有两种制法，一种用苏叶、麻黄同制，药性偏温，发散力强，适用于风寒表证。另一种用桑叶、青蒿同制，药性偏凉，适用于风热表证、温病初起。

莲子　附：莲心

【歌诀】　莲子味甘，健脾理胃，止泻涩精，清心养气。

【译注】　莲子味甘，性平。有补脾胃、止泄泻、益肾涩精和补养心气的作用，适用于脾虚的泄泻久痢，肾虚的梦遗滑精、白带，以及心悸失眠等。

【应用】　用治脾虚久泻，常与党参、茯苓、白术等同用。用治小便白浊，梦遗滑精，可与益智仁、龙骨等份为散服。本品与人参、麦冬、茯苓等合用，又可治心火上炎，肾阴不足，烦躁不眠，淋浊崩带，遗精滑精之证。

【用量】　6～15g。

【现代研究】 本品主含淀粉、蛋白质、脂肪、碳水化合物、棉子糖、钙、磷、铁等。

【附方】

1. 参苓白术散　见白术条。用于脾虚久泻。

2. 金锁固精丸　见牡蛎条。用于小便白浊、梦遗滑精。

【附】 莲心为本品的胚芽，味苦，性寒。有清心除热的功效，用治温病热入心包，烦热神昏，常与玄参、麦冬、水牛角等同用。用量1～5g。

大　枣

【歌诀】 大枣味甘，调和百药，益气养脾，中满休嚼。

【译注】 大枣味甘，性温。能调和百药，并有益气补脾、养血安神的作用，可治脾胃虚弱、食少便溏和血虚脏躁等。本品是补养药，容易助湿生痰，因此由痰湿引起的胸中胀满不要服。

【应用】 用治脾胃虚弱，食少便溏，常与党参、茯苓、白术等同用。若用于血虚萎黄，多与熟地、当归、白芍等配伍使用。用治血虚脏躁，精神不安，常与甘草、小麦同用。大枣配葶苈子，能泻肺平喘利尿而不伤肺气；与甘遂、大戟、芫花同用，能泻水逐痰而不伤脾，取其调和药性之功。

【用量用法】 6～15g，劈开煎汤服，或去皮核捣烂为丸服。

【现代研究】 本品含蛋白质，糖类，有机酸，黏液质，维生素C，维生素P，微量钙、磷、铁和多种氨基酸等。有提高体内单核-吞噬细胞系统的吞噬功能，保护肝脏，增强肌力和增加体重，增加胃肠黏液，纠正胃肠病损，镇静，催眠等作用。

【附方】

1. 甘麦大枣汤　甘草、大枣、小麦，用于血虚脏躁。

2. 葶苈大枣泻肺汤　葶苈子、大枣，用于泻肺平喘利尿而不伤肺气。

3. 十枣汤　见甘遂条。用于泻水肿、胀满而不伤脾。

生姜　附：生姜皮

【歌诀】 生姜性温，通畅神明，痰嗽呕吐，开胃极灵。

【译注】 生姜味辛，性微温，为"呕家圣药"。有醒神、止呕、散风寒、温肺止咳的作用，可治中恶气的突然昏倒和胃寒的呕吐，以及肺有寒邪的痰多咳嗽。此外，还能治风寒感冒、头痛鼻塞，并可增进食欲，开胃的功效是很好的。

【应用】 用治中恶昏倒或中风痰迷，可用本品捣汁冲服，有开痰醒神之效。用于胃寒呕吐，常与半夏同用。若肺有寒邪，痰多咳嗽，多与杏仁、紫苏、陈皮等同用。用治风寒感冒轻证，常与红糖或葱白煎汤服。

【用量】 3～10g。

【现代研究】 本品含挥发油及辣味成分姜辣素。能促进消化液分泌，增进饮食，保护胃黏膜，抗溃疡；能兴奋血管运动中枢、呼吸中枢、心脏、升高血压；有镇吐、镇痛、抗感染、消肿、发汗等作用；并能抑菌。

【附方】
1. 小半夏汤　半夏、生姜，用于胃寒呕吐。
2. 杏苏散　见桔梗条。用于风寒感冒、痰多咳嗽。

【附】 生姜皮性味辛凉，功能利尿消肿，多用治小便不利，皮肤水肿，常与大腹皮、桑白皮、五加皮等同用。用量3～10g。

桑　叶

【歌诀】 桑叶性寒，善散风热，明目清肝，又兼凉血。

【译注】 桑叶味甘苦，性寒。质轻升散，善疏散风热；性寒又能清肝明目。可治外感风热的发热咳嗽、头痛目赤以及肝阳上亢的头晕目眩等。此外，本品还兼有润肺凉血的作用，可治燥热伤肺、咳血咽痛等。

【应用】 用治外感风热、发热咳嗽，常与菊花、薄荷、桔梗等同用。对于肝阳眩晕，目赤头痛，常配伍菊花、石决明、白芍等药。若燥热伤肺，咳嗽咽干，常以本品与杏仁、沙参、贝母同用。用治肺热咳血，可配生地、白茅根、侧柏叶等。

【用量用法】 5～10g。蜜炙能增强润肺止咳作用。

【现代研究】 本品含脱皮固醇、芸香苷、桑苷、槲皮素、异槲皮素、多种氨基酸和维生素等。有抑菌、降糖、止血的作用，并能降低血脂、促进蛋白质合成，减少炎症渗出。

【附方】

1. 桑菊饮　见桔梗条。用于外感风热、发热咳嗽。
2. 清燥救肺汤　见麦门冬条。用于燥热伤肺、咳嗽咽干。

浮　萍

【歌诀】 浮萍辛寒，发汗利尿，透疹散邪，退肿有效。

【译注】 浮萍味辛，性寒。辛寒发散泄热、质轻上浮，有发汗解表、透疹散邪、利尿退肿的作用。可治外感风热、发热无汗、麻疹不透、风疹瘙痒以及有表热证的水肿、小便不利等。前人有"发汗胜于麻黄，利水捷于通草"的说法。

【应用】 用于外感风热、发热无汗，可与荆芥、薄荷、连翘等同用。用治麻疹不透，可单用煎汤分洗，也可配牛蒡子、柽柳、金银花等药。若治风疹瘙痒，常与防风、蝉蜕、白鲜皮等同用，单用煎汤浴洗亦有效。用于水肿兼有表证者，又当与赤小豆、连翘、麻黄等配伍。

【用量】 3～9g。

【现代研究】 本品含红草素、牡荆素、木犀草黄素；还含有醋酸钾、氯化钾、碘、溴等物质。具有强心利尿及微弱的解热作用。

柽柳（西河柳）

【歌诀】 柽柳甘咸，透疹解毒，熏洗最宜，亦可内服。

【译注】 柽柳味辛甘咸，性温。主要有发表透疹的作用，多用于麻疹初起、不易透发，或疹透时感受风寒，以致疹毒内郁，透发不出。可以煎汤外用熏洗，亦可内服。如麻疹已透，则不宜用。

此外，煎汤洗浴，还可治皮肤风疹、周身瘙痒。并能祛风除湿，可治风湿痹痛。

【应用】 用治麻疹不透，可以单用煎汤熏洗，亦可配薄荷、蝉蜕、升麻等。近年采用柽柳嫩枝的煎剂、冲剂、丸剂、注射剂治疗慢性支气管炎，显示有较好的镇咳平喘、祛痰消炎作用。

【用量用法】　3～6g，外洗适量。

【现代研究】　本品含挥发油、芸香苷、槲皮苷、有机酸等。有镇咳、解热、抑菌、抗感染、保肝等作用。

【附方】

竹叶柳蒡汤　见蝉蜕条。用于麻疹初起、透发不畅。

胆　矾

【歌诀】　胆矾酸寒，涌吐风痰，癫痫喉痹，烂眼牙疳。

【译注】　胆矾味酸涩辛，性寒，有毒。内服有涌吐风热痰涎的作用，可用于风痰癫痫、咽喉肿痛、痰涎壅塞以及误食毒物等。外用有燥湿收敛的功效，泡汤洗可治风眼赤烂，研末服能治牙疳肿痛。

【应用】　用于涌吐风痰癫痫，可单用研末，醋汤调下。用于咽喉肿痛、痰涎壅塞，常配伍僵蚕为末，吹喉取涎。用治误食毒物，可单用研末化水，内服催吐即可。用治风眼赤烂，以之烧研泡汤洗目。用于牙疳，以之配儿茶、胡黄连研末外敷。

【用量用法】　0.3～0.6g，研末水调服，用于催吐。用于催吐，每次极量为0.9g，限服1次。外用适量研末调敷，若洗目则应配制千倍之水溶液。

【使用注意】　体虚者忌服。本品有毒，严防内服过量引起中毒。

【现代研究】　本品主含硫酸铜。内服刺激胃引起反射性呕吐。

【附方】

1. 二圣散　胆矾、僵蚕，用于咽喉肿痛、痰涎壅塞。

2. 胆矾散　胆矾、儿茶、胡黄连，用于牙疳。

【不良反应】　胆矾是多亲和性毒物，误服或过量服用，可强烈刺激口腔、胃肠道黏膜，对心、肝、肾有直接的毒性作用；对中枢神经系统有强烈的亲和力，并能引起溶血性贫血。解救方法：立即洗胃、导泻，解毒剂首选依地酸二钠钙，若酸中毒可补充碳酸氢钠溶液；若溶血，可用氢化可的松，必要时输新鲜血液或对症治疗。

番 泻 叶

【歌诀】 番泻叶寒，食积可攻，肿胀皆逐，便秘能通。

【译注】 番泻叶味甘苦，性大寒。有泄热、消积、通便的作用，适用于肠胃蕴热、积食停滞、便秘不通，以及消化不良、胸腹胀满等。此外，还可用于水肿腹胀，有泻下逐水的功效。

【应用】 热结便秘，可单用本品少量泡水服，也可配枳实、厚朴。用治消化不良，食积内停，便秘腹胀，又当配大黄、橘皮、槟榔等药。若治水肿腹胀、二便不通之实证，可单用沸水泡汤服，也可配伍牵牛子、大腹皮。

【用量用法】 2 ~ 6g，入煎剂当后下。研末 1.5 ~ 3g，或泡水服。

【使用注意】 体虚及妇女月经期、妊娠期、哺乳期忌服。

【现代研究】 本品含蒽醌衍生物，有泻下作用，并有抗菌、抑菌作用。

【不良反应】 大剂量服用，有恶心、呕吐、腹痛等副作用。与木香、藿香等同用，可减少副作用。

寒 水 石（凝水石）

【歌诀】 寒水石咸，能清大热，兼利小便，又能凉血。

【译注】 寒水石味辛咸，性大寒。功能清热泻火，除烦止渴；兼能利尿凉血。适用于温热病壮热烦渴、小便不利、脉洪大的证候。

本品外用可治烫火伤及热毒疮肿。

【应用】 用于温病壮热烦渴，常与石膏、知母、天花粉等同用。如用治暑热烦渴，小便不利，可与滑石、金银花、通草等同用。若治烫火灼伤，单用本品烧研敷之。又以本品研末合猪胆汁外涂，可治小儿丹毒。

【用量】 10 ~ 18g。

【使用注意】 脾胃虚寒者忌服。

【现代研究】 本品为芒硝的天然晶体。

【附方】

三石汤 石膏、寒水石、滑石、杏仁、竹茹、金银花、白通草，用于温病壮热烦渴。

芦　根

【歌诀】　芦根甘寒，清热生津，烦渴呕吐，肺痈尿频。

【译注】　芦根味甘，性寒。有清热除烦、养胃生津、止呕、利尿的作用，常用于温热病初起的发热烦渴和胃热津伤的呕吐呃逆，以及肺热胸痛、咳吐脓血的肺痈等。此外，还可用于肺胃郁热、小便频数及麻疹不透。

【应用】　用于热病津伤烦渴，常与天花粉、知母、麦冬等同用。用治胃热呕逆，单用或配竹茹、姜汁、粳米等药。若用于肺痈吐脓，多与鱼腥草、金银花、桔梗同用。本品配芫荽、柽柳煎汤内服并浴洗，还可用治麻疹初起、透发不畅。

【用量】　干品 15～30g；鲜品 30～60g。

【现代研究】　本品含薏苡素、天门冬酰胺等。具有解热、镇静、镇痛、降血压、降血糖、抗氧化及雌激素样作用。体外试验对溶血性链球菌有抑制作用。

【附方】

《千金》苇茎汤　见薏苡仁条。用于肺痈吐脓。

银　柴　胡

【歌诀】　银柴胡寒，虚热能清，又兼凉血，善治骨蒸。

【译注】　银柴胡味甘，性微寒。甘寒清热益阴，有退阴分虚热和凉血除蒸、清除疳热的作用。善治劳热骨蒸和小儿疳热等。

【应用】　用于劳热骨蒸，常与秦艽、鳖甲、地骨皮等同用。用治小儿疳热，多与胡黄连、鸡内金、党参等配伍使用。

【用量】　3～10g。

【现代研究】　本品含皂苷类物质。具有解热及降低胆固醇的作用。

【附方】

清骨散　见胡黄连条。用于劳热骨蒸。

【按】　银柴胡与柴胡名称相近，并均能退热。但银柴胡清虚热，除疳热，善治阴虚发热、小儿疳热；柴胡发表退热，善治外感发热、邪在少阳之往来寒热，并能升阳举陷，疏肝解郁。

丝 瓜 络

【歌诀】 丝瓜络甘，通络行经，解毒凉血，疮肿可平。

【译注】 丝瓜络味甘，性寒。其状如网、善走血络、甘寒清热，有通行经络和凉血解毒的作用，可治气血阻滞、经络不通的胸胁疼痛、关节酸痛，以及热毒痈肿疮疡、乳汁不通等。

【应用】 用治胸胁疼痛，可配枳壳、郁金、瓜蒌皮。用于关节酸痛，可与桑枝、松节、秦艽同用。若治乳痈肿痛，又当配蒲公英、金银花、白芷、赤芍等药。

【用量】 5～12g。

【现代研究】 本品含木聚糖、半乳聚糖、甘露聚糖。有明显的镇痛、镇静和抗感染作用。

秦 皮

【歌诀】 秦皮苦寒，明目涩肠，清火燥湿，热痢功良。

【译注】 秦皮味苦涩，性寒。苦能燥湿、寒可清热、涩主收敛，有清热燥湿、涩肠止泻、止带的作用。用于湿热泻痢，功效良好。此外，又能清肝明目，可治肝火上炎引起的目赤肿痛、目生翳障等。

【应用】 用治湿热泻痢，多与白头翁、黄连、黄柏同用。用于肝热目赤、目生翳膜，可单用本品蒸水洗眼，又可与菊花、黄连、蝉蜕配合，煎汤内服。此外，本品与黄柏、椿根白皮、蛇床子等同用，治湿热阴痒带下。

【用量用法】 6～12g。外用适量。

【现代研究】 本品含秦皮素、秦皮苷、马栗树皮素、马栗树皮苷及鞣质、皂苷等。有抑菌、消炎、镇痛、利尿、促进尿酸排泄及镇静、止咳祛痰、平喘的作用。

【附方】

白头翁汤 见黄连条。用于湿热泻痢或热毒血痢。

紫 花 地 丁

【歌诀】 紫花地丁，性寒解毒，痈肿疔疮，外敷内服。

【译注】 紫花地丁味苦辛，性寒。苦泄辛散，寒能清热，有清热解毒、消痈散结的作用，善治热毒引起的痈肿疔疮及毒蛇咬伤。既可捣烂外敷，亦可煎汤内服。

【应用】 用治痈肿疔疮，可单用鲜品捣汁内服，渣敷患处，也可配伍金银花、蒲公英、野菊花等。此外，单用鲜品捣汁内服，其渣稍加雄黄外敷患处，还可用治毒蛇咬伤。

【用量用法】 15～30g，入煎剂；单用30～60g。鲜品外用适量，捣敷患处。

【现代研究】 本品含苷类、黄酮类、蜡。对结核杆菌、痢疾杆菌、金黄色葡萄球菌、肺炎球菌、皮肤真菌及钩端螺旋体有抑制作用，其提取液可抗内毒素；还有清热、消肿、消炎的作用。

【附方】

五味消毒饮 见金银花条。用于痈肿疔疮。

败 酱

【歌诀】 败酱微寒，善治肠痈，解毒行瘀，止痛排脓。

【译注】 败酱味辛苦，性微寒。辛能行散、苦寒泻火，有清热解毒、行瘀排脓的作用，可以消散痈肿，对肠痈腹痛，疗效较好，故称为"肠痈要药"。又治产后血滞腹痛，但产后虚寒腹痛者不宜用。

【应用】 用于肠痈腹痛，脓已成者，常与附子、薏苡仁同用；也可与大黄、牡丹皮、桃仁、红藤等同用，治疗肠痈腹痛，便秘，未化脓者。用治产后实热瘀滞腹痛者，多与当归、乳香、延胡索等配伍。

【用量】 5～10g。

【使用注意】 脾胃虚弱、食少泄泻者忌服。

【现代研究】 本品含齐墩果酸、多种皂苷、生物碱、鞣质、挥发油等。

有抑菌、抗病毒的作用，能促进肝细胞再生，防止肝细胞变性，改善肝功能。并有抗肿瘤及镇静作用。

【附方】

薏苡附子败酱散　见薏苡仁条。用于肠痈腹痛、脓已成者。

【不良反应】　个别人服黄花败酱后有口干及胃部不适等反应，大剂量应用，易引起暂时性白细胞减少和头昏、恶心，停药1周左右恢复正常。

红藤（大血藤）

【歌诀】　红藤苦平，消肿解毒，肠痈乳痈，疗效迅速。

【译注】　红藤又叫大血藤，味苦，性平。有清热解毒、活血散结消痈的作用，为治肠痈腹痛的要药；并治乳痈、乳房结块肿痛，疗效均很快。还能通络止痛，可治风湿痹痛。

【应用】　用治肠痈腹痛，常与蒲公英、桃仁、大黄、厚朴等同用。用治乳痈，又多与瓜蒌、贝母、天花粉等配伍。若疗乳房结块肿痛，可与夏枯草、大贝母、远志等同用。

【用量】　9~15g。

【使用注意】　孕妇慎用。

【现代研究】　本品主要含鞣质。对金黄色葡萄球菌及乙型链球菌均有较强的抑制作用；对大肠杆菌、白色葡萄球菌、卡他球菌、甲型链球菌及铜绿假单胞菌也有一定的抑制作用。还能抑制血小板聚集，抗血栓形成，扩张冠状动脉，缩小心肌梗死范围。

【附方】

红藤煎　红藤、大黄、地丁、连翘、金银花、乳香、没药、牡丹皮、延胡索、甘草，用于肠痈腹痛。

鸦　胆　子

【歌诀】　鸦胆子苦，治痢杀虫，疟疾能止，赘疣①有功。

【译注】　鸦胆子味苦，性寒。有清热、解毒、杀虫、止痢、截疟的作用，用治痢疾（阿米巴痢疾）、疟疾，疗效都很好。本品用仁捣烂外涂治赘瘤，可起腐蚀功效。

注：①赘疣：音坠游（zhuìyóu），皮肤外面的赘生物，即瘊瘤。

【应用】 用于热毒血痢、休息痢（阿米巴痢疾），可去壳取仁，装胶囊吞服，或用鸦胆子仁浸液保留灌肠。用治间日疟及三日疟，单用其仁装胶囊吞服。用治鸡眼及寻常疣，可将其捣烂敷患处，或以凡士林调成90%软膏外涂。

【用量用法】 治痢疾，每次10～30粒，每日3次，连服7天；治疟疾，每次10～15粒，每日3次，连服5～7天，去壳取仁，装胶囊吞服，或用龙眼肉包裹吞服。小儿酌减。外用适量，捣烂敷患处。

【使用注意】 本品对胃肠道及肝肾均有损害，不宜多用久服。胃肠出血及肝肾病患者，应忌用或慎用。

【现代研究】 本品含生物碱（鸦胆子碱、鸦胆宁等）、苷类（鸦胆灵、鸦胆子苷等）、酸性成分、鸦胆子油等。对多种病毒及病原体均有抑制作用；并有抗疟、抗肿瘤的作用。对赘疣细胞可使细胞核固缩，细胞坏死、脱落。

【不良反应】 鸦胆子壳及种子均有毒；用量过大或直接吞服可致中毒，抑制中枢，损害肝肾，并引起内脏出血；其挥发油对皮肤和黏膜有强烈的刺激性。解救方法：早期催吐、洗胃、口服牛奶或蛋清，酌用泻药；补液并对症处理。

白 鲜 皮

【歌诀】 白鲜皮寒，疥癣疮毒，痹痛发黄，湿热可逐。

【译注】 白鲜皮味苦，性寒。苦能燥湿、寒可清热，有清热除湿、祛风解毒的作用，凡由湿热引起的疥癣疮疡、风疹瘙痒、湿疹湿疮、丹毒红肿，以及关节肿痛、黄疸等，用本品都有好的效果。

【应用】 用治湿疹、湿疮，常与金银花、苦参、黄柏及薏苡仁、滑石、木通等同用。用于风疹，常配荆芥、防风、蝉蜕。若治疥癣麻风，多配苦参、地肤子、白花蛇、大风子等药。用治风湿热痹，可配苍术、黄柏、牛膝、防己。治湿热黄疸，与茵陈同用，即有良功。

【用量用法】 5～10g。外用适量，煎汤洗或研粉敷。

【现代研究】 本品含白鲜碱、白鲜内脂、谷甾醇、胆碱等。水浸剂对多种致病真菌有不同程度的抑制作用，并有解热作用。

土 茯 苓

【歌诀】 土茯苓平，梅毒宜服，既能利湿，又可解毒。

【译注】 土茯苓味甘淡，性平。既能淡渗利湿，又能清热解毒，还能通利关节，为治梅毒的要药。对梅毒因服轻粉而引起的肢体关节拘挛，亦有疗效。也可用治湿热淋浊带下、湿疹瘙痒、湿热痹证。

【应用】 用于梅毒，可与金银花、白鲜皮、威灵仙、甘草同用，或单用浓煎剂加白糖内服亦效。用治梅毒因服轻粉而致肢体关节拘挛者，可重用本品，配少许皂角、牵牛子水煎服。此外，本品配黄连、苦参、龙胆，用治湿热疮毒、阴痒带下淋浊，其效亦佳。

【用量】 15～60g。

【使用注意】 服用本品忌茶。肝肾阴虚者慎用。

【现代研究】 本品含生物碱、挥发油、己糖类、鞣酸、植物甾醇等。能解汞毒；并能明显拮抗棉酚毒性。

【附方】

复方土茯苓汤 土茯苓、金银花、白鲜皮、威灵仙、甘草，用于梅毒或因服轻粉而致的肢体关节拘挛。

马 勃

【歌诀】 马勃味辛，散热清金，咽痛咳嗽，吐衄失音。

【译注】 马勃味辛，质轻性平。有散风热、清肺利咽、止血的作用，适用于风热蕴肺引起的咳嗽、失声、咽喉肿痛，以及吐血、鼻出血等。

【应用】 用治风热咳嗽、咽痛失声，常与牛蒡子、薄荷、连翘及黄芩、黄连、板蓝根等清热解毒药同用。用于血热吐衄，可以本品配砂糖为丸服，或与生地、白茅根、侧柏叶等同用。本品外用加压包扎，还可用治外伤出血。

【用量用法】 2～6g。布包煎。外用适量。

【现代研究】 本品含马勃素、尿素、麦角甾醇、亮氨酸、酪氨酸、大量磷酸钠。有止血、抑菌作用。

【附方】

普济消毒饮 见黄芩条。用于热毒上攻、咽喉肿痛。

【不良反应】 在用药过程中，偶有身热、头昏、倦怠、呕吐、腹痛、失眠、尿频及皮肤过敏等，停药后可愈。

橄　榄

【歌诀】 橄榄甘平，清肺生津，解河豚毒，治咽喉痛。

【译注】 橄榄味甘酸涩，性平。有清热生津解毒的作用，可用于肺胃壅热的咽喉肿痛，以及食河豚鱼中毒等。

【应用】 用治口舌干燥咽喉疼痛，常与寒水石、大青叶、桔梗、甘草、冰片等同用为丸服，或用鲜青果、鲜莱菔水煎服。若治河豚鱼蟹中毒，可用橄榄捣汁或浓煎服。此外，本品烧灰（存性）研服可治肠风下血；单用或配儿茶研末外敷，还可治下部疳疮。

【用量用法】 6～12g，大剂量可用至60g。外用，烧存性研末调涂。

蕺菜（鱼腥草）

【歌诀】 蕺菜微寒，肺痈宜服，熏洗痔疮，消肿解毒。

【译注】 蕺菜味辛，性微寒。辛能发散、寒可清热，有散肺热、解热毒、消痈肿、排脓毒的作用。内服为治痰热壅肺、咳吐脓血的肺痈要药；外用煎汤熏洗，治痔疮肿痛有效。此外，还可用于痈肿疔疮，有消肿解毒的功效。

【应用】 用于肺痈吐脓，可与芦根、冬瓜仁、桃仁、薏苡仁及蒲公英、瓜蒌、贝母、桔梗等同用。用治痔疮肿痛，可煎汤熏洗。用于痈肿疔疮，又当配伍蒲公英、金银花、野菊花等。

此外，本品还有清热除湿，利水通淋之效。用治湿热泻痢，常与黄连、黄柏等同用；用治湿热淋证，常配车前子、白茅根、海金沙等。

【用量用法】 15～25g，不宜久煎。外用适量。

【现代研究】 本品含鱼腥草素、挥发油、槲皮苷、氯化钾等。对多种病菌有不同程度的抑制作用，能增强白细胞吞噬功能，还有较强的利尿作用及镇痛、止血、镇咳、促进伤口愈合的作用。

【不良反应】 鱼腥草注射液可引起局部疼痛，大疱性药物性皮炎、末梢神经炎甚或过敏性休克，乃至死亡，当引起注意。

板 蓝 根

【歌诀】 板蓝根寒，清热解毒，凉血利咽，大头瘟毒。

【译注】 板蓝根味苦，性寒。有清热凉血、解毒利咽的作用，适用于风温时毒，发热头痛，头面部红肿胀痛的大头瘟及咽喉肿痛。

【应用】 用于大头瘟疫、咽喉肿痛、痄腮，常与薄荷、连翘、牛蒡子及黄芩、黄连、玄参等同用。此外，本品配生地、牡丹皮、赤芍等，还可用治温毒发斑。

【用量】 9～15g。

【使用注意】 体虚而无实火热毒者忌服，脾胃虚寒者慎用。

【现代研究】 本品对多种致病菌有抑制作用，对钩端螺旋体有杀灭作用，对流感病毒草科68-1株、乙肝表面抗原有明显抑制作用。并有降低血清胆固醇、甘油三酯和抗氧化作用。

【附方】
普济消毒饮 见黄芩条。用于大头瘟疫、咽喉肿痛。

【不良反应】 有报道，板蓝根口服可引起消化系统症状或引起溶血反应；其注射液可致变态反应，应引起注意。

西瓜 附：西瓜翠衣

【歌诀】 西瓜甘寒，解渴利尿，天生白虎，清暑最好。

【译注】 西瓜味甘淡，性寒。善能清暑热、除烦渴、利小便，适用于夏天感受暑热的烦渴，以及温病壮热烦渴、小便不利等，前

人予之"天生白虎汤"的称号。确是清暑的佳品。

【应用】 用于暑热烦渴及温病壮热烦渴兼有小便不利者，多单用本品取瓤绞汁饮用。

【用量用法】 每次饮用100~300ml，每日数次。

【附方】

清络饮 鲜金银花、鲜扁豆花、鲜荷叶、西瓜翠衣、鲜竹叶心、丝瓜皮，用于暑热尿赤、烦渴引饮。

【附】 西瓜翠衣，即西瓜皮。性味甘凉，清热解暑之力不及西瓜，然利尿之力较西瓜为胜，用治暑热尿赤，可配伍鲜荷叶、鲜金银花、鲜扁豆花等药。用于黄疸水肿，可与白茅根、滑石、车前子、茵陈等同用。

荷叶 附：荷梗

【歌诀】 荷叶苦平，暑热能除，升清治泻，止血散瘀。

【译注】 荷叶味苦，性平。有清除暑热和升发脾胃清阳的作用，适用于暑湿泻痢及脾虚清阳下陷的泄泻等。此外，又有止血散瘀的功效，可治吐血及子宫出血等。现代临床亦用于减肥。

【应用】 用于暑湿泻痢，可配滑石、甘草、木香、黄连等。用治脾虚泄泻，可与党参、茯苓、白术等同用。若用于血热吐血、衄血，可以鲜荷叶配伍鲜生地、鲜艾叶、鲜侧柏叶等清热凉血药。用荷叶烧研，配蒲黄、黄芩为散服，可治崩中下血。

【用量】 3~10g；荷叶炭3~6g。

【附方】

四生丸 见侧柏叶条。用于血热吐衄。

【附】 荷梗（叶柄），性味与荷叶相同，功效除清暑外，又能通气宽胸，多用于夏天感受暑湿，胸闷不舒，泄泻痢疾等。用量10~15g。

大 豆 卷

【歌诀】 豆卷甘平，内清湿热，外解表邪，湿热最宜。

【译注】 大豆卷味甘，性平。既能清利湿热，又可发汗解表。今多用于暑湿、湿温、湿热内蕴，发热汗少、胸闷不舒等。古方用

治水肿胀满、湿痹筋挛，但以湿热所致者为宜。

【应用】 用于暑湿、湿温初起，发热恶寒、身重胸闷、苔腻等，常与藿香、佩兰、厚朴等同用。古方治水肿胀满，常以之配大黄使用。用治湿痹拘挛，可配伍薏苡仁、防己、木瓜等品。

【用量】 10～15g。

【使用注意】 本品以清水制者，名清水豆卷，长于清热利湿；用麻黄水制者，名大豆黄卷，偏于发汗解表。

佩兰（省头草）

【歌诀】 佩兰辛平，芳香辟秽，祛暑和中，化湿开胃。

【译注】 佩兰味辛，性平，气清香。有芳香辟秽、祛暑化湿、醒脾开胃的作用，适用于暑湿表证、寒热头痛、胸闷不舒，以及湿浊郁滞脾胃，口中甜腻、多涎作恶、不能进食等。

【应用】 用于暑湿表证，寒热头痛，胸闷不饥，常配藿香、厚朴、荷叶等。用治胃呆不饥，脘痞呕恶，口中甜腻，可单用本品煎服，《黄帝内经》称兰草汤；也可配伍藿香、厚朴、扁豆、蔻仁等化湿和中药。

【用量】 3～10g。

【现代研究】 本品含挥发油，对流感病毒有直接抑制作用，并有明显祛痰作用。

【按】 本品即"兰草"，又名"省头草"，为菊科植物，与唇形科的泽兰不可混用。

冬瓜子 附：冬瓜皮

【歌诀】 冬瓜子寒，利湿清热，排脓消肿，化痰亦良。

【译注】 冬瓜子味甘，性寒。既能清上焦肺部蕴热，又能除下焦大肠的热积，并可排脓消肿。对湿热内蕴、日久成脓的肺痈和肠痈，有良好的效果。此外，兼能化痰，用于痰热咳嗽，疗效也很好。

本品还有清除下焦湿热的作用，可治白带、白浊。

【应用】 用于肺痈吐脓，常与薏苡仁、桃仁、芦根同用。用于肠痈，又当与大黄、牡丹皮、芒硝配伍使用。用治痰热咳嗽，也可与瓜蒌、黄芩、大贝母等同用。本品配伍黄柏、车前子、萆薢、土茯苓等，还可用治白带、白浊。

【用量】 3～12g。

【附方】

1.《千金》苇茎汤　见薏苡仁条。用于肺痈吐脓胸痛。

2. 大黄牡丹汤　见大黄条。用于肠痈腹痛。

【附】 "冬瓜皮"性味与子相同，功效偏于利水退肿，常用于水肿胀满、小便不利等。用量15～30g。

海 金 沙

【歌诀】 海金沙寒，淋病宜用，湿热可除，又善止痛。

【译注】 海金沙味甘淡，性寒。甘淡能利水渗湿、寒能清热、性偏下降，所以它有清除下焦湿热、解除尿道疼痛的作用，为治淋病的要药。对小便短赤、尿道涩痛的热淋更为有效，可起通淋止痛的功用。亦可用治水肿。

【应用】 用于热淋、石淋、膏淋等多种淋病，小便淋沥涩痛，常与泽泻、滑石、石韦、茯苓等同用。

【用量用法】 6～15g，包煎。

【使用注意】 肾阴亏虚者慎服。

【现代研究】 本品含脂肪油。其煎剂对金黄色葡萄球菌、铜绿假单胞菌、福氏痢疾杆菌、伤寒杆菌等均有抑制作用。并有利胆作用。

金 钱 草

【歌诀】 金钱草咸，利尿软坚，通淋消肿，结石可痊。

【译注】 金钱草味微咸，性平。有利尿通淋、消肿软坚的作用，适用于淋证尿道涩痛，尤以小便急迫、尿道刺痛的石淋更为有效。近年来用治肾与膀胱结石及肝胆结石，都有一定的疗效。

本品外用捣敷，可用于疮疡肿毒。

【应用】 用于热淋、石淋，尿涩作痛，常单用本品，每日250g，煎汤代茶饮，或配滑石、瞿麦、海金沙等。近年用本品治肾结石、膀胱结石，常配鱼首石、海金沙、冬葵子、滑石、石韦、瞿麦、鸡内金、杜仲等药。用治肝胆结石，多与柴胡、赤芍、枳实、茵陈、丹参、黄芩、川郁金等同用。此外，本品与茵陈、栀子、黄柏同用，还可治湿热黄疸。又以鲜品捣汁内服，或配鲜车前草、白酒绞汁搽敷患处，可治疮疡肿毒。

【用量】 15~60g，鲜用150~500g。

【现代研究】 本品含酚性成分和甾醇、黄酮类、鞣质、挥发油、胆碱、钾盐等。有显著的利尿作用，并能促进胆汁从胆管排出，还有排石作用。对金黄色葡萄球菌有抑制作用。并对体液免疫、细胞免疫均有抑制作用。

赤 小 豆

【歌诀】 赤小豆平，活血排脓，又能利水，退肿有功。

【译注】 赤小豆味甘酸，性平。既有活血排脓、清热解毒的作用，又有利水退肿的功效。所以凡是热毒引起的痈肿疮毒、丹毒、皮肤红肿作痛，以及水肿胀满、脚气、黄疸等，用本品均有效。

【应用】 用于痈肿丹毒，研末以水或醋调敷。用治肠痈，与薏苡仁、防己、甘草同用煎服。治腮颊热肿，本品研末和蜜，或加芙蓉叶末涂之。用治水肿胀满，可配鲤鱼同煮食之。若治脚气水肿，可与桑白皮、紫苏同用。用治黄疸轻证，可与麻黄、连翘、桑白皮同用。

【用量用法】 9~30g，外用适量生研调敷。

【附方】

麻黄连翘赤小豆汤 麻黄、连翘、桑白皮、赤小豆、生姜皮、杏仁、大枣，用于湿热黄疸。

【按】 本品紫红色，粒小形长，种脐为白色。另一种外形相似，半红半黑的红黑豆，即"相思子"，别名"赤小豆"，其作用与赤小豆完全不同，并且有毒，不宜内服，须辨别清楚，不可混用。

泽　　漆

【歌诀】　泽漆微寒，逐水捷效，退肿祛痰，兼消瘰疬。

【译注】　泽漆味辛苦，性寒，有小毒。辛可宣肺、苦寒泄降，有比较强烈而见效快的逐水退肿和祛痰散结的作用。适用于水肿胀满、痰水咳喘实证。此外，本品熬膏外搽，用治瘰疬痰核有效。

【应用】　用于大腹水肿，常与白术、桑白皮、茯苓等同用。用治痰水咳喘，可与鱼腥草、前胡、桑白皮等同用。治疗瘰疬痰核，单用本品熬膏内服、外敷均效，亦可配黄药子、浙贝母、牡蛎等药。

【用量用法】　10～15g。外用适量，熬膏外涂。

【使用注意】　本品有毒，不宜过量或长期服用。脾胃虚弱者慎用。

【附方】

泽漆汤　泽漆、半夏、紫菀、桂枝、人参、生姜、白前、甘草、黄芩，用于痰水咳喘。

【不良反应】　泽漆的乳状汁液对皮肤、黏膜有很强的刺激性；如误服鲜草或乳白汁液后，口腔、食管、胃黏膜均可发炎、糜烂，有灼痛、吐泻、腹痛，甚则脱水，出现酸中毒。当引起注意；另外，临床使用，宜从小量渐增。

葫　　芦

【歌诀】　葫芦甘平，通利小便，兼治心烦，退肿最善。

【译注】　葫芦味甘，性平。功能通利小便，善消皮肤水肿，常用于面目四肢浮肿及大腹水肿、小便不利等。亦治黄疸。

【应用】　用于面目浮肿、大腹水肿，常与猪苓、茯苓、泽泻等药同用。也可单味15～30g，水煎服或焙黄研末。每次10g，每日3次，效果良好。

【用量】　15～30g。

【现代研究】　本品含葡萄糖、戊聚糖、木质素等。有利尿作用。

半边莲（急解索、细米草）

【歌诀】 半边莲辛，能解蛇毒，痰喘能平，腹水可逐。

【译注】 半边莲味辛，性平。有解毒的作用，尤其是解蛇毒的作用较大，所以有"家有半边莲，可以伴蛇眠"的传说。凡治毒蛇咬伤或蜂蝎刺伤，用本品外敷、内服都有效。本品又能消痰行水，能治痰饮气喘、喉蛾肿痛（扁桃体炎）、阑尾炎、肠炎和肝硬化腹水、肾炎水肿等。

此外，本品捣烂外敷治疗疔疮肿毒、虫蛇咬伤有效。

【应用】 用于毒蛇咬伤或蜂蝎蜇伤，可单用鲜品捣汁内服，渣敷伤处。用于喉蛾肿痛，亦可用鲜品加酒捣汁含漱。用治大腹水肿，可配金钱草、大黄、枳实，或与白茅根同煎，白糖调服。

【用量用法】 9~15g，鲜品加倍。外用鲜品适量，捣敷或捣汁涂。

【使用注意】 虚证水肿忌用。

【现代研究】 本品含生物碱、黄酮苷、氨基酸等。能治疗毒蛇咬伤；并有利尿、降压、止血、抑菌、利胆、催吐、轻泻等作用。

【不良反应】 半边莲针剂肌内注射，可致头晕汗出、流涎吐泻、血压增高、脉搏先缓后快、心动过速、传导阻滞，继而肌肉颤搐、昏迷、瞳孔散大、血压下降，终则呼吸中枢麻痹而死亡，当及时解救，对症处理。

海 风 藤

【歌诀】 海风藤辛，痹证宜用，除湿祛风，通络止痛。

【译注】 海风藤味辛苦，性微温。本品辛而散邪、温通性强，适用于风湿痹痛、关节不利、筋脉拘挛等，可起祛风湿、通经络、止痛的作用。

【应用】 用于风湿痹痛，常与羌活、独活、秦艽、桂枝、当归等同用。此外，本品配三七、土鳖虫、乳香、没药等，还可用治跌仆肿痛，亦取其通络止痛之效。

【用量】 6~12g。

【现代研究】 本品含细叶青蒌藤素、β-谷甾醇、挥发油、黄酮类等。能增加冠状动脉血流量，提高心肌对缺氧的耐受力，增加心肌局部缺血的侧支循环血流量。并有抗血栓形成、抗血小板聚集、延长凝血时间等作用。

【附方】

蠲痹汤（《医学心悟》） 羌活、独活、秦艽、桂枝、当归、海风藤、川芎、木香、乳香、桑枝、炙甘草，用于风湿痹痛。

络 石 藤

【歌诀】 络石微寒，经络能通，祛风止痛，凉血消痈。

【译注】 络石藤味苦，性微寒。有祛风热、通经络、凉血、消痈肿的作用，可用于风湿或湿热引起的关节肿痛、筋脉拘挛，以及血热引起的痈肿疮毒等。

【应用】 用于风湿热痹，关节红肿疼痛，常与苍术、黄柏、白鲜皮、萆薢、滑石等同用。若治风湿痹痛，筋骨无力，可与五加皮、牛膝同用，也可配当归、枸杞子浸酒服。本品配皂角刺、瓜蒌、乳香、没药等，治痈肿疮毒。

【用量】 6～12g。

【现代研究】 本品含强心苷。有抗感染、镇痛、抗痛风、强心、促进血液循环、抑菌作用。

【附方】

络石藤酒 络石藤、当归、枸杞子、酒，用于风湿痹痛、筋骨无力。

桑 枝

【歌诀】 桑枝苦平，通络祛风，痹痛拘挛，脚气有功。

【译注】 桑枝味苦，性平。有祛风湿、通经络、行水气的作用，适用于风湿痹痛、四肢拘挛、关节不利等。其作用偏上，故以肩臂关节拘挛疼痛用之效佳。用本品治湿热引起的脚气肿胀，也有功效。

【应用】 用于风湿痹痛，多与防己、威灵仙、羌活、独活等同用，亦可配姜黄、桂枝、当归、防己、黄芪等，治肩臂酸痛。

【用量】 9~15g。

【现代研究】 本品含有桑皮素、桑皮色烯素、环桑皮素、桑木素及糖类。有抗感染、增强免疫及显著降压作用。

千 年 健

【歌诀】 千年健温，除湿祛风，强筋健骨，痹痛能攻。

【译注】 千年健味苦辛，性温。有祛风湿、强筋骨的作用，适用于风寒湿痹、筋骨无力，以及四肢拘挛、麻木等，有通痹止痛的功效。为强壮性祛风湿药。

【应用】 用于风寒湿痹、筋骨无力，常配狗骨、牛膝、枸杞子、钻地风、蚕砂、草薢浸酒服。

【用量用法】 5~10g。水煎或浸酒。

【现代研究】 本品主含挥发油。有抗感染、镇痛、抗组胺、抗凝血等作用。

松 节（油松节）

【歌诀】 松节苦温，燥湿祛风，筋骨酸痛，用之有功。

【译注】 松节味苦，性温。本品苦燥温通，有祛风燥湿、通络止痛的作用，适用于风湿痹痛、关节不利、筋骨酸痛等。

【应用】 用于风寒湿痹，关节不利、筋骨酸痛，常与羌活、独活、秦艽、防风等同用。单用浸酒服，还可用治历节风痛，四肢如脱者。

【用量用法】 9~15g。水煎服或浸酒服。

【现代研究】 本品富含挥发油，尚含树脂。有镇痛、抗感染及抗肿瘤等作用。

伸 筋 草

【歌诀】 伸筋草温，祛风止痛，通络舒筋，痹痛宜用。

【译注】 伸筋草味苦辛，性温。辛而行散、苦燥湿浊、温通经

络，有祛风止痛、通络舒筋的作用，适用于风寒湿痹、皮肤麻木、四肢关节酸痛、筋脉屈伸不利等。

【应用】　用于风寒湿痹，皮肤麻木、四肢关节酸痛，可配丝瓜络、爬山虎，水酒各半煎服；亦可配虎杖根、大血藤等。又本品配南蛇藤根、松节、寻骨风、威灵仙、茜草、杜衡，还治小儿麻痹后遗症。

【用量】　3～12g。

【使用注意】　孕妇慎用。

【现代研究】　本品含脂肪油、甾醇、挥发油、糖类及多种生物碱。对痢疾杆菌有抑制作用。其生物碱有明显的解热、镇痛及兴奋子宫的作用。

虎骨（已禁用）

【歌诀】　虎骨味辛，健骨强筋，散风止痛，镇惊安神。

【译注】　虎骨味辛，性温。辛散温通，故具有较好的祛风止痛和强筋健骨的作用，能治风邪胜的关节走注（不固定）疼痛及肝肾虚寒而致的筋骨软弱、足膝无力、不能行走的痿痹证。此外，本品也可用于惊悸健忘、多梦不寐，有镇惊安神的功效。

【应用】　用于风寒湿痹，关节游走作痛，单用本品浸酒，也可配木瓜、海风藤、威灵仙、制川草乌、川芎、当归、牛膝为丸服。又本品与知母、黄柏、龟甲、熟地、白芍、当归、锁阳等同用，可治肝肾不足，筋骨痿软、腰脚无力。此外，配龙骨、远志等份为末服，还可用治惊悸健忘。

【用量用法】　5～10g。入药当用油炸，宜酒浸或研末为丸、散服。

【附方】

1. 壮骨木瓜丸　见木瓜条。用于风寒湿痹、关节游走作痛。

2. 虎潜丸　见龟甲条。用于肝肾不足、筋骨痿软。

【按】　虎为国家一级保护动物，虎骨禁止药用，目前以狗骨代。

乌　梢　蛇

【歌诀】　乌梢蛇平，无毒性善，功同白花，作用较缓。

【译注】 乌梢蛇味甘，性平，无毒。有祛风、通络、定惊、止抽搐的功效，用于风湿麻痹、小儿惊风抽搐、皮肤疥癣及大麻风等。本品与白花蛇功用相同，但性较和平，作用缓慢。

【应用】 用于风湿顽痹，筋脉拘挛，常与威灵仙、川草乌、穿山甲、全蝎、蜈蚣等同用。治惊风抽搐，多与僵蚕、全蝎、蜈蚣、白附子、半夏、南星同用。本品配伍白花蛇、蜈蚣，还可用治破伤风。又与白花蛇、蝮蛇、苦参、皂角同为丸服，可治麻风、疥癣。

【用量用法】 6～12g。研末吞服1～2g。

【现代研究】 本品含氨基酸、原肌球蛋白等。有抗感染、镇痛、镇静等作用。

【附方】

1. 大活络丹　乌梢蛇、白花蛇、两头尖、天麻、威灵仙、川草乌、全蝎，用于中风不遂、口眼㖞斜。

2. 定命散　见白花蛇条。用于破伤风。

夜交藤（首乌藤）

【歌诀】 夜交藤平，失眠宜用，皮肤痒疮，肢体酸痛。

【译注】 夜交藤味甘，性平。有养阴血、安心神、通经络的作用，多用于虚烦多梦不眠及血虚肢体酸痛、风湿痹痛等。

此外，本品煎汤外洗，能治皮肤疮疹瘙痒，有止痒功效。

【应用】 用于阴虚血少失眠症，常与酸枣仁、柏子仁、远志等同用。对治阴虚阳亢失眠症，常配伍白芍、当归、柴胡、生地、丹参、珍珠母等。本品煎汤外洗还治风疹瘙痒。

【用量用法】 9～15g。外用适量煎汤洗。

【现代研究】 本品含蒽醌类，主要为大黄素、大黄酚或大黄素甲醚。有镇静、催眠、降血脂、促进免疫功能等作用。

【附方】

甲乙归藏汤　柏子仁、白芍、当归、柴胡、生地、丹参、夜交藤、珍珠母、龙齿、薄荷、沉香、夜合花、红枣，用于阴虚阳亢、烦躁失眠。

玳　瑁

【歌诀】　玳瑁甘寒，平肝镇心，神昏痉厥，热毒能清。

【译注】　玳瑁味甘咸，性寒。咸寒清热、质重潜降、入心肝二经，有镇心安神、平肝息风的作用，可用于温热病的壮热神昏、口说胡话，以及小儿惊风、神昏痉厥抽搐等。此外，本品还用于热毒痈肿及痘疮内陷，有清热解毒的功效。

【应用】　用于热病神昏、惊风抽搐，常与羚羊角、石决明、钩藤、生地、黄连等同用。本品配伍羚羊角、石决明、白芍、牡蛎、龟甲、牛膝等，还可用治肝阳上亢、肝风内动。若与紫草同用，治痘疮黑陷有效。

【用量用法】　10～15g。或研末入丸、散服。

【附方】

玳瑁郁金汤　玳瑁、郁金、木通、栀子、连翘、牡丹皮、竹沥、菖蒲、紫金片、竹叶卷心，用于热陷包络、神识昏蒙。

石　决　明

【歌诀】　石决明咸，眩晕目昏，惊风抽搐，劳热骨蒸。

【译注】　石决明味咸，性微寒。咸入阴分、寒能清热、质重潜降，有平肝潜阳、清热明目的作用。常用于肝阳上亢的头晕目眩及肝热生风的小儿惊风、四肢抽搐等。肝开窍于目，本品能清肝，故又能治疗两目昏暗、视物模糊或目赤畏光等眼病。此外，还能治阴虚的骨蒸劳热。

【应用】　用于肝阳眩晕，常与菊花、白芍、枸杞子、生地、牡蛎等同用。用治小儿惊风抽搐，可与羚羊角、钩藤、白芍、菊花等配伍。治目赤肿痛，常与菊花、甘草同用。本品与苍术为末，入羊肝内煮熟，食肝饮汁，善疗青盲雀目。用治肝血亏虚，目暗不明，本品又应与熟地、山茱萸、菟丝子、五味子同用。此外，本品配知母、生地、地骨皮等，还可治骨蒸劳热。

【用量用法】　6～20g。入汤剂当先煎。

【现代研究】 本品含碳酸钙、胆素、壳角质、镁、铁、硅酸盐等。有镇静作用，可中和胃酸。并能保肝、抗凝、抑菌。

【附方】

石决明丸 石决明、熟地、菟丝子、五味子、山药、北细辛、知母，用于肝血亏虚、目暗不明。

香 橼

【歌诀】 香橼性温，理气疏肝，化痰止呕，胀痛皆安。

【译注】 香橼味辛苦酸，性温。有疏肝理气、和中止痛、化痰止呕的作用，能治肝气不舒、脾胃气滞的胸腹痞满、两胁胀痛、呕吐食少及痰多咳嗽等。

【应用】 用于肝郁不舒、脾胃气滞，肝胃不和，两胁胀痛，呕吐食少，常与陈皮、香附、甘松等同用。本品配半夏、茯苓、生姜等，还可用治痰多咳嗽。其理气燥湿化痰的作用，与橘皮相似。

【用量】 3～10g。

【现代研究】 本品含橙皮苷、柠檬酸、苹果酸、维生素C及挥发油等。有抗感染、抗病毒、促进胃肠蠕动、健胃及祛痰的作用。

佛 手

【歌诀】 佛手性温，理气宽胸，疏肝解郁，胀痛宜用。

【译注】 佛手味辛苦酸，性温。有疏肝解郁、理气宽胸的作用，可用于肝郁气滞的胃脘胀痛、胸闷呕吐、食欲不佳等。

本品还能燥湿化痰，治痰多咳嗽。

【应用】 用于肝郁气滞、肝胃不和，胃脘胀痛、胸闷呕吐，常与香附、木香、青皮等疏肝理气、宽胸解郁药同用。本品燥湿化痰力量和缓，主治久嗽痰多，胸膺作痛，可与郁金、丝瓜络、枇杷叶等同用。

【用量】 3～10g。

【现代研究】 本品含柠檬油素及微量香木叶苷和橙皮苷。佛手醇提取物对肠道平滑肌有明显的抑制作用；对心血管系统有一般量兴奋、大剂量抑制的作用；并有一定祛痰、平喘及促进免疫功能的作用。

薤　白

【歌诀】 薤白苦温，辛滑通阳，下气散结，胸痹宜尝。

【译注】 薤白味辛苦，性温而滑。苦降、温通、辛散、滑利，故有宣通胸中阳气、下气化痰散结的作用。本品对于因寒邪痰浊结于胸中，以致阳气不通而引起的胸闷不舒、胸背两胁牵引作痛、痰多咳喘的胸痹，最为适用。

此外，本品还能治痢疾后重，这也是取其有苦降滑利、泄大肠气滞的作用。

【应用】 用于胸阳不振、痰浊痹阻，胸痹疼痛，常与瓜蒌、半夏及桂枝、枳实等药同用。本品配柴胡、白芍、枳实、甘草，可治下利后重。若与黄柏煮汁服，又治赤痢不止。

【用量】 5～10g。

【现代研究】 本品含大蒜氨酸、甲基大蒜氨酸、大蒜糖等。具有促进纤维蛋白溶解，降低动脉脂质斑块、血脂、血清过氧化脂质，抑制血小板聚集和释放反应，抑制动脉平滑肌细胞增生等作用。对心肌缺血、缺氧及缺血再灌注损伤有保护作用。

【附方】

1. 瓜蒌薤白白酒汤　见酒条。用于胸阳不振、胸痹疼痛。
2. 枳实薤白桂枝汤　见枳实条。用于痰浊痹阻、胸痹疼痛。

荔　枝　核

【歌诀】 荔枝核温，理气散寒，疝瘕腹痛，服之俱安。

【译注】 荔枝核味甘，性温。本品能行散滞气、祛除寒邪，有疏肝理气、散寒行滞、散结止痛的作用。能治疝气、睾丸肿痛及少腹气聚胀痛等。此外，还可用于胃脘痛和妇女寒凝瘀滞腹痛。

【应用】 用于肝郁气滞，寒滞肝脉所致的疝气腹痛、睾丸肿痛，常与小茴香、青皮等份为散，白酒调下；也可配橘核、山楂、枳壳、乌药煎服。此外，本品配木香为散服，治心腹胃脘疼痛；配香附为散服，又可用治妇女寒凝瘀滞、血气刺痛。

【用量用法】 5～10g。或入丸、散。

【现代研究】 本品含皂苷、鞣质、α-甘氨酸等。所含α-（亚甲环丙基）甘氨酸可使血糖下降、肝糖原降低。还能降血脂、抗氧化。

【附方】

1. 疝气内消丸 荔枝核、小茴香、青皮、吴茱萸、川楝子、沉香、肉桂、甘草、白术、丝瓜炭、炮姜、大茴香、补骨脂、制附子、橘核、枳壳，用于肝郁气滞、疝气腹痛。

2. 荔香散 荔枝核、木香，用于心腹胃脘疼痛。

柿蒂　附：柿霜

【歌诀】 柿蒂苦涩，呃逆能医，柿霜甘凉，燥咳可治。

【译注】 柿蒂味苦涩，性平。善降逆气，为治呃逆的要药，可用于寒热虚实多种胃气上逆的呃逆。虽云能治肺燥咳嗽，但临床应用不多。

【应用】 用于胃寒呃逆，常与丁香、生姜同用。而胃热呃逆，则以之配竹茹、黄连。痰浊内阻，犯胃作呃者，又当配陈皮、半夏、茯苓、苍术、厚朴、甘草。气虚呃逆者，则应与人参、丁香合用。用于命门火衰、元气暴脱，上逆作呃者，又当配伍附子、人参、丁香等品。

【用量用法】 5～10g。或入丸、散服。

【现代研究】 本品含鞣质、羟基三萜酸、葡萄糖、果糖及中性脂肪油等。有抗心律失常及镇静作用。

【附方】

1. 柿蒂汤 柿蒂、丁香、生姜，用于胃寒呃逆。

2. 丁香柿蒂汤 丁香、柿蒂、人参，用于气虚呃逆。

【附】 "柿霜"味甘，性凉，有清热生津、润燥止咳的作用，可用于肺部燥热咳嗽、咽喉肿痛，胃热烦渴、口舌生疮等。用量3～10g。

刀　豆

【歌诀】　刀豆甘温，味甘补中，气温暖肾，止呃有功。

【译注】　刀豆味甘，性温。有温胃暖肾、降气止呃逆的作用，治病后虚寒的呃逆有效。

【应用】　用于虚寒性呃逆，常与丁香、柿蒂、沉香等同用。又以本品2粒，包于猪腰子内，烧熟食，治肾虚腰痛。

【用量】　6～9g。

【现代研究】　本品含尿素酶、血细胞凝集素、刀豆氨酸以及淀粉、蛋白质、脂肪等。有抗肿瘤、抗病毒的作用。

【不良反应】　刀豆在烹饪时温度不够、时间过短，食后可致中毒，主要为急性胃肠炎表现，当及早催吐、洗胃、补液、对症处理。

九　香　虫

【歌诀】　九香虫温，胃寒宜用，助阳温中，理气止痛。

【译注】　九香虫味咸，性温。有温脾胃、宽胸膈、理气止痛的作用，适用于寒凝气滞，胃脘疼痛，或肝气犯胃，胸胁脘腹胀痛，并能温肾助阳，还可用治肾阳不足，阳痿，腰膝疼痛。

【应用】　用于胃寒气滞或肝气犯胃，胃脘胀痛，可配香附、高良姜、延胡索、香橼等理气之品。亦可用治肾虚阳痿、腰膝酸痛，常配菟丝子、淫羊藿、巴戟天、肉苁蓉、杜仲。

【用量用法】　3～9g。或入丸、散服。

【现代研究】　虫体含脂肪、蛋白质、甲壳质。脂肪中含硬脂酸、棕榈酸、油酸等。有抑菌及促进新陈代谢的作用。

玫　瑰　花

【歌诀】　玫瑰花温，疏肝解郁，理气调中，行瘀活血。

【译注】　玫瑰花味甘微苦，性温，气芳香。善能疏肝解郁、调中醒脾，可用于肝胃不和、胸胁胀痛、恶心呕吐、胃纳不佳等，并

治妇女血滞、经行不畅，以及损伤瘀血作痛等，有活血行瘀止痛的功效。

【应用】 用于肝胃不和、胸胁胃脘胀痛，呕恶少食等，常与香橼、佛手片、厚朴花、代代花等同用。若治妇女血滞、经行不畅，可配当归、川芎、泽兰、益母草等。用治损伤瘀血作痛，又多与桃仁、红花、当归尾等同用。

【用量】 3～6g。

【现代研究】 本品含挥发油、槲皮苷、苦味质、鞣质、脂肪油、有机酸等。玫瑰油对大鼠有促进胆汁分泌的作用。并对实验性动物心肌缺血有一定的保护作用。

紫 石 英

【歌诀】 紫石英温，镇心养肝，惊悸怔忡，子宫虚寒。

【译注】 紫石英味甘，性温。质重沉降、温而祛寒，有镇心定惊、养肝益血、温肾助阳的作用，适用于心神不安、肝血不足的心悸怔忡、惊痫眩晕，以及肾阳亏虚、妇女宫冷不孕等。

【应用】 用于心神不安，虚烦失眠，心悸怔忡，常与酸枣仁、远志、茯神、柏子仁、当归、黄连、川贝同用。治疗惊痫眩晕，可与龙骨、牡蛎、石决明、白芍同用。若治妇女宫冷不孕，可配伍熟地、当归、川芎、枸杞子、白术、香附等。

【用量用法】 9～15g，打碎先煎。

仙鹤草 附：仙鹤草根

【歌诀】 仙鹤草涩，收敛补虚，出血可止，劳伤能愈。

【译注】 仙鹤草味苦涩，性微温。能收敛止血、止痢，用于吐血、鼻衄、崩漏、便血、血痢、久病泻痢等，有良好的功效。本品兼能补虚，江浙一带以本品与红枣煎服，用治脱力劳伤症，故又有"脱力草"的名称。

此外，本品内服或外用，还有解毒消肿之功，可疗痈肿疮毒、乳痈痔疮等外症。

【应用】　用于血热吐衄，常与生地、牡丹皮、侧柏叶、白茅根同用。而治崩漏下血，又当与莲房炭、血余炭、棕榈炭同用。治疗便血，属热者，多与槐花、地榆、黄芩炭等凉血止血药同用；属寒者，则配附子、炮姜、阿胶、灶心土等温经止血药。用治脱力劳伤，常用本品30g、红枣10枚煎服。

【用量】　6～12g。

【现代研究】　本品含仙鹤草素、仙鹤草酚、仙鹤草内酯、仙鹤草醇、鞣质及挥发油、维生素C、维生素K等。早期报道有促凝作用，近期报道有抗凝作用；另还有抗菌、杀虫及抗阴道滴虫、抗疟、抑制癌细胞的作用；能调整心率、降低血糖。

【附】　本品即"龙芽草"，俗称"脱力草"，又名"狼牙草"。其根名仙鹤草根，用水洗后，趁湿搓去皮，晒干，粉碎制成丸、片剂，成人每日1次，空腹服50g（小儿每千克体重1g），不用泻药，能驱除绦虫。有轻微恶心的反应。

三七（参三七）

【歌诀】　三七性温，止血行瘀，消肿定痛，内服外敷。

【译注】　三七味甘、微苦，性温。有止血行瘀、消肿定痛的作用；并有止血不留瘀血、行瘀不伤新血的优点，为止血要药，对于身体内外的各种出血证，如吐血、衄血、血痢、便血、崩漏下血、外伤出血，以及跌仆损伤瘀血作痛等，不论内服或外敷，均有良效。

此外，本品甘温主补，还能补益气血、强健身体，民间常以熟品用于失血、贫血和产后、病后气血虚弱者。

【应用】　用于吐血、衄血、血痢、便血、崩漏下血、外伤出血等，单用即效；也可配花蕊石、血余炭同用为散服，治吐血、衄血、二便下血。本品配生地、牡丹皮、栀子，可治血热吐血。若配阿胶、白及，还可用治劳嗽咳血。对于跌仆损伤、瘀血肿痛，则配土鳖虫、海风藤、砂糖。用于失血、贫血、久病耗伤气血等气血两亏的患者，可单用本品制片服，亦可与人参、鹿茸等补益药配伍，以增强补力。

【用量用法】 3~9g。研粉吞服，每次1~3g。

【现代研究】 本品含三七皂苷、黄酮苷、槲皮素、槲皮苷、β-谷甾醇。有显著的抗凝止血作用；并有抗心律失常的作用；且有抗感染及镇痛、镇静作用。此外，还有增强肾上腺皮质功能、调节糖代谢、保肝、抗衰老及抗肿瘤的作用。

【附方】

1. 化血丹　见花蕊石条。用于吐衄便血兼有瘀滞者。

2. 参茸三七补血片　人参、鹿茸、三七，用于气血亏虚诸症。

百 草 霜

【歌诀】 百草霜温，止血功良，化积止泻，外用疗疮。

【译注】 百草霜味辛，性温。主要有止血的作用，用于吐衄下血及外伤出血等，功效是很好的。本品还兼能化积止泻，可止食积泻痢。外用又能治咽喉口舌生疮。

【应用】 用治吐血，本品与槐花共为末，白茅根煎汤服。用治衄血不止，以本品为末吹之。若配阿胶、藕节、侧柏叶、当归、茅根，蜜丸服，可治大便下血，崩漏出血。本品配巴豆霜，治小儿食积。与黄连、木香为伍，又治血痢不止。本品与硼砂为散吹喉，可治咽喉口舌生疮。

【用量用法】 入丸、散服，1~4.5g。外用适量。

降 香

【歌诀】 降香性温，止血行瘀，辟恶降气，胀痛皆除。

【译注】 降香味辛，性温。本品有气香辛散、温通行滞的特点。色紫入血，故能止血，并可行瘀；气芳香，善辟秽恶；质重又能降气。因此，凡是秽浊内阻，呕吐腹痛，以及气滞血瘀的胸胁胀痛和外伤出血等，皆可应用。

【应用】 用于秽浊内阻，呕吐腹痛，常与藿香、木香、肉桂等同用。用治气滞血瘀的胸胁疼痛，可与郁金、桃仁、丝瓜络同用。本品配丹参、红花、川芎等，又可用治胸痹作痛。若与乳香、没药、血竭同用，还可治跌仆伤痛。本品研末外敷，又治外伤出血。

【用量】 9~15g，后下，外用适量，研细末敷患处。

【现代研究】 本品含黄檀素、去甲黄檀素、异黄檀素等。黄檀素及去甲黄檀素均有微弱的抗凝作用，还能增加冠状动脉血流量、减慢心率、镇痛和抗惊厥。

【附方】

冠心Ⅱ号方　川芎、赤芍、红花、丹参、降香，用于胸痹心痛。

川　芎

【歌诀】 川芎辛温，活血通经，除寒行气，散风止痛。

【译注】 川芎味辛，性温。辛能散、温能通，所以它有活血行气、祛风止痛的作用，适用于血瘀气滞的月经困难、经闭腹痛、产后腹中结块作痛及难产、胞衣不下等。此外，又善治风寒头痛、身痛和风湿关节痛，以及疮疡肿痛等，这是因为它有祛风散寒、消肿止痛的功效。

【应用】 用于月经不调、经闭腹痛、产后瘀阻腹痛、难产、胞衣不下等，常与当归、白芍、熟地等同用。本品配柴胡、白芍、香附、枳壳、陈皮等药，用治肝郁气滞胁痛。治疗胸痹作痛，又当配赤芍、红花、降香、丹参。若治疗风寒头痛，多配伍细辛、白芷、荆芥、防风等祛风散寒药；而治风湿痹痛，可与防风、独活、桂心、细辛、秦艽、杜仲、续断等同用。本品配黄芪、当归、穿山甲、皂角刺，可治痈疽脓成肿痛者。

【用量】 3~10g。

【使用注意】 阴虚火旺、多汗、热盛及无瘀之出血证和孕妇均慎用。

【现代研究】 本品含挥发油、生物碱、酚性物质等。能抑制血管平滑肌收缩，扩张冠状动脉，增加冠状动脉血流量，抑制血小板聚集、抗血栓形成、改善微循环，使子宫收缩加强，并有镇静、降压、抗维生素E缺乏、抑菌等作用。

【附方】

1. 四物汤　见当归条。用于月经不调、瘀阻腹痛。

2. 柴胡疏肝散　见赤芍条。用于肝郁气滞胁痛。

3. 冠心Ⅱ号方　见降香条。用于胸痹作痛。

4. 川芎茶调散　见茶条。用于风寒头痛。

月　季　花

【歌诀】　月季花温，调经宜服，瘰疬可治，又消肿毒。

【译注】　月季花味甘，性温，能活血调经、疏肝解郁。本品对肝郁不舒、血行阻滞的月经不调最适用。此外，本品外敷兼治瘰疬肿毒，有活血行瘀消痈肿的功效。

【应用】　用于肝郁不舒，月经不调，常与丹参、茺蔚子、当归、香附等同用。本品配夏枯草、大贝母、牡蛎、玄参等煎汤内服，或单用鲜品捣烂外敷，兼治瘰疬疮毒。

【用量用法】　3~6g。外用适量捣敷。

【现代研究】　本品含挥发油，成分与玫瑰油相似。所含没食子酸有很强的抗真菌作用。

刘　寄　奴

【歌诀】　刘寄奴苦，温通行瘀，消胀定痛，止血外敷。

【译注】　刘寄奴味苦，性温。有破瘀血、消肿胀、止痛的作用，可治瘀血阻滞的月经不通和产后腹痛，以及折伤肿痛等。外敷又能止血，可治外伤出血及烫火伤。

【应用】　用于瘀血经闭，产后瘀阻腹痛，可与凌霄花、当归尾、红花、牛膝等同用。用治跌仆折伤肿痛，可配骨碎补、延胡索煎汤，加酒及童便服。本品研粉外敷，止创伤出血疼痛。

【用量用法】　6~9g煎服，外用适量。

【现代研究】　本品含香豆精、异泽兰黄素、西米杜鹃醇、脱肠草素、奇蒿黄酮、奇蒿内酯等。有加速血液循环、解除平滑肌痉挛、促进凝血的作用。能增加离体豚鼠冠状动脉灌流量；并有抗缺氧及抑菌等作用。

自 然 铜

【歌诀】 自然铜辛,接骨续筋,既散瘀血,又善止疼。

【译注】 自然铜味辛,性平。有续筋接骨、散瘀止痛的作用,为伤科要药。可治跌仆筋骨折伤,瘀血阻滞疼痛等。

【应用】 用于跌打损伤,瘀血肿痛,常以本品配当归、没药等份为散剂,以酒调服。用治筋骨折伤,常与乳香、没药、当归、羌活同用,等份为散,醇酒调服。

【用量用法】 3~9g。入汤剂宜先煎。或煅研细末,入丸、散剂吞服,每次1~3g。

【现代研究】 本品主含FeS_2,还含铜、镍、砷、锑等。对骨折愈合有促进作用,同时能促进骨髓本身及其周围血液中网状细胞和血红蛋白的增生。

【附方】

自然铜散 自然铜、当归、乳香、没药、羌活,用于跌打损伤、瘀血肿痛;骨折则以骨碎补,酒浸捣绞取汁冲服。

皂 角 刺

【歌诀】 皂角刺温,消肿排脓,疮癣瘙痒,乳汁不通。

【译注】 皂角刺味辛,性温。善能攻散,有消肿排脓的作用,用于痈肿疮毒,未成脓的可使消散,已成脓的能促使早溃。并可通乳,用治乳痈、乳汁不通,疗效较好。此外,还可外用治麻风癣疮,有祛风杀虫的功效。

【应用】 用于痈疽肿毒初起,常与金银花、紫花地丁、甘草、天花粉等清热解毒药同用。痈疽脓成未溃者,常配伍黄芪、当归、穿山甲等品,以托毒溃痈排脓。用治乳痈肿痛,常与蒲公英、白芷、青皮、牛蒡子、大贝母、赤芍同用。治乳汁不通,又当配穿山甲、漏芦等品。此外,本品与苍耳子、苦参、大风子油等外用,还可治麻风癣疥。

【用量用法】 3~10g。外用适量。

【附方】

1. 仙方活命饮　见甘草条。用于痈疽初起未成脓者。

2. 透脓散　见黄芪条。用于痈疽脓成未溃者。

3. 追风散　皂角刺、郁金、大黄、朴硝、大风子油，外用可治麻风癣疥。

虻　虫

【歌诀】　虻虫微寒，逐瘀散结，癥瘕蓄血，药性猛烈。

【译注】　虻虫味苦，性微寒，有毒。有破血逐瘀和散结消癥瘕的作用，适用于瘀血凝结的经闭、癥瘕、蓄血发狂及跌仆损伤瘀血肿痛等。本品药性猛烈，凡无瘀血积聚的不可用之。

【应用】　用于瘀血凝结、经闭癥瘕、蓄血发狂等，常与水蛭、土鳖虫、桃仁、大黄同用。治疗跌仆损伤瘀血肿痛，可与牡丹皮为末，酒服取效。

【用量用法】　煎服，1~1.5g；研末服，0.3g。

【使用注意】　体虚无瘀及孕妇忌用；本品药力峻猛，不宜多用久服。

【现代研究】　本品有提高小白鼠耐缺氧能力的作用；能活化纤溶系统，延长出血时间，抑制血小板聚集，降低全血及血浆黏度，扩张兔耳血管而增加血流量；有加强离体蛙心收缩力的作用；对脑下垂体后叶素所致的急性心肌缺血有一定改善作用。

䗪虫（土鳖虫、地鳖虫）

【歌诀】　䗪虫咸寒，行瘀通经，破癥消瘕，接骨续筋。

【译注】　䗪虫味咸，性寒，有小毒。咸入血能软坚，所以有行瘀通经、破癥瘕积聚的作用，可用于血滞经闭和瘀血积聚、腹中成块的癥瘕，以及筋骨折伤、瘀血作痛等。本品治疗损伤功效较好，这是因为它除能行瘀血外，又有续筋接骨的功用。

【应用】　用于瘀血阻滞、经闭癥瘕，常与虻虫、大黄、水蛭、桃仁同用。用治筋骨折伤，可配乳香、没药、龙骨、自然铜。近代临床用本品配伍穿山甲、桃仁、当归、延胡索、没药、牡蛎、海藻等，治疗宫外孕获较好疗效。

【用量用法】 煎服，3～10g。入丸、散服，每次1～1.5g。

【使用注意】 孕妇忌用。

【现代研究】 本品含生物碱、氨基酸、蛋白质、有机酸、酚类、甾体、油脂、香豆素和萜内酯等。所含丝氨酸蛋白酶对人体血纤溶酶原的激活作用与尿激酶相似；有抗血栓形成和溶解血栓的作用；并能调脂、延缓动脉粥样硬化的形成。总生物碱对家兔心脏呈负性作用。

【附方】

下瘀血汤 䗪虫、大黄、桃仁，用于产后瘀阻。

党 参

【歌诀】 党参甘平，补中益气，止渴生津，邪实者忌。

【译注】 党参味甘，性平。有补中益气、生津止渴、养血和营的作用，常用于脾肺气虚、声音低微、懒言短气、四肢无力、食欲不佳；气津两伤的短气、口渴；以及血虚萎黄等。但表证未解而中满邪实的不能用。

本品功效与人参相似，唯药力薄弱。治一般虚证，可代替人参使用；虚脱重证，则仍用人参为宜。

【应用】 用于脾胃虚弱，倦怠乏力，食少便溏，常与茯苓、白术、甘草同用。用治肺气不足，喘促气急，常与蛤蚧、胡桃、补骨脂、五味子等同用。本品配熟地、当归、鸡血藤等药，还可用治血虚萎黄。

【用量】 9～30g。

【使用注意】 不宜与藜芦同用。

【现代研究】 本品含甾醇、党参苷、党参多糖、党参内酯、生物碱等。能调节胃肠运动、抗溃疡、增强免疫功能、升高血糖，以及升高动物红细胞、血红蛋白、网织红细胞；还有延缓衰老、抗缺氧、抗辐射的作用。

太 子 参

【歌诀】 太子参凉，补而能清，益气养胃，又可生津。

【译注】 太子参味甘苦，性微寒。既能补脾气，又能养胃阴，补气生津，实为一味清补之品。可治病后虚弱，食少无力，及热病后期，气阴两伤，自汗心悸，烦热口渴等。

【应用】 用治病后虚弱，食少无力，可与玉竹、山药、扁豆、谷芽同用。用于气阴不足，津伤口渴，常与五味子、酸枣仁、石斛、天花粉、麦冬配伍使用。本品配沙参、麦冬、贝母、桑叶等药，还可用治肺虚燥咳。

【用量】 9～30g。

【现代研究】 本品含太子参多糖及人体必需的多种氨基酸、微量元素。对淋巴细胞有明显的刺激作用。

【按】 本品为石竹科植物，与人参不同科属，功效虽似人参，但药力薄弱，须大剂量持续服用，才能见效。

鸡 血 藤

【歌诀】 鸡血藤温，血虚宜用，月经不调，麻木酸痛。

【译注】 鸡血藤味苦微甘，性温。甘补、苦泄、温通，本品有补血活血、舒筋通络的作用，可治血虚萎黄、月经不调、经闭腹痛，以及腰膝酸痛、筋骨麻木、风湿痹痛等。

【应用】 用于血虚萎黄，单用本品60～120g浓煎液冲鸡蛋内服，或配当归、白芍、熟地、枸杞子、鹿角胶、何首乌。对于血虚、血滞、月经不调、经闭腹痛，又当与当归、川芎、芍药、地黄、丹参、香附、延胡索等同用。用治血虚血滞，兼感风湿所致腰膝酸痛、筋骨麻木、风湿痹痛等，常与当归、黄芪、白芍、川芎、桂枝、首乌藤等同用。本品配炮山甲、桃仁、归尾、大黄、乳香等，还可治疗跌打损伤。

【用量】 9～15g。

【现代研究】 本品含鸡血藤醇、菜油甾醇、豆甾醇、谷甾醇及铁质等。

有抑制血小板聚集、降低胆固醇、补血、抗感染、增强子宫收缩、抑制金黄色葡萄球菌等作用。

【按】 鸡血藤膏，是由新鲜的鸡血藤加工制成，主治与藤相同，但补血作用较强。用量10～15g，以酒烊化服。

冬 虫 夏 草

【歌诀】 冬虫夏草，味甘性温，虚劳咳血，阳痿遗精。

【译注】 冬虫夏草味甘，性温。有补肺益肾、止血化痰、止嗽定喘的作用，可治肺肾不足、久咳虚喘、劳嗽咳血和肾阳不足、精血亏虚的阳痿、遗精、腰膝酸痛，以及病后体弱、自汗畏寒、头晕贫血等。

【应用】 用于久咳虚喘及劳嗽咳血，前者常与黄芪、人参、胡桃、蛤蚧同用；后者多配伍阿胶、麦冬、五味子、百部、三七等品。用治肾虚阳痿、遗精，又当与菟丝子、肉苁蓉、巴戟天同用。此外，本品与鸭子炖服，即冬虫鸭子，为治体虚自汗畏寒的滋补强壮剂。

【用量用法】 3～9g。

【现代研究】 本品含粗蛋白、虫草酸、D-甘露糖醇、甘露醇、半乳甘露聚糖及多种微量元素。可明显改善肾衰竭患者的肾功能状态和提高细胞免疫功能；有抗实验性心律失常及心肌缺血缺氧的作用；还有抗癌、抗菌、抗病毒、抗感染、抗放射及镇静、抗惊厥、祛痰、平喘等作用。

锁　　阳

【歌诀】 锁阳甘温，壮阳补精，润燥通便，强骨养筋。

【译注】 锁阳味甘，性温，质滋润。有壮阳补精、养筋健骨、润燥滑肠的作用，适用于肾虚的阳痿遗精、筋骨痿弱、腰膝无力及肠燥便秘等。

【应用】 用于肾虚阳痿、腰膝无力，常与肉苁蓉、巴戟天、枸杞子、山茱萸、五味子及杜仲、牛膝、狗骨等同用。用治肠燥便秘，常与麻仁、柏子仁、当归、肉苁蓉同用。

【用量】 5～10g。

【使用注意】 阴虚阳亢、脾虚泄泻、实热便秘均忌服。

【现代研究】 本品含花色苷、三萜皂苷、鞣质。能增强巨噬细胞吞噬功能，提高大鼠血浆睾酮水平，对实验动物有降血压、促进唾液分泌的作用。

胡 芦 巴

【歌诀】 胡芦巴温，逐冷壮阳，寒疝腹痛，脚气宜尝。

【译注】 胡芦巴味苦，性大温。有温肾壮阳、散寒止痛的作用，可治肾虚阳痿、寒凝气滞的腹胁胀痛、寒疝少腹痛及肾虚寒泻等。此外，寒湿脚气亦可以用之。

【应用】 用于肾虚阳衰、寒凝气滞的腹胁胀痛，常与炮附子、硫黄研末为丸。用治寒疝腹痛，常配吴茱萸、川楝子、小茴香、巴戟天、炮川乌。治疗寒湿脚气，可与破故纸、木瓜配伍使用。

【用量】 5～10g。

【使用注意】 阴虚火旺者忌用。

【现代研究】 本品含龙胆宁碱、番木瓜碱、胆碱、胡芦巴碱；还含脂肪油、蛋白质、糖类及维生素B_1。有降血糖、利尿、抗感染、降血压等活性。

杜 仲

【歌诀】 杜仲甘温，腰痛脚弱，阳痿尿频，安胎良药。

【译注】 杜仲味甘微辛，性温。有补肝肾、壮筋骨、安胎的作用，常用于肾虚腰痛、足膝无力、筋骨痿软，以及阳痿、尿频、头晕、目眩等。又治肾脏虚寒，胎动不安，腰痛胎漏，以及习惯性流产等，效果良好。

【应用】 用于肾虚腰痛、筋骨无力及阳痿、尿频等，常与熟地、山茱萸、菟丝子、五味子、牛膝、鹿茸、麦冬同用。用治肝肾虚损、冲任不固、妊娠漏血、胎动不安，常与续断、狗脊、益智仁、阿胶、艾叶、菟丝子、补骨脂、党参、白术同用。此外，本品配桑寄生、生牡蛎、菊花、枸杞子等滋阴平肝之品，可治肝阳上亢、头晕目眩等。

【用量】 6~10g。

【现代研究】 本品含杜仲胶、杜仲苷、鞣质、黄酮类化合物等。有较好的降压作用；能使离体子宫自主收缩减弱，并拮抗子宫收缩剂的作用而解痉；有一定的利尿、强心、镇痛、镇静、降压作用；还能增强动物肾上腺皮质功能，增强机体免疫功能。

【附方】

1. 杜仲汤　杜仲、肉桂、乌药、生地、赤芍、当归、元胡、桃仁、续断，用于腰膝伤痛、跌打损伤。

2. 补肾安胎饮　杜仲、续断、狗脊、阿胶、艾叶，用于冲任不固、妊娠漏血、胎动不安。

沙苑子（沙苑蒺藜、潼蒺藜）

【歌诀】 沙苑子温，补肾固精，养肝明目，并治尿频。

【译注】 沙苑子味甘，性温。有补肾固精和养肝明目的作用，适用于肝肾不足的遗精早泄、腰膝酸痛、头晕目花及小便频数等。

【应用】 用于肝肾不足，腰膝酸痛、遗精早泄，常与龙骨、牡蛎、莲子肉、莲子须、芡实同用。用治肾虚尿频，多配山药、乌药、益智仁、补骨脂、金樱子、桑螵蛸等。治疗肝肾两亏，头晕眼花、目暗不明，多与枸杞子、菊花、山茱萸、生熟地、菟丝子、石决明等同用。

【用量】 9~15g。

【现代研究】 本品含酚类、鞣质、甾醇和三萜类成分、生物碱、黄酮类及人体所需多种微量元素。有抗感染作用，能改善血流动力学指标；有保肝、降压、抗利尿、镇痛、解热、耐寒、抗疲劳、镇静、降低血清胆固醇及甘油三酯等作用。能增强机体免疫力。

【附方】

金锁固精丸　见牡蛎条。用于肾虚不固、遗精尿频。

【按】 本品即"沙苑蒺藜"，又名"潼蒺藜"。但不是《本草纲目》所说的"白蒺藜"。"白蒺藜"即"刺蒺藜"，它们不但科属形态不同，功效主治亦有差别，后者功能平肝疏肝、祛风明目，故不可混用两药。

玉竹（葳蕤）

【歌诀】 玉竹微寒，养阴生津，燥热咳嗽，烦渴皆平。

【译注】 玉竹味甘，性微寒。甘寒养阴、质润除燥，有养阴润燥、生津止渴的作用，凡是肺热的燥咳或胃热的烦渴，服之都有功效。

【应用】 用于肺热燥咳，常与沙参、麦冬、桑叶、扁豆、天花粉同用。治疗胃热烦渴，津伤口渴，多与生地、麦冬、冰糖配伍。此外，本品配薄荷、白薇、豆豉、桔梗、甘草、红枣等药，用治阴虚外感，有养阴而不敛邪的优点。

【用量】 6～12g。

【现代研究】 本品含铃兰苦苷、铃兰苷、山柰酚苷、槲皮醇苷和维生素A、黏液质等。有强心、升压作用；并能降血脂、降血糖，促进实验动物抗体生成，促进干扰素合成，抗氧化、抗衰老；还有类似肾上腺皮质激素样作用。

【附方】

1. 沙参麦冬汤　见麦门冬条。用于肺热燥咳。

2. 益胃汤　见生地条。用于胃热烦渴、津伤口渴。

3. 加减葳蕤汤　生葳蕤、生葱白、桔梗、白薇、淡豆豉、薄荷、炙甘草、红枣，用于阴虚外感。

鸡 子 黄

【歌诀】 鸡子黄甘，善补阴虚，除烦止呕，疗疮熬涂。

【译注】 鸡子黄味甘，性温。本品乃血肉有情之品，主要有滋补肾阴，养血息风，宁心安神的作用。能治热病伤阴，心烦不寐，热邪久羁，真阴欲竭，虚风内动，以及胃逆呕吐，虚劳吐血。此外还可用治热疮湿疹等。

【应用】 用于阴虚心烦不寐，常与黄连、黄芩、芍药、阿胶同用。若阴虚风动，常与阿胶、龟甲、童便、淡菜同用。治猝干呕不息，破鸡子去白，吞黄数枚。本品与三七、白及配伍，还可用治虚劳吐血。熟蛋黄放锅内用小火焙，待出油，即得蛋黄油，外涂，可治小儿头疮、热疮、湿疹和烫火伤等，疗效很好。

【用量】 1～2枚。

【附方】

大定风珠　见白芍条。用于热病伤阴、虚风内动。

谷　芽

【歌诀】 谷芽甘平，养胃健脾，饮食停滞，并治不饥。

【译注】 谷芽味甘，性平。有消食、养胃、健脾的作用，可用于脾胃虚弱，谷食停滞、消化不良、胸脘胀满及食欲不振等。

【应用】 用于脾胃虚弱、谷食停滞、消化不良、食欲不振，常与白术、砂仁、甘草同用。

【用量用法】 9～15g。生用长于和中；炒用偏于消食；炒焦善化积滞。

【现代研究】 本品含淀粉、蛋白质、脂肪、维生素B等。有促进消化，增进食欲的作用。

白　前

【歌诀】 白前微温，降气下痰，咳嗽喘满，服之皆安。

【译注】 白前味辛苦，性微温。辛能行散、苦而泄降，有降气下痰、止咳嗽的作用，用治肺气壅实的痰多咳嗽、气喘胸满、夜不得卧、喉中痰鸣如水鸡声等，效果颇好。总之，以寒痰、湿痰阻肺的病证较为适宜。

【应用】 用于肺气壅实的痰多咳嗽，气喘胸满，喉中痰鸣等，偏寒者，常与半夏、紫菀、大戟同用；偏热者，配桑白皮、地骨皮、茯苓等。与荆芥、橘皮、紫菀、桔梗、百部、甘草合用，还可用治新久咳嗽。

【用量】 3～10g。

【现代研究】 柳叶白前含皂苷，芫花叶白前含三萜皂苷。所含皂苷有祛痰、镇咳、抗感染、镇痛及抗血栓形成等作用。

【附方】

1. 白前汤　白前、海浮石、半夏、紫菀、大戟，用于肺气壅实、咳嗽喘满、喉中痰鸣。

2. 清膈煎　白前、陈皮、贝母、胆星、白芥子、木通，用于痰火喘满、内热消渴。

胖 大 海

【歌诀】　胖大海淡，清热开肺，咳嗽咽疼，音哑便秘。

【译注】　胖大海味甘淡，性微寒。有清肺热、开宣肺气的作用，能治肺热、肺气壅闭的咳嗽、咽痛、声哑等。此外，还有清肠通便的功效，能治肠热便秘。

【应用】　用于邪热闭肺的咳嗽，常与桑叶、菊花、牛蒡子、杏仁、桔梗、甘草同用。治疗肺热闭郁，音哑、咽痛，可单用泡服，也常与蝉蜕同用为散服。阴虚有热，音哑咽痛者，又可与玄参、生地、麦冬、桔梗、甘草同用，泡汤代茶饮。用于肠燥便秘，头痛目赤，牙龈肿痛者，多配伍栀子、连翘、大黄、芒硝等药。

【用量用法】　一次2~3枚，沸水泡服，散剂减半。

【现代研究】　本品含胖大海素、西黄芪胶黏素、戊聚糖及收敛性物质。有收缩血管平滑肌、改善黏膜炎症、减轻痉挛性疼痛的作用。水浸液有缓泻作用。

海 浮 石

【歌诀】　海浮石咸，清肺软坚，痰热喘咳，瘰疬能痊。

【译注】　海浮石味咸，性寒。咸能软坚、寒可清热，有清肺热、化老痰、软坚散结的功效。对于肺热引起的老痰稠黏、咳喘吐血，以及瘰疬痰核等，都能用本品治疗。

此外，本品尚可用于砂淋的小便涩痛。

【应用】　用于肺热咳嗽，老痰稠黏者，常与胆南星、大贝母、海蛤壳、瓦楞子同用。若肝火犯肺，咳嗽胁痛，痰中带血者，常与青黛、瓜蒌仁、焦栀子、诃子肉等同用。治疗瘰疬痰核，多与海藻、昆布、海蛤壳、浙贝母、夏枯草同用。

【用量】 10~15g，打碎先煎。

【现代研究】 本品为脊突苔虫的骨骼或火山喷出的岩浆形成的多孔状石块，主含碳酸钙，并含少量镁、铁等。

【附方】

咳血方　见瓜蒌仁条。用于肝火犯肺、咳嗽胁痛、痰中带血。

昆　　布

【歌诀】 昆布咸寒，软坚清热，瘿瘤癥瘕，瘰疬痰核。

【译注】 昆布味咸，性寒。咸善软坚，有消痰结、散瘿瘤的作用，能治瘿瘤及瘰疬痰核等。此外，还能消癥瘕，治胁下肿块疼痛和睾丸肿痛，有软坚散结的功效。

【应用】 用治瘿瘤，常与海藻、海蛤壳、通草同用，共为细末，水泛为丸服。治疗瘰疬痰核，常与玄参、夏枯草、生牡蛎、白僵蚕同用，研末为丸，猫爪草煎汤送服。此外，用治胁下肿块疼痛，常配牡蛎、丹参、三棱、莪术、当归、鳖甲、桃仁。治睾丸肿痛，又当与荔枝核、橘核同用。

【用量】 6~12g。

【现代研究】 本品含藻胶酸、昆布素、半乳聚糖等多糖类，海带氨酸、谷氨酸、天门冬氨酸等氨基酸，维生素B_1、维生素B_2、维生素C、维生素P及胡萝卜素，碘、钾、钙等无机盐，有防治缺碘性甲状腺肿的作用；还有降血压及降低血清胆固醇的作用。

【附方】

昆布丸　昆布、海藻、海蛤壳、通草、羊靥，用于瘿瘤。

海蛤壳（蛤壳）

【歌诀】 海蛤壳咸，软坚散结，清肺化痰，利尿止血。

【译注】 海蛤壳味苦咸，性微寒。性寒清热、苦而降泄、咸可软坚，有清肺化痰、软坚散结的作用，适用于肺热咳血、吐痰不

利、两胁疼痛，以及瘰疬痰核等。此外，还可用于水肿、小便不利和子宫大出血、带下等，有利尿止血的功效。

【应用】　用于肝火犯肺，痰火郁结，咳嗽胸痛，痰中带血者，常与青黛同用为散服。若治肺火偏盛，痰黄黏稠者，可与瓜蒌、黄芩、橘红同用。用治瘰疬痰核，常与牡蛎、海藻、昆布、大贝母、夏枯草、山慈菇配伍。此外，还可用治湿热水肿，小便不利，常与木通、猪苓、泽泻、滑石、冬葵子、桑白皮、灯心草合用。又，本品单用煅后研末服，还可用治胃痛泛酸；油调分敷治湿疹、烫伤。

【用量用法】　6～15g，先煎，蛤粉包煎。一般内服宜生用，制酸、外敷宜煅用。

【附方】

含化丸　见瓦楞子条。用于瘰疬痰核。

海　蜇

【歌诀】　海蜇味咸，化痰散结，痰热咳嗽，并消瘰疬。

【译注】　海蜇味咸，性平。有化痰散结的作用，可用于痰多咳嗽和瘰疬痰核等。

【应用】　用治痰热咳嗽，常配荸荠煎服。若治瘰疬痰核，可配牡蛎、海藻、昆布。

【用量】　30～60g。

荸　荠

【歌诀】　荸荠微寒，痰热宜服，止渴生津，滑肠明目。

【译注】　荸荠味甘，性微寒。有清热化痰、生津止渴和润燥滑肠的作用，可治热病津伤烦渴，阴虚肺燥、痰热咳嗽，以及肠胃积热、大便燥结不通等。本品捣汁沉淀取粉研细外用，还可治眼生翳膜，有明目的功效。

【应用】　用于热病津伤烦渴，常用鲜品捣汁，合鲜芦根汁、鲜藕汁、梨汁、麦冬汁共饮。对于阴虚肺燥、痰热咳嗽，可与海蜇皮同用，亦可配沙参、麦冬、杏仁及贝母、瓜蒌、胆南星等。此外，本品单用研极细粉点眼或配复方使用，还可用治目赤肿痛，眼生翳膜。

【用量用法】 鲜者打汁或煎汤服，每次 30～60g，外用适量。

禹 余 粮

【歌诀】 禹余粮平，止泻止血，固涩下焦，泻痢最宜。

【译注】 禹余粮味甘涩，性平。有涩肠止泻、收敛止血、止带的作用，能治肠滑不收、经久不止的泻痢便血和崩漏、赤白带下等，有固涩下焦的功效。

【应用】 用治肠滑不收，久泻久痢，常与赤石脂同用。若脾肾阳虚，滑泄不止，也可配乌头或补骨脂、白术、甘草。本品配乌贼骨、牡蛎、桂心，为末酒服，治崩漏下血；又与干姜同用，可治妇人带下。

【用量】 9～15g，先煎；或入丸、散。

【现代研究】 本品含氧化铁及磷酸盐、镁、铝、钾、钠等。能抑制小鼠肠蠕动，缩短出、凝血时间。

【附方】

赤石脂禹余粮汤 赤石脂、禹余粮，用于久泻久痢。

小麦 附：浮小麦

【歌诀】 小麦甘凉，除烦养心，浮麦止汗，兼治骨蒸。

【译注】 小麦味甘，性微寒。甘而补心阴、微寒能清热，有养心除烦的作用，能治妇女心阴不足，精神失常，悲伤欲哭的脏躁证。

【应用】 用治妇女心阴不足、精神失常之脏躁证，常与大枣、甘草同用。

【用量】 30～60g。

【附方】

甘麦大枣汤 甘草、小麦、大枣，用于妇女脏躁证。

【附】 浮小麦有止汗、除蒸的作用。用于自汗，常与黄芪、牡蛎、麻黄根同用；也可用治盗汗，单服有效，或与生地、白芍、糯稻根同用。兼用治骨蒸劳热，可与地骨皮配伍使用。用量6~12g。

贯　众

【歌诀】　贯众微寒，解毒清热，止血杀虫，预防瘟疫。

【译注】　贯众味苦，性微寒，有毒。功能清热解毒、凉血止血、杀虫，可驱除绦虫、蛔虫、蛲虫和钩虫等肠道寄生虫；又治血热的出血证，对子宫出血效力更好；并治温热疮毒和痄腮肿毒等。近代用它来预防流感和麻疹也有效果。

【应用】　用治绦虫病，多与槟榔、雷丸等同用为丸服。用于蛔虫病，多与鹤虱、芜荑、苦楝根皮同用。本品与苦楝根皮配伍，各75g浓煎，早晨空腹顿服，可治胆道蛔虫证。若与苦楝根皮、山紫苏、土荆芥煎服，又治钩虫病。用于血热出血证：如本品配黄连为散服，治血热吐血衄血；本品配血余炭、侧柏叶、童便，可治崩漏下血，也可酌配牡丹皮、生地、白芍、当归、地榆、黄柏、阿胶等。近代有用本品同甘草煎服，以预防流感、麻疹、流脑等病。

【用量用法】　5~10g。用于驱虫、解毒宜生用；用于止血，宜炒炭用。

【使用注意】　本品有小毒，用量不宜过大。服用本品时忌油腻。脾胃虚寒者及孕妇慎用。

【现代研究】　本品含绵马素、绵马次酸、挥发油等。有驱虫、抗病毒、镇痛、止血、抗感染等作用。

【不良反应】　本品用量过大、误用毒性大的品种，或没有掌握应用宜忌，均可引起中毒。主要表现为消化系统、中枢神经系统症状，以及肝肾功能受损。当及时解救，对症处理。

南　瓜　子

【歌诀】　南瓜子温，杀虫无毒，血吸绦蛔，大剂吞服。

【译注】　南瓜子味甘，性温。功能杀虫，对绦虫、血吸虫、蛔虫、蛲虫等，可单味生用或大剂量吞服，均有疗效。

【应用】 用治绦虫病和蛔虫病，可单味生用，带壳研细，开水调服。如配伍槟榔浓煎剂服之，则疗效更佳。若以去油粉剂大剂量服之，对血吸虫病也有一定效果。

【用量用法】 用治绦虫病，先给南瓜子粉60～120g冷开水调服，2小时后再给槟榔60～120g水煎服，再过半个小时给芒硝15g导泻，易于虫体排出。用治血吸虫病，常用去油粉剂，每日全量240～300g，10岁以下儿童服半量，10～16岁服160～200g，30天为1个疗程。

【现代研究】 本品含南瓜子氨酸，为驱虫的有效成分。能麻痹绦虫、抑杀血吸虫。

铅丹（黄丹）

【歌诀】 铅丹微寒，解毒生肌，疮疡溃烂，外敷颇宜。

【译注】 铅丹味辛，性微寒，有毒。外用有拔毒生肌的作用，并为制膏药的主要原料，能治疮疡溃烂；内服有坠痰截疟的作用，可治癫痫、疟疾等。

【应用】 用于疮疡溃烂，久不收口，可单用散剂外敷，尤以植物油加热制膏药；或以此为基础，配入其他凉血解毒、生肌止痛药物，制成多种外用膏药，使用为多。如以铅丹、松香、明矾熬膏贴敷治黄水脓疮。以铅丹、九一丹共调入油膏内外搽，还可用治溃疡不敛。本品与常山研末蜜丸服，或与青蒿同用作散剂服，治疗疟疾有效。本品与龙骨、牡蛎、大黄、茯苓、柴胡、黄芩、半夏等配伍，还可治肝胆失调，少阳痰热所致惊悸癫狂等。

【用量用法】 内服用量，每次0.3～0.6g。外用适量，研末撒布或熬膏贴敷。

【使用注意】 本品有毒，不可持续服用，以防蓄积中毒。

【按】 本品为黑铅同火硝、硫黄、食盐、白矾等煅炼而成的铅化合物，呈黄色粉末，故又名"黄丹"。

【不良反应】 铅为多亲和性毒物，可作用于全身各系统，主要损害神经、造血、消化及心血管系统。微量较长时间应用，亦可造成慢性铅中毒。

樟　脑

【歌诀】 樟脑辛热，开窍杀虫，理气辟浊，除痒止疼。

【译注】 樟脑味辛，性热，有毒，气芳香。内服有开窍辟秽恶的作用，可治中恶突然昏倒或热病神志昏迷、说胡话等；外用能除湿止痒、杀虫止痛，可用于疥癣、湿疮瘙痒等皮肤病。

【应用】 用于中恶突然昏倒或热病神志昏迷，常与麝香同用，为丸、散服。本品配硫黄、黄柏、枯矾、苦参等外用，可治疥癣疮痒。又，本品用酒精配成醑剂外擦，可用治跌仆肿痛。

【用量用法】 内服0.1~0.2g。外用适量，研末撒或调敷。

炉 甘 石

【歌诀】 炉甘石平，去翳明目，生肌敛疮，燥湿解毒。

【译注】 炉甘石味甘，性平。有明目去翳、生肌敛疮的作用，多用于目赤目翳及疮溃久不收口等。此外，还可用于湿疮瘙痒，有燥湿止痒的功效。

【应用】 用于目赤肿痛，可用本品火煅，经黄连汁淬，配合珍珠粉、朱砂等药研为极细粉外用。用治眼缘赤烂、翳膜胬肉，多与冰片、硼砂、玄明粉共研极细粉，点眼。本品与黄柏、煅石膏、青黛等配合外敷，又可用治疮疡不敛、脓水淋漓。

【用量用法】 外用适量。水飞点眼，研末撒或调敷。

【现代研究】 本品主含碳酸锌。外用能部分吸收创面的分泌液，有防腐、收敛、消炎、止痒及保护创面的作用。

【不良反应】 有些炉甘石含铅及镉，有相当大的毒性。本品口服后在胃内可生成氯化锌，会刺激腐蚀胃肠道。

大 风 子

【歌诀】 大风子热，善治麻风，疥疮梅毒，燥湿杀虫。

【译注】 大风子味辛，性热，有毒。为治麻风病要药，兼治杨

梅毒疮及疥癣等皮肤病，有祛风燥湿、攻毒杀虫的作用。

【应用】 用治麻风病多与苦参、苍耳子、白花蛇等同用。用于梅毒恶疮，以本品煅为末，同轻粉研末，麻油调涂。治疗疥疮，常与硫黄、轻粉、樟脑等配制散剂或作软膏局部涂搽。治癣多配斑蝥、土槿皮、轻粉等作酒浸或煎汁涂搽。

【用量用法】 外用适量，捣敷或烧煅存性研末调敷。内服一次量 0.3～1g，宜入丸、散使用。

【使用注意】 本品有毒，内服宜慎，不可过量，或持续服用，以免中毒。凡体虚及肝肾功能不全者忌用。

【现代研究】 本品含脂肪油，对麻风杆菌有抑制作用。

【附方】

大风丹 大风子、硫黄、雄黄、枯矾，外用涂治皮癣痒疮。

【不良反应】 本品的中毒症状有头晕、头痛、发热、乏力、恶心、胸腹痛，严重者可出现溶血、蛋白尿及管型、肝脂肪变性等。

孩儿茶（儿茶）

【歌诀】 孩儿茶凉，收湿清热，生肌敛疮，定痛止血。

【译注】 孩儿茶味苦涩，性微寒。苦能燥湿、寒可清热、涩主收敛，所以它有清热燥湿、敛疮生肌和止血定痛的作用。可外用于口疮牙疳、疮溃不敛、皮肤湿疮，以及外伤出血等。

本品内服，可治泻痢下血。

【应用】 用治口疮牙疳，常以本品配伍青黛、黄柏、冰片、薄荷，同为散外搽。用于皮肤湿疮，常配合煅龙骨、冰片、轻粉为散外用。若治外伤出血，可与煅龙骨、象皮、陈石灰、老松香、降香末、血竭、白及等份为末，为散外敷。

【用量用法】 1～3g，多入丸、散服。外用适量。

【现代研究】 本品主含酚酸性成分和多聚糖。有收敛、止泻、降压、抑菌等作用。

【附方】

七厘散 见乳香条。用于跌打骨折、外伤出血。

木槿皮（川槿皮、土槿皮）

【歌诀】 木槿皮凉，疥癣能愈，杀虫止痒，浸汁外涂。

【译注】 木槿皮味甘，性微寒。有清热、利湿、杀虫、止痒的作用，醋浸外敷治皮肤疥癣有效。本品多作外用，但亦可内服治带下泻痢等。

【应用】 用于皮肤疥癣，常以木槿皮浸液磨雄黄涂搽即可；亦可配苦参、明矾、大风子、蛇床子、白鲜皮等煎洗。本品以白酒煎内服，可治赤白带下。

【用量用法】 外用适量。

【按】 本品产四川的名"川槿皮"。另有"土槿皮"，为松柏科植物金钱松的根皮，与本品功效相同，亦为治癣药物。

蚤休（七叶一枝花、重楼）

【歌诀】 蚤休微寒，清热解毒，痈疽蛇伤，惊痫发搐。

【译注】 蚤休味苦，性微寒，有小毒。苦以降泄、寒能清热、又入肝经，有清热解毒、消肿止痛、息风定惊的作用，可用于疔疮痈疽肿毒、蛇虫咬伤，并治小儿惊风、四肢抽搐及癫痫病。

【应用】 用于疔疮痈疽肿毒，常与金银花、赤芍、黄连、甘草同用。又单用本品或配青木香同用嚼服，醋研浓汁分敷，还可用治毒蛇咬伤。用于小儿高热、惊风抽搐，也可配麦冬、金银花、青木香、菊花、钩藤、僵蚕、全蝎等。

【用量用法】 3～9g。外用适量，研敷患处。

【现代研究】 本品含蚤休苷、薯蓣皂苷、单宁酸及氨基酸等。有广谱抗菌、抗蛇毒、镇静、镇痛、镇咳、平喘、止血及抗肿瘤等作用。

【附方】

夺命丹　蚤休、金银花、赤芍、黄连、甘草、细辛、蝉蜕、僵蚕、防风、泽兰、羌活、独活、青皮，用于痈肿疔毒。

【按】 本品为百合科植物，其中一种又名"七叶一枝花"。

【不良反应】 本品中毒量为60～90g，中毒表现为头痛、头晕、吐泻、腹痛，甚则痉挛。临床使用当引起注意。

番木鳖（马钱子）

【歌诀】 番木鳖寒，消肿通络，喉痹痈疡，瘫痪麻木。

【译注】 番木鳖味苦，性寒，有大毒。有消肿毒、通经络、止痛的作用，可用于咽喉肿痛、痈疽肿毒、瘰疬恶疮，以及风湿引起的筋脉拘挛、麻木瘫痪等。

以其散结消肿止痛之功，亦可用治跌打损伤，骨折肿痛。

【应用】 用于咽喉肿痛，古方多以本品磨汁含咽，或磨粉吹入。用治阴疽流注，瘰疬痰核，多与草乌、麝香、当归、乳香等同用。治疗风湿顽痹、筋脉拘挛、麻木瘫痪，可与羌活、乳香、没药等同用。

【用量用法】 0.3～0.6g，炮制后入丸、散服。

【使用注意】 本品有毒，过服可引起肢体颤动、惊厥、血压升高、呼吸困难，甚至昏迷等。故须严格控制用量。孕妇忌服。

【附方】

小金丹 白胶香、草乌、五灵脂、地龙、木鳖子、制乳没、当归、麝香、香墨，主治各种痈疽、流注等。

【不良反应】 成人一次服5～10mg士的宁可致中毒，30mg致死。中毒症状为口干、头晕、头痛和胃肠道刺激症状。死亡原因为强直性惊厥反复发作造成衰竭及窒息，当及时对症、支持治疗以解救。

附　录

十八反药歌

本草明言十八反，半蒌贝蔹及攻乌；
藻戟芫遂俱战草，诸参辛芍叛藜芦。

十九畏药歌

硫黄原是火中精，朴硝一见便相争；
水银莫与砒霜见，狼毒最怕密陀僧；
巴豆性烈最为上，偏与牵牛不顺情；
丁香莫与郁金见，牙硝难合京三棱；
川乌草乌不顺犀，人参最怕五灵脂；
官桂善能调冷气，若逢石脂便相欺。

妊娠禁忌药歌

蚖斑水蛭及虻虫，乌头附子配天雄；
野葛水银并巴豆，牛膝薏苡与蜈蚣；
三棱芫花代赭麝，大戟蝉蜕黄雌雄；
牙硝芒硝牡丹桂，槐花牵牛皂角同；
半夏南星与通草，瞿麦干姜桃仁通；
硇砂干漆蟹爪甲，地胆茅根都失中。

药 名 索 引